双極性障害の対人関係社会リズム療法
―― 臨床家とクライアントのための実践ガイド ――

著
エレン・フランク

監訳
阿部又一郎

監修
大賀健太郎

訳
大賀健太郎, 霜山孝子, 阿部又一郎

星和書店

Seiwa Shoten Publishers

2-5 Kamitakaido 1-Chome
Suginamiku Tokyo 168-0074, Japan

Treating Bipolar Disorder

A Clinician's Guide to Interpersonal and
Social Rhythm Therapy

by

Ellen Frank, Ph.D.

Translated from English

by

Yuichiro Abe, M.D., Ph.D.

Kentaro Oga, M.D., Ph.D.

Takako Shimoyama, M.A.

English Edition Copyright © 2005 The Guilford Press
A Division of Guilford Publications, Inc.
Japanese Edition Copyright © 2016 by Seiwa Shoten Co., Tokyo, Japan

本書を医療ソーシャルワーカー（MSW）であった私の母ナンシー・ニューマン・フランクに捧げる
　――食器の後片付けを一緒にしながら、人助けするとはどういうことか、今の私が知っている殆どすべてのことを教えてくれた母に――

推薦文

　双極性障害は再発率の高い疾患であり、治療においては、躁およびうつの急性エピソードのマネージメントに加え、再発予防のための安定化が鍵となる。私たち治療者は、気分安定薬の投与、予防のための疾病教育、対人関係を含む社会環境の調整、規則正しい睡眠・覚醒習慣の確立など安定化を目指して多面的に介入し、患者とともに疾患への共同戦線を張る。

　Frankによる対人関係社会リズム療法は、うつ病の心理療法として開発されたコーネル大学のKlermanによる対人関係療法と、交代勤務者や睡眠障害を持つ患者の生活習慣指導のために作られたピッツバーグ大学のMonkによる社会リズム療法を統合したものである。双極性障害のバイオ・サイコ・ソーシャルモデルに立脚して、精神療法、疾病教育、生活指導、睡眠操作など、それぞれ学問的には異なる次元の専門分野で開発された治療法を系統的にまとめたという点で極めて独創的であり、臨床的エビデンスも多く蓄積されつつある。この治療法の開発においては、気分障害研究に加えて、睡眠および時間生物学研究チームを持つピッツバーグ大学精神科の裾野の広い学際的伝統が大きな力となったと思われる。

　訳者の大賀君、霜山さん、阿部君は、私が一緒に仕事をしてきた仲間である。大賀君は日本大学医学部精神神経科で気分障害や発達障害の臨床に熱心に取り組み、霜山さんは日本大学駿河台病院精神科で長年にわたり心理臨床に携わってきた。私は彼らから多くのことを学んだ。阿部君とは、国立精神・神経医療研究センター精神生理研究部で概日リズム障害や不眠症の臨床研究を行った。一緒に実験を行い、遅くまで互いに討論をしていたのがなつかしい。専門分野の異なる3人が出会い、それぞれの専門性を生かして、この学際的な統合を特徴とする対人関係社

リズム療法を訳出したことには大きな意義がある。内容を専門的に理解しうる3人による訳出は、正確でかつ読みやすく、原著の歯切れの良さがそのまま日本語になっている。双極性障害の医療にかかわる全ての人に推薦したい。本書が多くの人々に読まれることによって、わが国の双極性障害の医療が発展することを願っている。

内山　真

日本大学医学部精神医学系　主任教授

日本語版への序文

　臨床家としてのキャリアの当初から、私は、文化や人種の相違というものに強い関心を抱いてきた。なぜなら、それらは精神病理や、患者を治療に取り組ませる我々の能力に影響するからである。私は長いこと、臨床家というのは治療が効果的であるために、患者の人生を構成する固有の価値システムや伝統を知って理解する必要があると信じてきた。けれども、私はまた、いくつかのことは文化的差異を越えて普遍的であるとも信じていた。普遍的な事柄には、気分障害の回復（リカバリー）にとって対人関係と社会的役割とが中心を成していること、そして、双極性障害の正常気分を維持するには社会ルーティンの安定化が極めて大切であること、などが含まれる。それゆえ、私の尊敬すべき日本の同僚たちが、対人関係社会リズム療法を、それぞれの患者さんたちや日本の文化のなかでの臨床応用が十分に可能であると信じて、本書を翻訳する労力を惜しまずに注いでくれたことを格別に嬉しく思っている。

　『双極性障害の対人関係社会リズム療法』を手にする日本の読者の方々へ——そのなかには臨床家の方もいれば、患者さん本人や周りの御家族の方たちなども含まれるだろう——。原著の発刊後、当事者や御家族の方々は、拙著から非常にたくさんのことを学ぶことができたと私に語ってくれた。日本の読者の方々も本書から、そうした恩恵が得られることを願っている。

エレン・フランク
ピッツバーグ大学医学部　精神科特別教授、心理学部教授

シリーズ編集者の注解

　双極性障害の心理社会的治療法は、明らかに時宜を得たテーマである。双極性障害は、あまりに長きにわたって医学専門領域と考えられてきて、生物学的疾患として薬物療法が施されてきた。幸運にも近年は、双極性障害についてのバイオ・サイコ・ソーシャル（生物・心理・社会的）モデルとその治療法が発展してきている。シリーズ（エビデンスに基づく個人心理療法ガイド）の本巻は、パズルゲームで長く待ち焦がれたピースが嵌まるように、エレン・フランク（Ellen Frank）氏本人の手による対人関係社会リズム療法（IPSRT）の解説ガイドが登場する。

　本書には、いくつかの傑出した特色がある。IPSRTの土台となる双極性障害の事例定式化には、疾患についての統合的視点が的確に得られるよう生物学的・心理学的要因が見事に織り込まれている。したがって、IPSRTでは、双極性障害のエピソードは心理社会的・生物学的な双方の要因から生じ、とりわけエピソードの発症は対人関係上の出来事という外的なストレスフルなイベントと生体内の概日リズムの破綻の帰結であると提示されている。さらには、この２種類の原因は相互に作用する。そのため、例えば転職などは、数多くの理由からストレスフルなライフイベントである。遠方になった通勤に順応するために、それまでよりも１時間早起きする必要性にせまられて日常の概日リズムを変化させることで、その破綻的な影響を個体に及ぼすことになる。

　IPSRTの治療介入法は、双極性障害をバイオ・サイコ・ソーシャルモデルに基づいて概念化する流れから、そのまま見事な形で生まれている。それゆえ、IPSRTは、患者に対人関係の問題領域を同定させて解決し、規則的な日常リズムを維持するうえでの手助けをする治療作業によって、躁やうつといった病相エピソードの治療および将来的な発症予防を行う。精神疾患のバイオ・サイコ・ソーシャルモデルに立脚した視

点と関連して、IPSRT は、ほとんどの患者に対して薬物療法と組み合わせて施行すべく考案されている。

　IPSRT は、いくつかの点で実証（エビデンス）に基づいた治療法である。この治療法全体、または、そのうちのいくつかの構成要素による治療効果は、無作為割り付け臨床研究（RCT）の実証データによって支持されている。それらに加えて、躁病やうつ病エピソードの発症と、ストレスフルなライフイベントや概日リズムの破綻との関連性を示唆する実証研究によって、この治療法の土台となっている双極性障害の概念化も裏付けされている。

　本書で紹介されているように、IPSRT は、個別の事例に治療者が実証的アプローチを用いるという点でもエビデンスに基づいている。IPSRT の治療は、診断を確定するための綿密な評価アセスメントを行って、患者の抱える特有の対人関係領域、リズムの破綻、気分障害の症状を説明できるような事例定式化を行うことから始まる。事例定式化は、患者の現在の症状を緩和して将来のエピソードを予防するために、治療者が対人関係問題やリズムの破綻に取り組むうえでの介入法を選択する際の指針となる。治療が進むにつれて、患者との治療作業のなかで治療者は注意深く治療経過と進捗をモニターし、必要に応じて実証的かつ仮説検証的な技法で患者に変化をもたらすのである。

　最後になるが、本書はエレン・フランク氏の臨床的・個人的叡智のみならず、双極性障害という消耗性の病気と格闘する患者さんたちの苦しみを理解する彼女の思いやりとケアに溢れている。本書をひもとけば、そうした大切なことをフランク氏から学べるまたとない貴重な機会となるだろう。

ジャクリーン・B・パーソン博士
サンフランシスコ湾岸地域・認知療法センター

謝　辞

　対人関係社会リズム療法（IPSRT）を開発して本書を上梓できたのは、多くの人たちの貢献のおかげであった。まずは、医師のThomas Detre先生に感謝したい。先生は、臨床精神医学の実証科学的側面について先見の明をもっておられ、大胆にも、この領域に全く何ら予備知識をもっていなかった一介の英語教師に実証的な精神医学を教えようとしてくださった。そのおかげで、つまるところ、私はこうしてIPSRTの開発に導かれるキャリアパスへと乗り出すことになった。Jonathan Himmelhoch先生は、双極性障害を患う者の臨床ケアの現場と患者の理解の仕方を私に教えてくれた。Cindy Ehlers博士は、気分障害の社会ツァイトゲーバー理論を練り上げる洞察力を備えていた。マッカーサー財団（MacArthur Foundation）の支援のもと、Joseph Flaherty医師とTimothy Monk博士は、ソーシャルリズム・メトリック（Social Rhythm Metric：SRM）を開発する上で主要な共同作成者となった。SRMがなければ、IPSRTを現在あるような形で着想することは困難であっただろう。

　IPSRTの治療効果を検証する私たちの双極性障害の維持療法の臨床研究チームには、卓越した臨床研究者たちが参加していた。Gay Herrington, Ph.D.、Kathy Reilly, Ph.D.、Lee Wolfson, Med, Ph.D.、Lyn Silbermann, MSW、Paula Moreci, MSW、Kelly Wells, MSW、Sue Morris, MSWらスタッフたちである。特に、私と一緒にIPSRTのパイロット版から開発に参加して、本書における多くの臨床事例に貢献してくれたソーシャルワーカーのDebra Frankel氏とSteve Carter博士の2人に感謝したい。後から我々の研究施設に参加したHolly Swartz医師は、研究の最終結果を取りまとめる際に主要な役割を果たしてくれた。本マニュアルを開発する過程で、並行して双極性障害の患者の家族介入法の

開発に携わっていたDavid Miklowitz博士からの励ましと支援には、一貫して勇気づけられた。

当初の私の草稿に対して親切かつ思慮に富んだ批評をしてくれたギルフォード出版社の編集担当Kitty Moore氏とJacqueline B. Persons博士、最終原稿を丁寧に校正してくれたPatricia Darin女史には特別の感謝を捧げたい。

とりわけ私は、夫であり同僚で共同研究者でもあるDavid J. Kupfer医師に謝意を表したい。彼は、双極性障害の経過や転帰を把握するうえで、生物学的・社会的因子の相互作用という素晴らしい洞察を与えてくれ、そのおかげで、どうすればこの複雑な病気を我々が最もうまく治療できるかを理解できた。私自身のことと、IPSRTの開発とその治療がうまくいくことを証明する私の能力とを、彼がたゆまずに信頼し続けてくれたことに感謝している。

序　章
――対人関係社会リズム療法の起源と由来――

　対人関係社会リズム療法（interpersonal and social rhythm therapy：IPSRT）は、わずか一日で考案された。それは実際のところ、1990年7月14日の一瞬の洞察の閃きであった。それまで10年間、私は、反復性の単極性うつ病患者への対人関係療法（interpersonal psychotherapy：IPT）の再発予防の有用性を調べるための長期維持療法の研究に従事していた。この研究計画の立案にあたり、「献身的な」認知療法家であった私は、Klerman、Weissman、Rounsaville、Chevronたち[88]の対人関係療法（IPT）を学んできて、この一見シンプルな治療アプローチのうつ病治療への効力に驚嘆していた。教義の改宗者ほど熱狂的な支持者はいないものだ。1989年までに私は、（認知療法家から）対人関係療法家への転向者となっていた。

　我々の研究グループは、研究の一環として、研究に参加する患者の家族（メンバー）を治療チームの補助メンバーとしてリクルートしようと家族心理教育のワークショップを開催していた。もしも患者の家族が、うつ病が本当に潜在的に生命にかかわる医学的疾患であることを十分に理解して、患者がどのように苦しんでいるのかにより明確に気がつけば、また我々が実施している研究の目的と我々の知見がいずれ、どれほど患者家族にとって恩恵となるかを理解してくれるならば、患者の家族は治療および臨床研究事業上のパートナーになるはずだと我々は信じていた。これは、その当時の精神医学においては、かなり革新的な考えであったのであるが、まさにその革新さゆえに、米国の全国うつ病・躁うつ病協会（NDMDA：現・うつ病と双極性障害を支える会 Depression and Bipolar Support Alliance：DBSA）のメンバーたちの心に響いたのであった。

運命の日となる7月14日は、偶然にも私の46回目の誕生日であったが、NDMDAの全国大会に招聘されて「治療への家族の関わり」というテーマで講演することになっていた。私の講演は、昼食後の午後からであったが、フライトスケジュールの都合で朝早くのシカゴ行き飛行機に搭乗する必要があった。私は、双極性障害の患者を直接は診ていなかった他の多くの臨床家と同じく、双極性障害はすでに解決済みの問題だと考えていた。それが、NDMDA全国大会に参加した、そのわずか5時間のうちに、私の考えがどれほど間違っていたかを思い知らされることになったのである！

　その当日、私の一日は、ニューヨーク・メンタルヘルス・プレイヤーズ（New York Mental Health Players）と呼ばれる演劇グループのパフォーマンスを見物に行くことから始まった。このグループの舞台は、双極性障害の患者たちの人生における諸問題を描写した一連のビニェットで構成されていた。各ビニェットを見終わった後に続いて、観客がコメントを加えて話し合う機会があった。その議論の中で明らかとなったのは、双極性障害と関連したひどいスティグマ（偏見）があり、観客の中のNDMDAメンバーたちは、そのスティグマにどれほど苦しんできたか、という現実であった。元看護師であったメンバーのある女性が、「リチウムを服用しているなんて口にしたら看護師長に解雇されるわ」と話したことを覚えている。

　また、私にとって同様に印象的であったのが、朝そこに集まった人たちのほとんどが、学歴の高さに比して現在の職業上の地位があまりにも低すぎることであった。聴衆たちは、現在はタクシードライバーとしてどうにか生計を立てている博士号取得者や、公認会計士の資格をもっていながらディスカウントのドラッグストアで店員として働いている者、他に高度な職業訓練を受けていながら職にすら就けない人たちで満ちあふれているかのようであった。

　私は、ノースウェスタン大学のキャンパスの芝生の上という美しい環

境の中で、NDMDAのメンバー数人と一緒にランチを座って食べていた。そのとき私が聞いた会話は、7月の美しい一日の輝きとは全く正反対の内容であった。メンバーたちは口々に、リチウム服用中にまつわる努力の煩雑さを上手に取り扱えるよう精神科の主治医に支援してもらうことよりも、マラソン大会に出場する、といった彼らにとって大事な社会活動への参加を思いとどまらされることに不満を訴えた。メンバーたちは、自分たちの受けている治療の質の乏しさと、彼らが単なる薬の処方以上のものを必要としていることを主治医や臨床家らが理解していないとこぼした。

　自分の講演の順番が回ってこようとするとき、私は女性更衣室に立ち寄った。そこでは、3人のメンバーやボランティアたちが、この大会カンファレンス中の緊急入院プロトコールがどれほど効果的に機能しているかを話し合っていたのであった。まだ大会2日目であったにもかかわらず、おそらくはカンファレンスに参加した体験があまりに強烈で刺激が強すぎたために、すでに3人の出席者が入院する羽目になっていた。

　私は、講演発表者が通常抱く空想（会場は人が入らずきっと空席だらけだろう）を描きながら、自分の発表が予定されている会議室に到着したのであった。ところが、実際には会場はどこも満席であるばかりか、双極性障害の当事者や家族らが観客席の後方まで並んで立って埋め尽くし、通路やステージ下にさえも腰かけていたのであった。明らかに、治療への家族の関わり（参加・関与）というのは聴衆の誰もが知りたいと望んでいたテーマであったのだ。

　それから1時間半の講演の間、私は、そこに集まった当事者や家族メンバーたちがどれほど必死になって双極性障害に関連する心理社会的問題に関心を払っているか、双極性障害についての正確な情報をどれだけ待ち望んでいるかがわかった。躁うつ病（訳注：双極性障害のこと―当時は躁うつ病manic-depressive illnessの方が一般的にも膾炙していた）の治療を成功させるために、治療への家族の関わりがどれほど決定的に

重要であるかということについての集中特訓を受けていたのだ。私が講演を終えて会場を離れるまで、文字通り聴衆はみな総立ちであった。彼らのニーズを取り巻く感情の強度は手に取るほど明白であった。私は急いで会場を去らないと、帰りの飛行機便に乗り遅れてしまうことに気づいた。そのため、さながら音楽ファンにドアまで追いかけられながらリムジンに乗り込むロックスターの気分を（パパラッチは無論いなかったが）私は少しだけ味わいながら、待たせていた車に乗り込むべくホールの廊下を小走りで急ぐ間も、できるだけ多くの質問に答えるように努めた。

　リムジンのドアが閉まり、私の車までわざわざ付き添ってくれた十数人もの人たちの方を振り向いたときに、私は、自分の人生のこれから10年間を双極性障害の患者とその家族らのために尽力することの必要性を確信した。私の頭の中でふと、あるアイディアが浮かびあがった。その途端、自分のやるべきことがはっきりとした。それは、IPTと社会リズム調整療法（social rhythm regulation treatment）とを組み合わせることであった。

　私はそれまで数年間、米国西部精神医学臨床研究施設（Western Psychiatric Institute and Clinic）、マッカーサー研究財団のうつ病精神生物学リサーチネットワーク（MacArthur Foundation Research Network on the Psychobiology of Depression）の同僚たちと、社会ツァイトゲーバー［social zeitgebersつまりはタイムギバー（timegivers；時間を与えるもの）またはタイムキーパー（timekeepers；拍子を取るもの）―メトロノームを想像してみるとよい］と単極性うつ病との関係性についての理論化を進めていた。リムジンの車内で、私は突然に、我々の理論が単極性うつ病よりも、むしろ双極性障害の方によりうまく適用できるのではないかと閃いた。私はまた、患者が規則正しい社会リズムを確立して維持する支援をするための行動療法的な治療要素（コンポーネント）をデザインすることは、それを患者と家族に説得して実行

させるのに少々骨が折れるとしても、決して難しくはないことにも気づいた。

　私が帰宅した日の晩は、我が家の裏庭で新人研修医の歓迎パーティーを盛大に開くことになっていた。まだ不安げな18人の新人研修医と、その配偶者や子どもたちをもてなすホスト役を務めなければならず、私は夫であり同僚のDavid Kupferと、この新しいアイディアについて、ほんのわずかな時間しか話す暇がなかった。けれども、その晩に床に就く前に、私たちは1枚の便せんの裏面にIPSRTの概略を書き付けていた。あとは、その理論を練り上げて経験を積みさえすればよかった。

　我々が開発した治療技法は、IPTの根本的な構成要素を土台にして構築された。すなわち、患者の病歴を聴取すること、病気について患者を教育すること、気分症状を管理（マネジメント）すること、患者の生活の中での対人関係の問題領域と、その気分障害との関係性について学ぶこと、そして、現存する対人関係上の問題を改善して新たな対人関係問題を予防すべく治療介入すること、である。IPSRTと、Klermanと同僚たちが開発したオリジナルのIPT[88]を修正した他のほとんどの技法との大きな違いは、患者の生活における社会リズムやルーティンに焦点をあてた大きな行動上の修正を加える要素を追加したことにある。

　私は同僚らと1980年代の末に発表した論文[42, 43]の中で、数ある障害の中でも主要な気分障害（大うつ病性障害と双極性障害）では、概日リズムの破綻、体内時計の障害が反映されることを主張した。これら2つの気分障害の症状のなかに、規則的な24時間リズムを備えた機能がどれだけみられるかを考えてみるとよい。すなわち、睡眠（と覚醒）、空腹感、活力エネルギー、集中力、それに気分それ自体さえもリズムを刻むのである。我々はさらに、仕事の勤務時間、家族が普段夕食をとる時間、お気に入りのテレビ番組の終了時間などといった外的な社会的因子が、体内時計をセット（調節）する補助的な働きをすることを述べた。社会的因子がこのような形で機能すると、それらは社会ツァイトゲーバー

（同調因子）となる。我々はまた、ツァイトストゥラー（または時間阻害因子）と名づけた社会ルーティンにおける変化や干渉が、体内時計を混乱させて生体の自然に同調したリズムを破壊することを主張した。我々は、気分障害に脆弱性のある人々では、社会ツァイトゲーバー（あるいはタイムキーパー）を喪失したり、ツァイトストゥラー（時間阻害因子）の出現によって、新たなエピソード（うつ病または躁病）が引き起こされると結論づけた。

　帰りのリムジン車内での閃きの中で、私は認知療法からスケジューリングやモニタリングといった技法をいくらか取り入れて、それらを規則正しい社会リズムを確立して維持する目的で患者を支援できるように作り直すことは比較的容易であることに気づいた。私はまた、こうした取り組みが、単極性うつ病向けIPTにおける対人関係治療作業の土台を構成する4つの対人関係問題領域のうちの少なくとも3つ、すなわち未解決の悲哀経験の解消、生活上の主要な役割の変化についての話し合い、キーパーソン（重要な他者）との役割をめぐる不和の解決と、極めて自然に馴染みそうであることに気づいた。このように、IPSRTは、患者の社会リズムを規則正しくする（患者の概日システムが破綻しないよう保護しようとする）取り組みと、患者の対人関係および社会的な役割機能の質を改善する取り組みとを統合している。それによって、双極Ⅰ型障害の患者に対して通常は薬物療法単独でしか得られない治療アウトカム（転帰）を改善させることを目指した治療法となった。元来のIPTの4つの問題領域に、新たに第5番目の問題領域として健康な自己の喪失という悲哀を追加したのは、双極性の患者群における困難な課題である、病気の受容の向上と治療アドヒアランス（遵守）の改善を目的としている。

　躁うつ病（双極性障害）の薬物療法を増強または補完できる心理療法的治療介入の開発に取り掛かったときに、我々が自問したことのひとつが「現場の第一線にいる一流の臨床家たちは、この病気を抱えた患者に

対して薬を適切に処方することに加えて、他にどのような対応をしているのか？」ということであった。我々は、双極性障害を専門領域とする薬物療法家たちのほとんどが、処方した薬物治療計画への治療アドヒアランスに注意するだけでなく、一連のライフスタイルの変化を常に推奨していることに気づいた。さらに我々は、こうしたライフスタイルの修正が、双極Ⅰ型障害の病理として生理学的な不安定性を中心に据える病態モデルと全く相通じていることがわかった。こうして、我々のIPSRTにおける理論的根拠は、すべての反復性気分障害の病態生理のより全般的理解の中に、そしてまた反復性の単極性うつ病や双極性障害の先行研究の知見の中に基盤をもつに至った。

　NDMDA全国大会に参加した旅から戻って以来、幾人もの同僚たちと数多くの患者さんたちの支援によって、IPSRTは羽の生えたばかりの駆け出しのアイディアから十分に練り上げられた治療法へと発展を遂げてきた。そして今もなお、我々が患者さんから学び続ける限り、IPSRTは発展を続けている。読者の方々は、本書を読んで、この治療法を活用するにつれて、十分な規則性とルーティンによって特徴づけられた生活を送らせることで患者の病気の新たなエピソードの発症リスクを減らすことができるだろう。それだけではなく、患者が支持的な対人関係と満足しうる社会的役割を発展させて維持できるような支援をする補完的方法を、あなたは間違いなく新たに考えつくことだろう。

目　次

推薦文　iv
日本語版への序文　vi
シリーズ編集者の注解　vii
謝　辞　ix
序　章　xi

第1章　患者たち ……………………………………………………………………… 1

第2章　双極性障害の実証的に支持された理論と
　　　　双極性エピソードの病因 ………………………………………………… 25

遺伝的要因　25
神経伝達物質理論　26
概日リズム調整不全と関連した理論　29
心理的・心理社会的理論　32
統合的理論モデル：社会ツァイトゲーバー（社会的同調因子）理論　34
社会ツァイトゲーバー（社会的同調因子）と概日リズム同調　38
ツァイトゲーバー、ツァイトストゥラー（同調阻害因子）と感情障害　40
まとめ　43

第3章　実証的に支持された双極性障害の治療法 ………………………………… 45

実証的に支持された身体療法アプローチ　46
躁病の急性期治療　47
双極性うつ病の急性期治療　48
気分安定化　50
双極性障害の治療における抗精神病薬の使用　52
実証的に支持された心理社会的および心理療法的治療　55
結語　70

第4章　対人関係社会リズム療法の簡潔な概要 ……………………… 73

対人関係社会リズム療法の基本要素　74
治療初期　76
治療中期　79
継続期または維持期　79
治療終期　80
モジュール型治療アプローチの活用　81

第5章　双極性障害の評価アセスメントと一般的な精神科併存症 ……… 85

双極性障害について患者（および家族）に疾病教育する　90
鑑別診断　92
双極性障害のサブタイプ（亜型）　98
双極性障害の診断方法　99
病気の重症度の評価方法　100
双極性障害の患者における一般的なⅠ軸（DSM-Ⅳ）上の併存症　101
Ⅱ軸（DSM-Ⅳ）上の併存症　104
身体医学的併存症　105
まとめ　106

第6章　個別の事例定式化：病歴聴取と対人関係インベントリー ……… 109

病歴を聴取すること　112
病歴年表　115
患者に双極性障害について疾病教育する　117
対人関係インベントリーの作成　125
問題領域の同定　133
ソーシャルリズム・メトリック（SRM）の開始とリズム安定化の目標の同定　134

第7章　患者への治療導入（オリエンテーション）と個別化された治療計画 ……… 145

- 他の治療アプローチについての説明　148
- 治療計画の説明　149
- 個別化された症状管理マネジメント　150
- 対人関係問題領域の選択と契約　154
- IPSRTの治療契約はどのくらいの期間であるか？　158

第8章　症状管理マネジメント：社会リズムの安定化と行動活性化 …… 161

- リズムが破綻する引き金（トリガー）を探索する　163
- 活動性 対 不活動性　165
- バランスを維持する　168
- ルーティンの変化に適応する　175
- 行動活性化　179

第9章　対人関係問題領域における治療介入 ……………… 181

- ①正常な悲哀と未解決の悲哀　182
- ②健康な自己の喪失という悲哀　185
- ③対人関係上の不和　189
- ④役割の変化　197
- ⑤対人関係の欠如　205

第10章　介入する：その他の有用な介入法 ……………… 211

- ①「レスキュー（救助、応急）」計画を確立する　211
- ②服薬（薬物）モニタリング　213
- ③副作用モニタリングと管理マネジメント　214
- ④他の薬物、アルコール、違法薬物の摂取についての入念な検討　216
- ⑤運動（エクササイズ）と栄養相談　217
- ⑥光の操作　218
- ⑦家族を巻き込む　219
- ⑧支援グループ（支援団体）　221
- ⑨非特異的支援　223

目次 xxi

第11章 推移(進展)のモニタリングと治療アドヒアランスの強化 …… 225
対人関係社会リズム療法(IPSRT)における症状・機能的変化のモニタリング　225
切迫したエピソードの注意すべき初期徴候についての議論　226
治療における症状および機能的変化の評価アセスメント　227
治療アドヒアランスのモニタリングと強化　234
対人関係問題領域における治療作業のアドヒアランス強化　241

第12章 対人関係社会リズム療法における治療関係 ……………………… 245
治療関係における諸問題　251

第13章 乏しい治療アウトカムとその対応法 ……………………………… 259
長期的展望の欠落　260
薬物代謝の変化　262
季節性の気分変動　265
症状が外来治療でコントロール(統制)できる範囲を越えるとき　268
患者に抱く感情が治療に干渉するとき　271
この事例は治療アウトカムに乏しいのか、それとも不適切な期待があるのか？　275
合併症と併存症：治療者のスキル(技能)一式が不十分である場合　279

第14章 治療の漸減または終結 …………………………………………… 283
IPSRTによる現在継続中の維持療法　285
IPSRTの終結　287
終結後の連絡の維持　290

付　録　293
文　献　326
監訳者あとがき　336
索　引　342

第1章

患者たち

　18歳のとき、ジルの将来はこれ以上輝かしいものにはならないかのようであった。ジルはちょうど、本人、両親ともに申し分ないと常々思っていた有名大学に入学したばかりであった。ジルは聡明で信頼のおける友人仲間との交際が広く、素敵なボーイフレンドは近くの大学に通うことになっており、両親は娘のことを寵愛して応援していた。確かに、ジルは高校時代につらかった学期をいくつか経験していた。その時期、彼女の底なしのエネルギーと情熱が失われたかのようにみえた。朝ベッドから起き上がることさえ途方もなく大変であったり、ただ白いタートルネックを着るかグレーにするかを決めることさえも数時間を費やした。また、普段は没頭するほどの注意力が散漫になって、物語のテキストや短い英文詩を理解するのにも繰り返し何度も読み直さなくてはならず、普段は元気でいきいきしたこの若い女性が何事にも喜びを感じなくなっていた。ジルのこのような時期は両親を当惑させたが、特に春先になると彼女はいつも自力で苦境を乗り越えて（そして進級して）いるように見えたことから、単にそれは思春期のむら気のせいだろうと考えていた。

　ジルはとりわけ、今まで実家で過ごしてきた秩序だった生活と比較して（自由裁量が任される）大学生活の自然な無秩序さに適応するのにいくぶん困難を感じていた。実家では夕食は6時30分から7時までの間と

され、室内は真夜中までに消灯する。家族全員が起床して朝6時45分までに朝食のテーブルにつき、毎週土曜日は父親と一緒に午前10時に定期的にランニングに出かける。そして、毎週日曜日に教会へ行った後は、祖母の家に大家族が一同に集まるのが習慣であった。大学の初年度が終わり、ジルは実家にいた頃と同じように、物事が秩序だっていると、より心地よく感じていた。そのことに気づくと、混沌とした中にいて秩序を好む気持ちを分かち合える一人のルームメイトをみつけた。そのルームメイトはオールナイトで過ごす生活をかっこいいとは思わず、眠りたいときには「起こさないでね（Do Not Disturb）」という札をドアにかけることも厭わなかった。

　ジルは全米大学優等生（Phi Beta Kappa）で卒業して大学院コースに進級した。彼女は、プライベートを大事にしながら自分を活かして輝かせられると考えた大学院プログラムのひとつを選択した。ジルは外見的にも常に人を惹きつける存在で、大学院を卒業したときには彼女は博士号とともに新たに伴侶を得て夫人となった。同じ新人見習い英語教員であった夫とジルは、幸運にも同じ東部の都市で専門職を見つけることができて、彼らの人生は——2年後に第1子が誕生するまでは——順調に向かうかにみえた。けれども、第1子出産後から5日もしないうちに、ジルはまるで人が変わったようになった。ヒステリックに泣きじゃくっていたかと思うと次の瞬間には尊大になって、様子が度々おかしくなった。彼女は自分の幼い息子に「悪魔の印」が出ていると確信して、「お子さんは全くの健康体です」と断言していた小児科医に対して、「私の息子は呪われて死ぬ運命にあるのよ」、と何らためらいもなく話すのであった。幸いにも、その小児科医はジルの興奮した精神病性の混合状態を産褥期精神病と鑑別し、彼女に対して精神医学的な専門治療を依頼した。ジルの夫や彼女の両親、もちろんジル本人の反対にもかかわらず、依頼された紹介先の精神科薬物療法の専門医は、ジルを非自発的入院（強制入院）させるべきであると主張した。結局、多量の炭酸リチウム

とごく少量の定型抗精神病薬の処方の効果のおかげで、入院して数日も経たないうちに、ジルは本来の自分へと戻ったようであった。

　ジルを担当する精神科医は、長期予後の観点から、この1週間にジルに起きた出来事が意味することについて説明しようとした。けれども、「躁うつ病」や「双極性障害」といった精神医学用語は、ジルも家族の誰もが聞きたくもない説明であった。「うちの家族にそんな病気をもっている人は今まで一人もいません。躁うつ病は遺伝性の病気でしょう。うちの家系には心臓疾患はありますが、そんな精神疾患はありません」。それでもやはり、ジルの病歴をみると、思春期以降から軽度の季節性の気分の波が見られ、今回のエピソード発症前は全般的に適応も社会的関係も良好で、産褥期に初発の精神病症状が出現していた。そして最も重要な点として、リチウムとごく少量の抗精神病薬の治療にジルの病態が迅速かつ完全に反応したという事実であった。あわせて考慮すると、これらすべての指標が双極性障害と診断する方向性を指し示していることを担当の精神科医は力説した。

　それから数カ月が経過して、ジルは再び教壇に立ち、改めて周囲からの高い賞賛を取り戻した。彼女は、深い愛情をもってほぼ問題なく子どもの世話をして、夫との充実した豊かな生活を過ごせるほど余裕があった。息子を出産した後に、ジルに起きたおかしな出来事はすべて、それさえなければ完璧な存在であった彼女のちょっとした変調だったのだ……ジルにしろ家族にしても、病気をほんのささいなこととして忘れたかったのである。ジルは精神科薬物療法の専門医の診療予約をキャンセルする理由をいつも探し続けた。彼女には、もっと大切で意味のあるやるべきことがたくさんあったのだ。やがて、リチウム製剤が足りなくなった……。けれども、不吉な主治医の予言に反して何事も起こらないかのようにみえた。

　その後の2〜3年は、すべてがうまくいっていた。子どもも仕事のキャリアも、結婚生活も順風満帆であった。ジルの息子が3歳になった

とき、ジルととても親しく仲の良かった義理の妹が妊娠した。執筆作業のためにその年の大学冬学期を休暇にしていたジルは、義妹の生まれたばかりの赤ん坊の世話の手伝いを自ら買って出てシアトルに向かった。けれども、到着して幾日も経たないうちに、ジルはこのシアトル行きが間違いであったことに気づいた。実のところ弟夫婦の狭苦しいアパートには、ジルと彼女の息子のいるスペースすらなかったのである。みなが普段の規則的なルーティンをこなすだけでこれまでになく大変になり、その生活に新たに赤ん坊が加わってからは、物事が何もかもスケジュール通りに進まなくなった。家事全般が途切れることなく山積みになり、ジルは息子を静かにさせておくことも、決まった時間に食事させることも、夜に読書をすることもほとんど不可能になっている自分に気がついた。そして、悪いことは重なるものだ！　エネルギーの塊のような幼い息子から、ジルは決して離れられなかった。ジルはすぐに、かつて高校時代に自分が体験したつらかった状態と似たような感じに陥っていることに気づいた。何よりもまずいことに、ジルはこのことをどうしても夫に打ち明けられなかった。3時間の時差とプライバシーの欠如によって、ジルはしばしば自分の「心の拠り所」と呼んでいた夫から完全に孤立したように感じた。シアトルを離れて、ようやく自宅に戻ってきたとき、ジルはうつ状態に陥ってほとんど動くこともままならなかった。執筆作業など不可能で、論理思考のつながりを維持して一段落を読み終えることすらできなくなった。くたびれて足を引きずるように日々を過ごし、夫が大学の授業を終えて帰宅する時間までに、どうにか夕食らしきものをテーブルに並べるだけで精一杯であった。実際、晩に夫が帰宅してみると、しばしば妻はただソファに座り込んでテレビ画面をじっと眺めているばかりで、とうに夫が帰宅していることに気づいて驚くのであった。ジルも夫も何が起こっているのか見当もつかず、ジルが今動けないことと息子の出産直後の病的体験との関連性もわからなかった。

　自分をひどく苦しめるばかりか、夫婦喧嘩でも互いに非難しあった末

に、ジルは春学期が始まっても自分が大学に復職できそうにないことを認識するようになった。結局、一時休職願いの届け出をすることになった。だが、ジルはこれでもう二度と再び大学に戻ってくることはないであろう。

　1年近くかけて、ようやくジルのうつ状態は改善してきた。ジルと夫、実家の両親らは、ジルの身に起きたことについて職場に対して数多くの弁解をしなければならなかった。すなわち、ジルが具合悪くなったのは、焦って自分を厳しく追い立てていたからだ。ぎすぎすした競争的な学究生活の中で本当はやっていけなかったのだ。ジルの心はあまりに感じやすすぎた。自分の学生や家族に献身的になりすぎて自分のキャリアを彼らのニーズよりも優先させることが困難であったから、それでついに葛藤に襲われたのだ、……などである。

　おそらく職場環境がもう少し寛容で要求の少ない雰囲気であれば、ジルはもっとうまくやっていけるだろうし、なおも文学を教える喜びを体験できることだろう。さほど苦労せずに、ジルは小さな私立女子高校で新しい職と地位を見つけることができた。学校側は、低学年も高学年も教えるのが上手な人材を獲得できたと興奮していた。それに、他の先生たちも温かく感じが良く、生徒たちは聡明で知識欲と好奇心に満ちて、きちんと予習してくるので教師にとって全く申し分がなかった。ジルはほとんど何もしなくてもよかったが、それで満足していた。「私の子どもが大きくなるまでは、これくらいでちょうどいいわ。それからまた大学へ戻って教育研究に没頭しよう」と、ジルは考えていた。

　ジルの生活が概ね秩序を取り戻すと、夫婦は子どもをもう一人もとうと決めた。妊娠はうまくいって経過も順調で、ジルは第2子を出産する前の週まで教壇に立った。ちょうど夏期休暇が始まったところであった。しかし、産科病院から退院して戻ってきたその日のうちに、ジルに前回の産後の体験が繰り返されるかのような不吉な兆候が現れていることに夫が気づき始めた。夫は、妻が以前診てもらった精神科薬物療法の担当

医に連絡をとろうとしたが、その医師はすでに転勤してしまっていた。夫はどこに相談したらよいのかわからなかった。夫はジルの両親に相談して心配をかけることを恐れ、自分が過剰にびくびくして神経質になっているにすぎないことを願った。しかし、出産後に小児科医の初回の診察を受けるよりも前に、まぎれもなくジルは長男出産後の産褥期よりも一層具合の悪い状態になっていた。夫は、小児科の担当医を信頼して、医師の口からそのことがジルに言い渡されるのがよいと思った。

今回はジルの両親の支援もあり、夫はジルを説得して、どうにか自発的に任意入院させることができた。ジルは一旦入院に同意しても、薬の効果が現れてくるまでの間、退院請求書に3度も署名しかけた。やはり今回も、再びリチウムと定型抗精神病薬を組み合わせた薬物治療が奏功して、ジルは10日も経たないうちに退院して自宅に戻ることができた。

自分の病気にパターンが見られることを否定できず、ジルは自分の治療に真剣に向き合うようになった。新しい精神科薬物療法の専門医のもとに定期的に通院して規則正しく服薬するようになった。秋には好きだった教職に復帰し、それから数年はうまくやっていけるかにみえた。ジルの2人の息子たちはすくすくと成長していたが、夫婦ともに本当は娘も欲しいと思っていた。彼らは主治医に相談をした。担当医は、第2子が生後6週を過ぎてからジルが服用していたリチウムの内服用量を極めてゆっくりと漸減して、今後の出産予定日の2,3週前から妊娠前の服用量に再び戻せば、3度目の分娩後エピソードの再発をおそらく防げるだろうと考えた。

主治医が想定していなかったことは、ジルが5カ月目に流産してしまったことであった。流産によるホルモンバランスの急激な変化と、その情動的衝撃は、ジルに新たな精神病エピソードを引き起こして再入院させるには十分すぎるものであった。しかも今回は、ジルは薬物療法に対していつもの迅速な反応を示さなかった。主治医は次々と薬剤を変えてみたが、どれもジルの妄想や躁的興奮を鎮静させることができそうに

なかった。ジルの夫は、これまで妻の精神病性思考の対象には決してならなかったのだが、「自分が窮屈な精神病院に閉じ込められている間にあなたは同僚と浮気しているのね」、とジルにさんざん責め立てられて憔悴してしまった。夫は、日々どうにか教壇に立ち続けて他の学部の業務もこなしていた。それに加え、育ち盛りの2人の幼い息子たちの面倒をみて、それで毎晩ジルの見舞いに病院に行くという多忙な毎日を送っていた。それでいて、病棟中に響き渡るような罵声で妻に責め立てられ、とうとう精神的に限界に追い込まれてしまった。夫は毎晩、帰宅しても頭の中では病院での戦慄するような光景が再現されていた。執筆中も、学生のレポートを読んでいる間も、息子たちと遊んでいても四六時中その光景が頭の中で再現されるのであった。

　ジルの入院治療チームはついに、ジルの躁状態を制御するうえで現実的に期待できる治療法は電気けいれん療法（ECT；Electro Convulsive Therapy）しかないと判断した。夫は、毎晩のようにジルから受ける不当な仕打ちが止みさえすれば、どのような方法でもよかった。夫婦の間にまだ信頼の糸が切れずに残っていたおかげで、夫はECT治療について、ジルが病院から出るための最善の方法であると説得することができた。初回ECTの施行後、夫はジルの変化を認めることができた。ECT治療はうまくいきそうであった。彼ら夫婦は、これで幸せで満ち足りた生活に戻れることだろう。ほぼ普通の生活に戻ることさえできるのなら、夫婦が夢みてきた娘をもつことなど大して重要なことではなかった。確かに、夫の考えた通りになった。ECT治療は、ジルの躁病を完全に制御できたのであるが、ジルは退院後、夫がこれまで見たことのないような脆くてためらいがちな女性となって家に戻ってきた。無口になったりイライラしてジルの状態は変わりやすく、夫婦間のスキンシップはおろか、会話すら困難であった。彼らは、あらゆることで夫婦喧嘩をするようになった。それは、息子たちのこと、夕食の時間、職場で夫が過ごす時間（ジルはおそらく夫がいまだに浮気していると信じていた）、家が

散らかっていることなど、すべてにわたって言い争いをした。

　秋が近づくにつれて、ジルは教職を1年間休職していたので学部長と面談する約束を取って次年度の学期に備えて計画を立てようとした。その際に学部長から説明されたことは、ジルのポストには優秀な代理教員が穴埋めをしていて、学校側としてはその教員を手放したくないということであった。学校関係者たちは、申し訳なさそうにひどく恐縮していた。彼らは、ジルにとって流産がひどく辛いことであったことを知っていたからだ。ジルは車を運転しながらの帰り道、自分をまるで最後の錨が引き抜かれた漂流船のように感じ、どのように家に辿りついたかすら全くわからなかった。ジルは誰かに「相談したい」という考えがちらと頭を掠めたが、母親の声で「そんなふうに、人に相談するなんて私たち一族のすることではない。自分たちの問題は自分たちで解決するものよ」という言葉が脳裏に繰り返し鳴り響いた。

　公立の大きな高等学校であれば職を見つけられそうであったが、ジルは自分があまりに脆いために、そこでの教職が務まるほどストレス管理ができないと自覚していた。そのかわりに、彼女は家の近所にある子ども向けの本を扱っている書店で働くことになった。少なくとも、その店のスタッフたちは、ジルが子どもたちよりも先に帰宅して夕食を準備し、以前のように家事を手がけられる時間的余裕を快く与えてくれた。そのことには何ら問題がないかにみえた。けれども夫の心はまだジルから離れており、いつも夫婦喧嘩をして、息子たちはしつけもされずに放っておかれて家の中は混沌としていた。ある晩、夫は家に帰ってさえこなかった。だがそれは、夫にとって様々な意味で、ひとつの息抜きであった。

　翌日、夫はジルが働いている書店を訪れて、喫茶店で話をするために少し休憩を取って店を抜けられないかと尋ねた。喫茶店内で、ジルの夫は、昨晩はずっと外にいて大学のキャンパス内を一晩中歩き回りながら、家に帰るためには神経の休まる場所が自分にはただ必要であることを、

ジルにどのように伝えたらよいか考えあぐねていたと伝えた。ジルや子どもたちが心配することのないよう、夫は家族の面倒を常にみていくつもりであっても、家庭から離れる必要があった。堅固な「拠り所」であった夫は、立ち直って仕切り直すための時間をしばし必要としていた。

＊　　＊　　＊　　＊

　ジルが対人関係社会リズム療法（IPSRT）の治療に姿をみせるようになったころには、彼女と夫は別居して3年以上過ぎており離婚は目前だった。夫が書店を訪れて以来、ジルは働いてはいなかった。ジルは仕事に復帰しようと自分に言い聞かせていたが、決して戻ることはなかった。そのうちに、とうとう書店も閉店してしまい、自分を必要としてくれるような場所をジルは他に思いつかなかった。彼女は経済的にもぎりぎりでやってきたが、じきに正式に離婚すれば夫の大学での収入をこれ以上あてにできなくなることがわかっていた。ジルの両親は、経済的支援ができなかった（または、しようとしなかった）。両親は、ジルがどうして大学の仕事にずっと就けないでいるのか、どうしても理解できずにいたのであった。子どもたちは学校で問題を起こすようになっていたが、それについてジルはなすすべもなく途方に暮れていた。夏期には、事態はさらに悪化した。ジルと子どもたちは一日中あてもなくぶらついて、きちんとした就寝時間に決して寝ようとせず好き勝手な時間に起床していた。ジルはとうとう、子どもたちの新年度の学校生活を前年のように迎えることはないだろうと判断した。彼女は、人生をやり直すための支援を必要としていた。彼女は最後に友人と一緒にいつ過ごしたのか、そもそも友人と少しでも一緒にいたいと思ったのがいつだったのかすら覚えていなかった。ジルは、正確にいえばうつ状態ではなかったが、前回入院して以後、元通りに戻ったわけでは決してなかった。あたかも、主治医は薬物療法的にみれば全く適切に処方できていないようにみえた

……というのも、ジルが昔のエネルギーと情熱が戻ってくるかのように感じ始めるたびに、ジルも主治医もパニックになって、それを抑えるために薬がもっと必要だということで治療合意してしまうのであった。ほんの一昔前は保証されていたかにみえた、ジルの輝かしい未来に一体何が起こったのであろうか。

　ジルの病歴は、多くの観点から躁うつ病（双極性障害）を患う者に典型的といえる。それは不運にも、とりわけ何らかの心理社会的治療や心理教育を全く受けていない患者の典型例である。ジルの幼少期は、エネルギーに溢れて知的にも優秀で良好な社会的関係で特徴づけられていた。秩序ある暮らしを送る温かくて保護的な家庭で育ったことも含め、幼少期のしつけの質が良かったおかげで気分障害をこれまでほぼ発症せずに済んでいた。例外的に、比較的軽度の短い季節性うつ病エピソードが生じていたのだが、実際に気づかれることはなかった。ジル自身の精神的成熟や良識、調子よく過ごすには自分に何が必要かという分別――規則正しいルーティン、十分な睡眠、（生活の）構造化など――のおかげで、彼女は大学生、大学院時代、教職および新婚当初における発症を免れていたのだ。ジルの場合、分娩出産時のホルモンおよび概日リズム上の変化が非常に大きな生体上の難題となって双極性障害症状の発症をもたらした。一旦、発症してしまうと、それまでジルを発病から守ってきた要因――気分障害に罹患した者が親族・家族にいないこと、両親の根本的厳格さ、本人のみならず夫や両親の精神疾患への理解の欠如など――が、つまるところ彼女にとってすべて仇になってしまった。もしもジル（と周囲の家族）が気分障害についての心理教育をもっと受けていたら、ジルはその後の躁病や重度のうつ病どちらの発症も避けることができたかもしれない。幸運にもジルは急性期の初期治療計画に良好に反応しており、それほど複雑な治療計画でなくとも症状を安定させて統制下におくことができた。けれども回復当初は、ジルも家族も双極性障害が生涯にわたる病気で再発しやすい性質をもつことをなかなか理解せず、受け入

れようとしなかった。もしも双極性障害という文脈の中で、ジルが病気と対人関係上の生活管理に焦点化した心理療法を受けていたなら、彼女はシアトルに出かけるような行動は取らなかっただろうし、結婚生活で起きていることにさほど困惑することもなかったかもしれない。けれども、ここでは、ジルの精神科薬物療法の専門家さえも必要なやるべきことを把握し損ねていた。つまり、何らかの心理社会的介入が全く施されなければ、双極性障害に罹患する人たちの多くの経過が、ジルの人生に特徴づけられるように悪化の一途を辿る転帰となり、そこからの回復は大変困難なものとなるということだ。

　それでもジルは、IPSRTに全力で取り組んだ。おそらく最も大切なことは、ジルに人生の方向性を変えようとする強い動機づけがあったことだろう。それに加えて、彼女は知能が高くて言葉で表現でき、分別や洞察力があった。ジルはもう10年前のかつての自分ではなかったが、若い時分に身につけた社会的スキルの多くを保持していた。結局のところ、ジルの病気は成人するまで発症しなかったおかげで、健常であったころから長い年月が経っていても、社会的に機能することの意味を彼女は十分に理解していたのである。

　ジルのIPSRTの治療者は、ジルの双極性障害の病歴聴取から始めていく中で、遡って彼女の高校時代の季節性の気分変化にまで辿り着いた。ジルと治療者は病歴年表を一緒に作成し、その中にはジルの過去のエピソード、治療歴、症状発症と関連のありそうな生活環境などのすべてがジルの職業・婚姻状況とともに表された。この男性治療者は、ジルの概日リズム系における難題やホルモン環境の変化が彼女のエピソード発症とどれほど密接に結びついているかを指摘した。治療者はまた、ジルが規則的な日常ルーティンであると、どれほどより上手に機能を発揮できているかを指摘した。治療者は、これまでの病気経過の中でジルが服薬してきた種々の薬について尋ね、どの薬が最もよく作用して効果的で

あったのか把握しようとした。それから、我々が「対人関係インベントリー」と呼ぶ、ジルにとって現在大切なすべての人間関係および過去に重要であったすべての人間関係に関する非公式な調査レビュー票を記入して仕上げていった。治療者はこうして、ジルという、かつては社会的にも非常に順応していた女性が、その後いかに社会的に孤立してしまったのか理解できた。病歴を聴取して「対人関係インベントリー」を記入する中で、治療者はジルの作業能力の明らかな減退を認めることができたのである。4回目のセッションのとき、治療者はIPSRTで扱う問題領域についてジルと話し合い、まずは健康な自己の喪失と、専門職をもった主婦としてうまくいっていたジルのかつての人生に対して悲哀（悲嘆）の作業を行う必要があることで合意した。彼らは、ジルが現実には独り身の女性でシングルマザーになったことへの変化がまだ十分でなかったことについて話し合い、この点をその後の治療作業の焦点とすることに決めた。けれども、まずは最初に、集中的にジルと息子たちに一定のルーティンをもって規則的な生活を送らせる必要があった。幸いなことに治療者は、規則正しいスケジュールで生活すれば調子が良くなることを大した手間もかけずジルに納得させることができた。なぜなら、ジルはすでにそのことをわかっていたからである。治療者は「ソーシャルリズム・メトリック」をジルに渡して次回セッションまでに記入してくるよう伝えた。次の週にジルが再診で訪れたとき、治療者はジルが毎朝、起床する時間帯が日によって異なり3時間近くもずれることがわかった。ヒトの「朝起きる（起床）時間（good morning time）」が体内時計をセットすることを知っていたことから、治療者はジルを毎朝決まった時間に規則的に起きられるよう重点的に指導した。そのころちょうど夏休みで、子どもたちは学校に行かなくてもよかったため、ジルの起床時間の目標として治療者はまず午前9時を設定した。夏休みの終わり頃になったら、もう少し早い起床時間の目標に向けて取り組んでいけるように手助けできると考えた。治療者はまた、ジルが自分と息子たち

のために朝ご飯を作って毎朝家族で食卓を囲むことを勧めた。そうすることがジルの自尊心にとっても良いし、体内時計をセットする役にも立ち、子どもたちの生活に求められる安定性が多少とももたらされると考えたからだ。治療者はジルとの面接の度に治療の進展をほめたたえ、彼女にとって難儀なことでも辛抱してやり続けていくように励ました。治療者は定期的に、ジルの症状と同僚が処方した新しい薬の効果について、患者が体験していそうな何らかの副作用があれば、それも含めて問いかけた。ジルがいくらか規則的なスケジュールで過ごせるようになったところで、治療者は、ジルが将来を嘱望された若き教授としての自分について、将来そうなりたいと彼女が望んでいたすべてを失ったことを悲嘆する治療作業の手伝いを始めた。かつては協力的であった両親が、その後はジルの病気をほとんど否認することで彼女の人生をいかに狂わせてきたかを、治療者は丁寧に彼女に理解させていった。治療者は、ジルの両親が同席して4人で面接を行うことが有益と思うかどうかをジルに尋ねた。彼女がとりあえず「はい、お願いします」と答えても、治療者は家族合同での心理教育的な面接セッションを設定することは、ジルが精神的にもっと強くなるまで控えて1～2カ月ほど先に予定しようと考えた。それまでの間、治療者はジルの結婚生活について、その喪失が彼女にとって何を意味するのかを、より丹念に病歴として聴取した。現在ジルがどのような人生を送ることを望んでいるのか、彼女が望むことをどれくらい得ることが可能であるかを治療者は理解しようとした。その後の数カ月をかけて、本当にゆっくりとではあるがジルは、自分の病気をコントロールしていけそうな試練として、シングルマザーの自分の人生を満足感の得られる生き方として受容していけるようになった。治療者は、実際その頃にジルの両親と家族合同の心理教育セッションを試みたのだが、両親はあまりにも苛々して張りつめて憤慨し、また失望もしていた。そのため、ジルの両親が自分たち自身の治療を受けない限りは娘の支えになってもらうことは非常に難しいこと、ただ両親は治療を受け

そうにもないことがわかった。この合同面接の後で、治療者はジルが独善的ではないもっと中立的な他の支援サポート先と再びつながるよう、また新しい支援組織の情報を集めるように手助けした。治療者は、ジルがほどほどでいるようにという期待を保ち、そうした治療者の穏当な期待をジルに伝えるようにした。その年のハロウィンの時期に、ジルはささやかな隣人パーティーを開いて息子の友達とその親たちをもてなすことができた。子どもたちは大喜びして、ジル自身もここ数年来で初めてといっていいほど楽しむことができた。ジルが果たして復職できるかどうかは今後残された課題ではある。ただ、さしあたってはジルの気分状態を安定させてルーティンを規則的にすること。そして、子どもたちの日常機能が家でも学校でも安定して改善していくことだけに治療の焦点があてられている。

　たとえストーリー（病歴）の始まりは同じように見えても、タッドはいくつかの面でジルよりも幸運であった。18歳のとき、ジルと同様にタッドの将来も信じられないほど輝いてみえた。幼少のころから芸術の才能に恵まれ、合衆国内でも名門で知られた芸術工科大学のひとつに入学を認められていた。タッドは世界的に著名な画家のもとで絵画を勉強する機会を得ることになっていた。幼少時をアラバマの小さな街で育った彼は、実際の美術館に行ったことなどなく、名画などは母親が勤めていた図書館から借りてきた美術本を通してしか見たこともなかった。タッドは、中学時代からその興味や関心のために周囲から浮いて仲間はずれにされていた。けれども物心ついて以来、自分の夢みてきたことにとうとう手が届くところまで来ているとわかっていたため、高校時代に体験したつらさや苦しみはすべて覆い隠されていた。タッドには、それまで非常に数多くのことがあったのだ。あまりに悲しくて言葉にも表せないような月々、憂うつからくる心臓が止まりそうな恐ろしい不安に消耗してしまい、きっと死んでしまうのだと確信した瞬間があった。タッ

ドがあまりにも苛々していたために、普段は寛容で優しい母親さえも堪忍袋の緒を切らしてしまい、彼は世の中ですっかり見捨てられたように感じた日々なども経験してきた。

　大学には気の合う仲間が1人や2人どころか何十人もいて、タッドと同じくらい創作に熱中して興味を抱いていた。仲間たちはいつも、授業を終えた瞬間から翌朝、陽が昇るまで、夜を徹して情熱を語り明かそうとした。それに、この新しい街には美術館がいくつもあったのだ！　ちょっと地下鉄に乗って出かけるだけで、知性や視覚を真に堪能できた。タッドが望むときにはいつでも、電車に1時間ほど乗れば本物のピカソやレンブラント、ヴァン・ゴッホの絵を観賞できたし、高校時代と違って彼は底なしのエネルギーに溢れているかのようであった。実際2〜3週間ほどなら、タッドは眠らなくても本当に平気に思えた。タッドは午後の時間をずっと美術館で過ごし、ほぼ毎晩のようにクラスメートと語り合った。ようやく自分の部屋に戻っても、まだエネルギーがあり余っていたので、課題をこなそうと彼の作品プロジェクトを——それは見事なほどに！——仕上げたのであった。極めて熱烈で独創的なアイデアが日々、次から次へと彼の頭に湧きつづけた。舗道のセメントの中の鉱物に反射する太陽の光が、タッドにはヴァン・ゴッホの星明かりの夜の絵のように映った。夜明け前に寮まで歩いて戻ってきたときには、大学キャンパスにある捻れた老木の影がすべて、ミケランジェロの作品の瀕死の奴隷のような重厚さと烈しさをもっているかのように見えた。タッドは今までこのような体験をしたことがなかった！　一学期の最終課題を企画するにあたり、タッドは大学の顧問に少しだけ隠し事をした。というのも、それまでタッドの作品は傑出していたために、顧問はこの才能豊かな若者の思いつきを尊重して見守ろうとしてきたのであった。その顧問さえも驚愕させたのは、タッドが課題として提出した作品というのが、たった一晩で男子体育館内に完成させた複雑で目のくらむようなインスタレーションで、その素材の大部分は、同じ寮に住む女子学生の

クローゼットから盗み出された下着で作られていたからであった。タッドが展示作品の解説に寄せたテキストも全く意味不明で、まるで狂人が書いたかのようであった。タッドの顧問のみならず管理者側も、下着を盗まれた女子学生たちも決して冗談ですますことはできなかった。翌日、学部長のところに呼び出されると、タッドの状態は単にドラッグで誘発された悪ふざけなどではないことがすぐにわかった。彼は、ひどく病んだひとりの若者であったのだ。

　直ちに大学管理担当者から躁病の治療のために医療施設に紹介された。だが、タッドはIPSRTの治療チームにとって数多くの難題を抱えていた。当然ながら、タッドは初めは病識がなくて、治療の必要性も認めずに否認していた。治療チームが本格的に治療を始められるようになっても、タッドの躁状態は薬物療法でコントロールするのが非常に困難であった。また、実年齢上は18歳であったにもかかわらず、タッドの社会的な発達年齢は14歳の子どもとさして変わらなかった。大都会の中でタッドはひとりぼっちで、治療チームのスタッフ以外に実際のサポートシステムがなかった。タッドのいた学生寮は刺激が多すぎるうえ、ドラッグが簡単に入手できることがすでに大きな問題になっていたため、彼を寮に送り返すことは選択肢には入らなかった。タッドと一緒に、治療チームは彼の身の回りの生活の段取りや学業計画を立てることから始めた。まずはパートタイムで、それからフルタイムで復学することを目指すことにした。それまでしばらくの間、タッドは福祉支援つきの中間施設に入居して、そこでスタッフによって服薬管理されながら、いずれはコンビニエンスストアでパート従業員のアルバイトに就くことになろう。

　さらに2度の重度の躁病エピソードと、何時間もの心理療法と治療チームの不屈のサポートや励ましもあって、タッドはようやく今自分が服用している薬物治療の必要性を受け入れるようになった。不運なことに、症状をコントロールできた唯一の薬剤の副作用による手の震えのた

めに、タッドは画家になる夢を諦めなければならなかった。しかし、タッドは最も自然な方法による創作がもはやできなくなっても（大学顧問の勧めとサポートもあって）、マティス*のように別のメディア媒体で創作することを学んだ。6年かかったがタッドは学校を卒業し、その間にほぼ倍の年月にあたる成熟を遂げた。タッドの心理療法の大部分は、彼がいままで夢みてきたすべてのこと――偉大な仕事をする夢、外国に留学して勉強する夢、自分の才能を最大限に発揮する夢など――を悲嘆する喪の作業と、症状を統制下で維持するためにタッドができるすべてのことに焦点があてられた。やるべきことは、極めて規則的なスケジュールで生活を送ること、十分な睡眠をとること、過剰な刺激を避けること、芸術学科という社会的文脈（そこではルーティンというのはタブーである）のなかで忘れずに適切な睡眠を確保する、などであった。大学を卒業するころには、タッドは病気によって自分に課された数多くの制約を受け入れるようになった。卒業後、タッドは常に過剰な刺激に誘惑され続けてドラッグが簡単に手に入る都会に留まっているよりも、自分が生まれ育った故郷の街に帰ることを選んだ。アラバマに帰れば、再び具合が悪くなったときに母親や姉の援助を頼れることを彼は理解していた。タッドはなおも芸術家としての才能や芸術への情熱に溢れていたため、母親が図書室の司書として勤める（そしてタッドの気分の変化に対する身近な観察者としていられる）同じ小学校で美術教師としての職を得ることができた。タッドは教え子たちが大好きになり、児童たちの方もタッドと彼の熱意を好んだ。家庭医がタッドの薬を処方するにあたって、主治医とタッドのどちらの側も、患者を安定した満足のいく生活へと軌道にのせてくれた治療チームのスタッフと時折連絡を取り続けている。

---

*訳注：アンリ・マティス（Henri Matisse：1869-1954）はフォーヴィスムで知られるフランスの画家で後年、油絵から切り絵へと画風を変更した。

タッドのストーリー（病歴）は、双極性障害を患うひどく困窮していながらも非常に好感のもてる一人の若者が、病気経過の早期から熟練した献身的な治療チームと運よく出会えるとどのような展開になっていくのか、という良い実例である。治療チームは当初から、タッドが大柄で（身長が6フィート3インチで体重200ポンド以上ある）社交的で品位もあって知的能力も高いにもかかわらず、現実には病気と闘うための何のスキルや支援ももたずに大都会の只中で孤独に暮らす非力でおびえた少年であることを理解していた。治療チームのスタッフは、タッドが最初は病気を否認したことや治療遵守しないことを全く正常な反応であると解釈して、そのようにタッドに伝えたのである。治療チームはタッドの数回の躁病エピソードによる入院中も（タッドは入院中しばしば治療スタッフを馬鹿にしたように接したが）、それぞれのエピソードの後に続く抑うつが長引いたり自殺の危険性が切迫したりという困難なときでもタッドに寄り添い続けた。家族からの電話や、母親が時折面会に訪れた際に、治療チームのメンバーはタッドの家族と密に接して、愛するタッドに一体何が起こっているのか、タッドの短期的、長期的な人生計画に病気がどのような意味をもつのか、タッドが長年夢みていた画家という職業を不可能にした服薬治療が、彼がこれから生き抜くうえでなぜ必要なのかについて家族の疾病教育に取り組んだ。その過程の各段階において、治療スタッフはタッドが失おうとしているものについて悲嘆する喪の作業ができるように支援し、彼がやり遂げていっていることを一緒になって喜んだ。今日までほぼ10年近くの間、タッドは治療スタッフと顔を合わせてはいないが、治療チームのメンバーが彼の人生選択を承認し、彼の成し遂げてきたことに関心をもってくれたことが、いまだにタッドのプライドの重要な源となっているのである。

　ジルとタッドはそれぞれ、双極性障害との闘病における治療が極めて異なる段階で始められたが、どちらにとってもIPSRTが適切な治療介入法であることがわかった。ジルの場合には、IPSRTが症状およびス

トレス、手に負えない責任の泥沼のようにみえたところから彼女をはい上がらせ、尊厳ある人生を取り戻す手助けをした。それはたとえ、ジル本人が22歳のときに思い描いていた人生ではなかったとしても、彼女がまっとうに誇りをもてるひとつの人生であり、子どもたちにとって必要であった安定感が与えられた。タッドの事例の場合、IPSRTは彼を人生の軌道にのせる設定をしたが、その軌道は、タッドが治療で設定された限界を守れなければ病気が引き起こしかねない危険性と隣り合わせだった。タッドもまた、最初に発病したときに彼が期待していた人生ではなかったものの、尊厳ある深い満足感のある人生を送れるようになった。

　IPSRTは、思春期後期および成人期の双極Ⅰ型障害の患者の治療を念頭に置いて開発された。IPSRTは、躁病やうつ病エピソードを過去に少なくとも2回以上患った病歴をもつ18歳以上の双極Ⅰ型障害と診断された患者のみを対象とした無作為割り付けによる臨床試験で効果が検証されている。我々が独自に行った予備的研究や、IPSRTを施行する治療者を訓練してきた経験によれば、IPSRTは、より若年の患者や、双極性の躁病またはうつ病の初回または2回以下のエピソードを経験している患者、双極Ⅱ型障害の患者への治療介入にも十分適応となることが示唆されている。

　治療適応となる患者を特徴づけるにあたり、我々は本書の読者に向けて「精神障害の分類と診断の手引第4版（DSM-Ⅳ）」（文献3、350-355頁）の躁病エピソード、大うつ病エピソード、双極Ⅰ型障害の記載に準拠している。双極性障害の広範な説明には、GoodwinとJamisonの古典的教科書「躁うつ病 Manic Depressive Illness」（1990年度版）[61]を参照した。簡潔にいえば、双極Ⅰ型障害の本質的な特徴とは、躁病エピソードを生涯的に経験することである。病歴経過の中でうつ病エピソードも通常は出現するが、公式にはDSM-Ⅳ診断上の必要条件ではない。その反対に、双極Ⅱ型障害の診断では、患者は軽躁とうつ病エピソード

の両方が病歴としてみられる必要がある。形式的な診断学的考察は別にすると、IPSRTはほぼ確実に、（一瞬にして変わる気分変動性と異なり）明らかに生活に支障をきたすはっきりした気分の浮き沈みのエピソードがみられ、躁／軽躁やうつに関連する認知や自律神経系の変化が随伴して出現するような患者に対して適用できる。躁病や軽躁においては、自尊心の肥大化、誇大的思考（しばしば躁病の誇大妄想レベルにまで達する）、睡眠欲求の減少、活動エネルギーの増大、性的関心や活動の増加、多弁さと思考即迫があり、後先を考えずに快楽的活動に没頭するようになる、などの変化がみられる。うつ病においては、普段楽しんでいた活動への興味・関心の喪失、活動エネルギーの減退、睡眠や食欲、体重の減少あるいは増加、思考面での困難や制止、集中力低下、記憶力の減退、判断力の低下、自尊心の低下、希死念慮や自殺企図などの変化がみられる。

　疫学研究データによると、双極Ⅰ型障害は男女性差にかかわらず同等に罹患する（研究が行われた先進諸国の大部分では生涯有病率が約1％とされる）ことが示唆されているが、我々や他の同僚らの経験では、この病気の治療を自発的に求めて受診する患者の約3分の2は女性である。おそらく双極Ⅱ型障害では、女性の比率がさらにもっと高くなるだろう。古典的な躁うつ病（双極Ⅰ型）と、それよりも減衰した形式（双極Ⅱ型障害、特定不能［NOS：not otherwise specified］の双極性障害や気分循環症）であると、10代終わりか20代初めに発症する傾向があるにもかかわらず、適切な診断が下されるまでに患者は何年も、あるいは十数年以上も病気に苦しみ続けることがある。特に躁病が非精神病性で、それほど破壊的ではなく、それどころか、いくつかの面では機能が良好であると、よほど注意深い問診が行われない限り、病気の双極性という側面は見逃されるであろう。ピッツバーグ大学で我々が続けてきた双極性障害の患者登録に参加した3,000人あまりの患者群では、初回エピソードから専門家による正確な診断が下されるまでに平均して10年を要

していた[92]）。

　おそらく本章における前置きの議論としてより重要なことは、IPSRTが開始される時点における、うつ病および躁病／軽躁の特性であろう。以降の章にて順に明らかになっていくが、IPSRTはかなりの労力、特に患者側の変化（変わること）への努力を要請する介入法である。したがって、IPSRTは重篤な精神病症状が認められないか、または症状の減退した臨床病像を呈する患者を対象としている。IPSRTは、入院中の患者または外来通院ベースにて始められるものであるが、この治療法を用いた我々の臨床経験の対象群は、主としてすでに退院している患者か、そもそも入院しなかった患者たちであった。患者は自宅で課題（ホームワーク）をこなすことが要求されるので、IPSRTの参加者には平均程度の読み書き能力が不可欠であり、元来少なくとも本治療法はそのように概念化されていた。この課題の大部分がソーシャルリズム・メトリック（Social Rhythm Metric：SRM）を記入し完成させることと関連している。SRM（SRM-Ⅱ-17[118, 120]）とは、原版は17項目からなる自記式質問票であり、一連の日常の活動を誰と一緒に何時ごろに行ったかを書き込んで仕上げるものである。我々は最近、この自己モニタリング用デバイスツールを、より短縮・簡略化した5項目版（SRM-Ⅱ-5[119]）を開発したことで、読み書き能力に制限のある人たちにも、ほぼ確実に利用できるようになった。本書の巻末にSRM両方のバージョンが掲載（短縮版SRM-Ⅱ-5は付録1、通常版SRM-Ⅱ-17は付録3に）してある。

　本章の初めに紹介した2症例は、どちらも高学歴を達成した知能を持ち才能が平均よりも上であった。しかし我々は、知的レベルがもっとずっと低くて学歴の低い人たちも対象にIPSRTを実施してきた。確かに、双極性障害を患った人たちの中には、実際に世界的に最も才能に秀でた人が含まれていることは事実である。そうだとしても、この病態に対処しなければならないごく普通の一般市民もまた多くいるわけであり、

IPSRTは患者がその対処をするうえでの支援ができると思われる。

　先述したように、IPSRTは躁うつ病をもつ「成人」患者の治療に使用する目的で開発された。IPSRTで我々が治療した中で最も若い患者は、治療開始時の年齢で18歳であった。けれども、IPSRTは思春期後期の比較的成熟した患者に対しても、特に患者に求められる変化のための「コーチ（指南役）」として患者の家族が治療に関与できるならば、ほぼ確実に適用できる。対象年齢層の上限としては、我々がIPSRTで治療を施行した最高齢を挙げると60代の患者であった。とはいえ、我々は70〜80代、さらにそれ以上の年齢になっても症状を患い続けている比較的少数の古典的な躁うつ病の患者層においてIPSRTがどのように機能するのか理解しようと試み始めている。

　IPSRTは、主にアングロサクソン系、アフリカ系の米国人患者を想定して開発された。我々は、この治療法を少数のアジア系や東インド系、中近東出身または背景のある患者に対しても用いて良好な治療成果を得てきているが、ヒスパニック系出身の患者に対しては実際に用いた経験がない。しかし、対人関係療法（IPT）やIPSRTの対人関係的側面というのは、まさにその本質特性上から実質的にどのような文化的・サブカルチャー的背景でも適用できることは明らかである。IPTやIPSRTでは、取り扱われる対人関係上の問題領域は常に、対人関係上の役割や人間関係に関する主体（患者）自身の価値観という文脈の中で概念化される。同様に、治療の社会ルーティンという側面は、特有の日常ルーティンがいつなされるべきかについて何ら特別な判断を下すことなく、ただ躁うつ病に苦しむ患者の生活上のルーティンの規則性の大切さを強調するだけでよい。もしも朝の祈りの言葉を唱えるまでは朝食はとらないとか、主食は昼の時間に食べる、あるいは昼食後に午睡（シェスタ）をする習慣が文化的ルーティンの本質的部分だとしても、こうした文化的慣習について容易に融通をつけて治療できる。したがって、少なくとも理論的には、IPSRTは人種グループやサブカルチャーの多様性に合わせて適

用できるはずである。

　以下に続く章では、双極性障害や双極性エピソードの病因理論や、そうした病態モデルに基づいて施行されて効果が示されてきたIPSRT以外の治療法についても紹介する。我々が自らの理論的スタンスについて詳述するのは、それがIPSRTの基礎的な根拠となっているからである。それから次に、我々はIPSRTを構成している評価や治療法の種々の要素について紹介する。我々はまた、IPSRTの補助療法としてうまく機能する他の有用な治療介入法についても説明する。さらにはIPSRTにおける治療関係について考察し、治療がうまくいかないようにみえるときには、どうすればよいかについても論じる。最後に、我々は治療の終結または患者との関わりをより制限して漸減する（枠組みの）変化という問題についても考察する。

　IPSRTの本質的基盤は、Klermanと同僚たちが開発した単極性うつ病に対する対人関係療法（IPT）と親和性がある[88, 179]。あなたがもしIPSRTを自ら用いようか熟慮しているのであれば、IPTについて解説した彼らの2冊の本*のいずれかを読むことが望ましいだろう。熟練したIPT、IPSRTの臨床家からスーパービジョンを受ければ非常に有益であるが、多くの場所では、そのようなスーパーバイザーをみつけるのが困難かもしれない。そうしたスーパービジョンを受けることが不可能な場合には、実践的で現在に焦点を当てた治療法への関心を共有する同僚を探して見つけて、本書を読み通してIPSRTを各々の臨床実践に適用してみるとよい。それから、治療セッションをテープに録音して、あなたと一緒に非公式な事例検討会（ピア・スーパービジョン）に参加してもらえるよう頼んでみることを我々は推奨している。

---

*訳注：それぞれ以下の邦訳がある。
　88）クラーマンほか「うつ病の対人関係療法」（水島広子、嶋田誠、大野裕訳、岩崎学術出版社、1997年、絶版）
　179）ワイスマンほか「対人関係療法総合ガイド」（水島広子訳、岩崎学術出版社、2009年）

第2章

双極性障害の実証的に支持された理論と双極性エピソードの病因

　双極性障害は生物学的に基づいた精神障害であるが、環境変化に反応する要因（因子）とともに複合的な心理的要素を備えている。精神障害の中でも、双極性障害は長らく生理学的・遺伝的に想定された（家族負因という形での）要因が大きな役割を果たす疾患と考えられてきた。そうであるとしても、個々のエピソード発症のタイミングには、環境因および他の心理学的、心理社会的要因が強く関連している。このことは、双極性障害という潜在的に破壊性を抱えた、時には致死的となる病気の経過を改善するうえで心理社会的治療が重要な役割を果たすことを示唆している。

遺伝的要因

　この病気の診断をされた者の近親者の中での双極Ⅰ型障害の発病リスクは、おそらく一卵性双生児での60〜70％という高率から、いとこや孫では概ね2〜5％までとさまざまに幅がある[18, 54]。一般人口におけるリスクが1〜2％であることを考慮に入れるなら、この数値は、疾患の遺伝的基盤を強く支持するものである。従来の躁うつ病の遺伝形質メカニズムの探求によって、科学者たちは躁うつ病とはおそらく、いくつかの

別個の遺伝的脆弱性の特性（trait）で構成された「ひとつの複合的な遺伝的疾患」であろうと結論するに至った。このような特性の表現型が、つまるところ世代間を通じて伝達される。そしてライフサイクル上の、ある時点での完全な症状を発現させるうえで、ある程度の水準のリスクが設定されることになる。しかしながら、若年発症の双極性障害は、より強い遺伝形質の浸透度と関連すると考えられている。つまり、最も遺伝的に脆弱な要因のある者、すなわち病気をもつ親族の遺伝負因が最も濃厚に重み付けされている者では、特に若年時に症状として表れやすいようである。こうした遺伝的要因の生物学的表出が、1）神経伝達物質の異常、あるいは2）概日リズム調整不全として現れることは、生物学的表現型がどのように障害や病気エピソードの発症やタイミングに影響を与えるのかということの実例となっているといえる。

神経伝達物質理論

双極性障害あるいは躁うつ病は、おそらく「生化学的不均衡（chemical imbalance）」という学術用語と関連づけられた最初の精神医学的病態であった。双極性障害に罹患する患者の脳内生化学では、何かが著しく偏っているという仮説がほぼ1世紀近く主流を占め続けており、生化学的な作用物質が病気の症状に劇的な効果をもたらしうることが発見されて以来、重要な医科学研究上の主題となってきた。

双極性障害の適応となっているさまざまな種類の異なる薬剤、そして躁病またはうつ病エピソード治療におけるこれらの薬理学的作用の有用性から、双極性障害の生化学的基盤の背景にある複雑さが仄めかされる。躁病エピソードでは、炭酸リチウムに（抗てんかん薬の）バルプロ酸のほか抗精神病性の薬剤がすべて第1選択薬として推奨されている。また、リチウムと（抗てんかん薬の一種である）ラモトリギンは双極性うつ病の第1選択薬として推奨されており、それらのあとに、選択的セロトニ

ン再取り込み阻害薬（SSRI）のブプロピオン（bupropion、本邦未発売）、ベンラファキシン（商品名イフェクサー）などの抗うつ薬が[4]リチウムまたは他のいわゆる気分安定薬と組み合わされて使用される。急性期エピソード後の病間期の気分安定化には、リチウム、抗てんかん薬、抗精神病薬のすべての薬剤が頻繁に使用される。

　これら種類の異なる薬剤物質の薬理学的作用を調べるにあたり、多様な薬物治療の効果を仮説的にも説明できる共通の基盤となるメカニズムに研究の焦点があてられた。初期の研究では、モノアミン系作動システムが調べられた（文献66を参照）。それに続いて、γ-アミノブチル酸（GABA）やアセチルコリンなどの他の神経伝達物質や、サイクリックAMPキナーゼA、ホスホリン酸／プロテインキナーゼC、G蛋白などのシグナル伝達系ネットワーク、カルシウム・シグナルネットワークなどが対象として研究されてきた[105]。これらの多様なシステム間の複雑な相互作用によって、双極性障害の複雑な臨床病像と薬理学作用物質に対する異なる反応性が間違いなく説明できるだろう。

　うつ病と躁病いずれの病相でもセロトニン機能が低下しているという特性の異常は、同様にセロトニン系における調節不全も示唆している[61]。セロトニン機能の変化により派生する結果は、さまざまなセロトニンレセプター亜型とその中枢神経系における分布、そしてカテコールアミン系（ドーパミンやノルアドレナリン）など他の神経伝達物質系への（神経）修飾によって複雑化する[61, 105]。また仮説であるが、うつ病や軽躁、躁病におけるカテコールアミンの役割も妥当なものとして提唱されている[61]。すなわち、脳内ノルエピネフリン濃度の上昇が多幸感や誇大感といった軽躁症状と相関し、ドーパミン濃度の上昇が躁病や精神病症状と相関すると想定されている[61]。

　縫線核と黒質では、ノルアドレナリン系ニューロンがドーパミン放出を抑制する。したがって、うつ病それ自体ではノルエピネフリンが低下しており、それが過剰なドーパミン放出を引き起こして躁病に転じると

提唱されてきた[61]。ドーパミンが双極性躁病の発症過程に関与するという仮説は、ドーパミン前駆物質であるLドパ、アンフェタミン、ドーパミン作働薬が双極性障害の患者において躁病や軽躁症状を誘発する可能性を根拠に信用性を増している[186]。それに加えて、D_2受容体遮断薬は躁病の治療に効果的である。

　双極性障害の治療において抗てんかん薬の使用が増えるに従って、GABA系の役割が注目されるようになってきた。これらの抗てんかん薬は、脳内GABA伝達系を促進させる[68]。加えて、双極性障害の患者では健常対照群と比べて海馬内のGABA合成酵素、グルタミン酸脱炭酸酵素65、67番メッセンジャーRNAの活性が著しく低下している[70]。

　それでもまだ、双極性障害の初回発症や躁・うつ病エピソードの出現と、こうした幅広い薬理学的作用物質の治療効果を完全に説明できる包括的な生化学的病態モデルは明確には示されていない。先に述べたようなシグナル情報伝達経路は、間違いなく神経可塑的事象に関与しており、複雑な心理・認知プロセスとともに食欲や覚醒といったさまざまな自律神経機能をも調節している。その結果、神経可塑性と細胞レジリエンス（回復力）の障害が大うつ病性障害の病態生理の基盤にあることや、抗うつ薬とリチウムが神経可塑性と細胞寿命を調節するシグナル情報伝達経路に影響を及ぼすことを示唆する最近のエビデンスによって、臨床神経科学の専門家たちの間では、相当な興奮が沸き上がったのである。今日、最もはっきり言えることは、双極性障害には明らかに生化学的基盤があり、それに関連した「生化学的不均衡」メカニズムの本質の解明に我々が近づきつつあるということだ。

　双極Ⅰ型障害の生化学的基盤がどのようなものであれ、1960年代のリチウムの治療導入以来、この病態における生化学的障害が、その治療マネジメントにとって薬物治療を不可欠なものとしている前提があった。残念ながら、病気の症状を統制（コントロール）する薬を自らすすんで内服して、この統制を甘受しようとする双極性障害の患者は、ほんの一

握りしかいない。特に病気の早期の過程では、病気によって患者の人生に完全な破壊を被らないうちは、患者には永続的に何かがおかしくなっていることへの否認がみられ、薬が取り除く「調子の高さ」をむしろ切望するものだ。このため、双極性障害の患者群においては治療アドヒアランスが極めて大きな問題となる。どのような形の治療法であれ、うまく作用するにはいずれこの問題に取り組む必要が生じてくる。

概日リズム調整不全と関連した理論

　気分障害全般の、特に双極性障害の生理学的基盤を理解するうえでの、もうひとつのアプローチは、身体全体のシステム・レベルで作動する概日リズム系、すなわち身体の「時計」の役割に焦点をあてる。なぜなら、概日リズム・システムの調整不全と関連した双極性障害の理論は、対人関係社会リズム療法（IPSRT）の社会リズム側面の理論的根拠の中に非常に顕著な形で表現されているからだ。そのため、治療的にみて最も可能性の高い理論的根拠を提示して規則正しいルーティンを身につける必要性について、患者や家族からの質問に答えられるようにするうえでも、こうした理論について治療者が熟知しておくことが重要となる。先に説明したような、ある種の神経伝達物質における異常が、こうした概日リズム調整不全と関連していることは間違いない。しかしながら、何がその原因であり結果であるかについては、いまだ明らかにされていない。

　GoodwinとJamison[61]は、彼らの著した躁うつ病についての古典的な教科書の中で、双極性障害を理解するうえでの統合的理論が「不安定性モデル」を根拠にできることを主張した。彼らは実際に、「『不安定性』が躁うつ病における根本的な機能不全であることを前提とする」（p.594）と述べている。

　例を挙げると、我々は前章でのジルの事例において、長男の出産と関

連して患者に大きな生理的・心理社会的変化がどのように組み合わさって病気の初発エピソード発症に至ったのかをみてきた。そして、この患者が発症する時点まで非常に秩序ある生活を送っていたおかげで、うつ病または躁うつ病と診断されるうえで量的に十分なほどの症状の明白な発現を、それまでどのように回避していたかを理解してきた。タッドの事例の場合には、発症促進因子として概日リズムの大きな破綻と知的・対人関係上の過剰刺激が組み合わさったようであった。

　我々の研究グループが提示したモデルを支持する鍵要素は、躁病とうつ病の双方で観察された睡眠の異常が、これらの精神障害の病態生理と関連することを示した実証研究データから派生したものである。我々の研究グループは、このような睡眠変化を、双極性障害で仮定された広義の文脈上で普及する概日リズム障害仮説のなかに位置づけようとした。最終的に我々の研究[42,43]では、心理社会的ストレス因子（そして同等に重要なのが日常生活のパターン化における非ストレス性変化である）と生体リズム変化との関係性が重視されることとなった。ここで我々が「非ストレス性」と述べるときには、従来の因習的な意味での**心理的ストレスを意味するのではない**。そうではなく、（心理学的見地からみて）一見何でもないような多くの日常ルーティン上の変化が、睡眠覚醒、食欲、活力エネルギーおよび覚醒リズムの同期性を身体が維持しようとする際に相当なストレスをかけるのである。

　概日リズムの研究者たちは、概日時計をセットする外在性環境因子のことをツァイトゲーバー（zeitgebers, 同調因子）あるいはタイムギバー（timegivers、時間供与因子）と呼んでいる[7]。主要かつ最も強力なツァイトゲーバーは、（太陽の）日の出と日没という身体的ツァイトゲーバーである。しかし、特に都市部の産業化社会においては、就業時間や食事時間、さらにはテレビ番組の時間帯（のタイミング）といった社会的因子が概日リズムに大きな影響を与える。我々は、脆弱性のある者では、このような社会的な時間合図（time cue、タイムキュー／告時因子）の

変化によって概日リズムの乱れが引き起こされ、最終的に感情障害エピソードの発症に至ると仮説立てた。

　生物学的理論では、気分障害を脳内ニューロペプチドや神経伝達物質濃度の変化、または神経生理学的、神経内分泌学的異常によって自然発生的に生じる脳疾患ととらえている（以下を参照；文献77, 78, 83, 101, 116, 124, 131, 132, 137, 166, 182）。より最近になると、研究の焦点は先に述べた細胞間シグナル情報伝達経路へと関心が移ってきている（例；文献104）。

　気分障害では、複合的な生体リズム障害が存在しているようにみえるが、単一の基盤となるリズム調節不全因子がそのような変化の原因となっている点に関してコンセンサスはない。例えば、うつ病では体温やコルチゾールのリズムが位相前進する（すなわち、うつ病者では非うつ病者と比べて24時間（体内）時計がより早くシフトする）が、うつ病相の概日リズムの主たる特徴は、その位相関係の変化に伴ったコルチゾール、甲状腺刺激ホルモン、メラトニン、体温リズムの振幅の低下である[145]。これらの重要な生体リズムに、どのような破綻が生じるのかを調べたいくつかの研究が示唆することは、睡眠と神経内分泌リズムなどの他の生理学的機能との位相関係を同期させる「時計」あるいは「時計群」が機能失調にあるという仮説である[177]。気分障害の患者において、これらの時計群がどのように乱れるのかは、まだ明らかにされていない。それでも、光の作用効果や日照時間の研究によれば、おそらくは光が、リズムを同期化する能力を介して季節性うつ病性障害の病因となり、治療上ある一定の役割を果たすことが示唆されている[82, 100]。興味深いことに、非季節性うつ病患者を対象にした研究では、光が病気において同期化させる主要な力であることが示されていない[109]。さらには、光のような身体的ツァイトゲーバーと社会ツァイトゲーバーとの相互作用についての研究は十分に調べられてきておらず、生体リズム調節におけるそれぞれの役割を評価することを困難にしている。

心理的・心理社会的理論

　今日まで誰も、躁うつ病それ自体の純粋に心理社会的な理論を明確に示してはこなかった。しかしながら、双極性エピソードと病気経過における心理社会的因子の影響に関連した理論は、次の第3章で紹介されるように、いくつかの心理療法では自明のこととなっている。ただ、それぞれの介入法の治療マニュアルを除くと、こうした理論のほとんどは詳細には説明されていなかった。

　そこで紹介されるさまざまな形式の心理教育というのは、自身の病気について、その治療で使用される薬について、そして病気の症状や薬の副作用をどのように最も上手に管理すればよいかについて指導する。心理教育は、これらのことをもっとよく知っておけば、より良い治療アドヒアランスにつながり、今度はそれが病気の経過を好転させると想定して生まれてきた。また、心理教育の介入方法は、初期の切迫したエピソードの兆候を認識できるように患者とその家族を教育する。そのうえで、そうした兆候が観察されたときに、どう対応すべきかを明確に規定した治療計画があれば、完全な症状の再発を予防できると想定している。

　双極性障害のためのさまざまな認知療法マニュアルでは、単極性うつ病の原因と考えられている同じパターンの非機能的思考が、双極性うつ病でも該当することを含意している。マニュアルの中には、うつ病エピソードと関連した非合理的な**否定的**思考を認識して矯正することを患者に教えられるように、躁病や軽躁と関連した非合理的な**肯定的**思考もまた認識させて矯正できると理論化しているのもある。しかしながら、この理論はまだ実証されてはいない。中には、双極性障害の患者が自らの病気と、病気を統制（コントロール）するために内服を続ける必要のある薬に対する（必ずしもひどく非合理的とは限らない）否定的認知の存在を認める認知療法もある。理論上では、もしも患者がこうした否定的

認知をいくらか肯定的な方向へと修正できれば、患者は双極性障害とよりうまく付き合いながら生活を送れて、自らの薬物処方計画をもっと遵守できるようになるはずである。

Ellicottら[45]は、生活上のストレスが、ある種のネガティブ（否定的）なライフイベントという形をとると単極性うつ病の発症と関連することがすでに先行研究で示されているように[21,28]、そのことが双極性障害の経過においても該当することを理論化した。彼らは1990年代に実施した研究において、ネガティブなイベントと双極性障害の再発や再燃との経時的な関連性を実証したのである。

1960〜70年代にBrownとその同僚らは、もうひとつの精神病性障害である統合失調症の経過において、敵意に満ちた家庭環境が与える否定的な影響を明らかにした[22]。これによって、統合失調症患者の家族における「感情表出」（expressed emotion：EE*）を評価測定する、ひとつの洗練されたシステムの開発へと導かれた[175]。それはまた、再発を予防するために、そうした環境を変える必要性に基づいた家族介入法の開発にもつながっていった[48,76]。

Miklowitz[113]らは、同様の感情表出（EE）と再発との関連性が若年の躁病患者にも該当するという仮説を立てた。彼らの研究では躁病エピソードで入院中の被験者を募り、退院して元の家族のもとに戻った若年成人患者を追跡して縦断研究的に調べ、そのような否定的な家庭環境と双極性障害の予後経過との関連性を示した。特に両親が、患者に対して高感情表出的な態度、あるいは患者と面と向き合った相互関係の中で否定感情を表出した場合、患者は退院後9カ月以内に高率に再発する傾向（94%）がみられた。家族の態度や相互的行動に害がなく良好な場合には、患者の再発率は遥かに低かった（17%）。否定的な相互的行動を示した親族のいる患者もまた、良好な相互的行動をとる親族のいる患者と

---

*患者の両親または他の家族メンバーの側からの敵意心、非難、過剰な情緒的巻き込みなどの存在のことを指す。

比べてフォローアップにおいて低い社会的機能を示した。家庭の情緒的環境と双極性障害の経過については同様の関連性が、その後の米国やヨーロッパでの研究においても示されている[79,115,125,134]。

統合的理論モデル：社会ツァイトゲーバー（社会的同調因子）理論

1980年代の終わりごろになると、気分障害の病因について理論化するうえで「立場が割れて言い争う」事態に、我々は徐々に不満を募らせていった。気分障害は、明らかに高レベルのライフストレスと（他の生物学的障害とともに）概日リズムの病的同調（entrainment）という双方のエビデンスを示す患者に発現していた。それだけに、我々は気分障害の生物学的基盤についての知見と、ストレス性のライフイベントと社会的支援の欠如が疾患に果たす影響を示した強力なエビデンスとの関連性を統合すべく努力してきた。我々は、特定の社会的促進子（あるいはツァイトゲーバー）を、ライフイベントの発現と社会リズムの安定性の変化との関連性から推測される非観察的変数として扱うべきであると提案した。このモデルの主要な仮説は、図2.1のような連続カスケード図式によって表されるが、この仮説モデルでは対処行動、社会的支援、性別、気質といった因子を介在変数として考えることが重要である。このモデルの主要経路としてイベントの連鎖があり、その中では社会リズムの不安定性が特定の生体リズム、とりわけ睡眠の不安定性へとつながる。この不安定性の程度が、生体リズムをセットする特別な関係性や課題、要請という強い力、すなわちツァイトゲーバーとして作用する機能といえる。不安定性の程度と、その影響としての身体症状の出現は、心理社会的、および精神生物学的な双方の領域からの保護・脆弱因子によって修飾される。これらの因子には、個人の対処技能、社会的支援、気質のみならず個々に特有な生体時計の柔軟性までも含まれる。このよ

第2章 双極性障害の実証的に支持された理論と双極性エピソードの病因　35

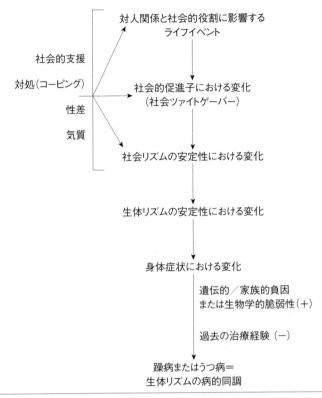

図2.1　社会ツァイトゲーバー理論の図式

うな柔軟性が、夜勤の職場シフト体制や旅行に伴う時差変化、さらに標準時間から夏時間または冬時間に対しての個々の適応能力などによって例証されるのである。時差ぼけを実際に全く経験したことがなくて、勤務シフト変化も交替勤務さえも全く問題なくこなし、標準時間から夏時間に移行すれば勤務者の気分や活力に影響を与えることになるといった考えを笑い飛ばすような人たちの存在を、誰かしら知っているだろう。こうした人たちは、非常に「柔軟性のある」または適応力のある生体時計を備えていると我々は考えている。我々は逆に、仕事上のスケジュールを数時間ずらすことさえも調節できず、ふたつの時差ゾーンをまたい

で旅行すると必ず調子の悪くなる人々の存在も知っている。こうした人々は、「壊れやすい」あるいは柔軟性の乏しい生体時計を備えているものと我々は考えている。

（壊れやすい時計をもった）脆弱性を抱えた人たちにとって、躁状態やうつ状態というのは、それゆえに日常ルーティンや社会リズムの規則性における変化に対する最終的な精神生物学的反応となる。脆弱性のない人たちにとって、生体リズムの乱れは自制内である。せいぜい時差ぼけ状態で観察されるような軽度の身体症状として体験する程度か、あるいは全く何ら影響を来たさない場合もある。けれども、気分障害に脆弱性のある人々にとり、こうした身体症状に至るような生体的不安定性は簡単には元に戻らず、また潜在的に可逆的である。我々は、こうした人々は、大うつ病や躁病において観察されるような現在進行形で脱同期化した状態、あるいは生体リズムの「病的」同調状態に嵌まり込んでいると考えている。

我々の理論モデルでは、生体リズムの不安定性が実際に生体リズムの変化にまで至るかどうかは生物学的／遺伝的脆弱性因子が最も強い影響力を及ぼしている。しばしばレム潜時の短縮[91]、コルチゾール量とリズム異常[30, 32, 141, 144]、睡眠関連性の成長ホルモン分泌異常[110]などといった気分エピソードの特性を示すことが、その証左となる。我々は、躁病または大うつ病エピソードの臨床診断基準を構成する生理、認知、情動面での諸症状の発現としばしば関連するのが、この生体リズムの破綻するプロセスと考えている。睡眠異常のような気分障害エピソードと関連した生物学的変化が、実際にうつ病の臨床症状が報告または観察される前に先立って出現することを示唆したエビデンスがある[44]。我々の仮説に従えば、気分障害の高リスク者は、感情障害の家族歴または以前に気分エピソードの既往歴をもつ結果として、図2.1に表されるような理論的経路に沿って、その最終目的地点である躁またはうつ状態にまで移行していきやすい。この仮説が明瞭になって以来、我々の研究グループは、

そのような社会ルーティンの破綻につながるライフイベントが、双極性障害患者の躁病エピソード発症における特に顕著な予測因子であることを示唆する研究を実施してきた。

　この生体リズムの破綻がひとたび発生すると、（時間的な）タイミングが作動し始める。個体（患者）が病気の初期段階から「回復」する際に、患者の生体リズムは正常に戻るかもしれない。しかし、再発リスクや新たなエピソードの発症は、防御因子と脆弱因子との相対的バランスおよびリズム同調性の社会的因子の有無によって決定される。このような理由から、我々は躁うつ病の既往のある人々にとって社会リズムの安定性がひとつの潜在的な防御因子として重要であることを強調したい。リチウムやバルプロ酸、低用量の非定型抗精神病薬といった気分安定薬の服薬アドヒアランスを入念に遵守することは、もうひとつの重要な防御因子である。どちらか一方だけでは、脆弱性のある人々を新たな感情エピソードから守るうえで不十分なのだ。

　我々の理論モデルによれば、うつ病や躁病の発症に先立って身体症状が増大する状態というのは社会リズムの破綻に対する**正常な**社会的・精神生物学的反応であり、脆弱性のない人々であれば通常は自制内で可逆的である。実際のところ、概日リズムの破綻と関連した身体症状にまで進展する大部分の人々は、重篤な気分障害エピソードにまで発展することはない。よくいる「完全徹夜をする」典型的な大学生なら、翌日に少々羽目を外した後のような不調を感じても、その次の日には再び元の調子に戻っていることだろう。

　我々の理論はまた、身体的・心理的な双方の治療介入が、気分症状を改善させるうえでどのように有用であるかについての枠組みを提供する。抗うつ薬は、少なくともひとつの生体リズム（睡眠）に直接的な作用を及ぼすことが十分に確立されており、おそらく他の生体リズム（例えば、神経内分泌リズムや体温リズムなど）にもほぼ確実に作用する[8, 9, 59, 60, 98, 156]。抗うつ薬で生じた生体変化によって概日リズムの再同調が整えら

れることで、気分や集中力、興味や関心といった症状の変化がもたらされる、ということかもしれない。いわゆる気分安定薬（その薬剤リストは毎月ごとに拡張してみえるが）の概日リズムへの影響について、まだほとんどわかってはいないものの、初期の研究ではリチウムが睡眠生理に明らかな作用を及ぼすことが示唆されている[94]。

同じ流れで、大うつ病の治療において、Klermanとその同僚らのうつ病の対人関係療法[88]と、Beckとその同僚らのうつ病の認知療法[15]という2つの心理治療アプローチに、抗うつ薬治療と同等の効果が示されていることは興味深い。これらは、少なくとも我々の仮説とも関連するひとつの領域を直接的に扱っている。こうした複雑ながらも洗練された短期的治療法は、それぞれがうつ病の異なる側面に焦点を当てている。対人関係療法（IPT）が、患者の生活上の対人関係の数と質を改善することに焦点を当てて、社会的役割における困難な変化を患者が切り抜けられるよう支援するのに対して、認知療法は患者の非現実的な否定的認知を変更・修正させようと試みる。けれども、IPTでは社会的関係の数と質を改善して役割の変化を切り抜けていく過程のなかで、1日や1週間のうちの社会的相互作用を調整する役にも立っていることは銘記しておくべきである。おそらくは、我々の仮説とさらに直接的に関連するのは、認知療法が通常は、規則的な活動による日常ルーティンを確立しようとする試みから始まる点である。このようなルーティンが確立されたうえではじめて、患者の否定的認知過程への集中的な治療作業が始められる。したがって、こうした効果的な治療法というのは、いずれも社会ツァイトゲーバーの再確立に役立っているのである。

社会ツァイトゲーバー（社会的同調因子）と概日リズム同調

社会的要因が概日リズムを同期化するという概念は、何ら新しい考え

ではない[180]。実際に1970年代後半まで、ヒトの概日リズム研究の大部分は社会的合図（social cues）研究に集中しており、都市生活におけるヒトの概日リズムをセットするうえで、明暗サイクルはほんのわずかな役割しか果たしていないと想定されていた[181]。1980年代以降になって、生理学的ツァイトゲーバーの役割についての関心がより一層高まってきても、社会ツァイトゲーバーがヒトの概日リズムを同期化するうえで（シンクロナイザーとして）極めて強い力を持ちうることは常に明白であった。例えば、ある人が結婚すると、その人は自身のリズムを配偶者の生活リズムに合わせる（同期する）ようになるものだ。カップルの食事時間や就寝時間、活動や休息の時間は、2人のパートナー同士それぞれの生来固有のリズムが互いに妥協することを表している。配偶者と死別または離別すると、その別れに関連した情緒的なつらさだけでなく、主要ではないにせよ意義ある大事な社会ツァイトゲーバーを失うことになる[75]。このような社会的「安全調整弁（レギュレーター）」の破綻は、生体リズムに相当な影響を与えると考えられている。赤ん坊が生まれると、極めて侵襲的な乳幼児リズムを伴うために、母親は要求の多い新たな社会的役割を引き受ける必要があるばかりか、母親と（それよりも程度は低くとも）父親は、彼（女）らのリズムを乳児リズムに適合させることを強いられる。あるいはまた、失業というのは自尊心の大事な源泉を失うのみならず、強力なツァイトゲーバーの喪失とも潜在的に関連するのである。

　気分障害の中枢生理学的な障害が、もしも時間生物学的な要因であるとすれば、上述したようなイベントは少なくともその心理的な意味合いと同程度に、イベントが引き起こす生体リズム（特に睡眠リズム）の変化を通して気分障害エピソードを惹起する力をもっていることになる。1980年代にCartwright[25]は、離婚しようとしている有志を集めたコミュニティ・サンプルを対象にした研究で、極めて強いストレスフルなイベントの生物学的インパクトを明示した。離婚訴訟手続きを行ってい

る女性の半数以上が、うつ病の臨床的所見とともに気分障害患者の睡眠に特徴的であるレム睡眠潜時の短縮を示したのである。

ツァイトゲーバー、ツァイトストゥラー（同調阻害因子）と感情障害

　喪失を意味してはいないライフイベントが混乱を与える影響について説明するために、我々はツァイトゲーバー（同調因子）理論から練り上げて、新たにツァイトストゥラー（zeitstörer, 同調阻害因子）あるいは時間阻害因子という用語を提唱する。環境変化や概日リズムの破綻と感情障害との、さらなる概念的関連性を提示しよう。以下のパラグラフでは、いくつか関連する社会的要因を説明し、それらがどのようにツァイトストゥラーとして作用して、脆弱性のある人において潜在的に感情障害の発症に至らせることになるのかを説明する。

　大西洋横断飛行（日付変更線をまたぐフライト）は当初、少なくともリズムを乱す有力な原因とされてきた。大西洋横断飛行によって誘発された概日リズムの位相シフトが感情病エピソードを実際に引き起こし、飛行フライトの方向（時計回りか反時計回り）によって躁病またはうつ症状のどちらが顕著に出現しやすいかを予測できることが示されている[84]。東方に向かう飛行便（特に睡眠をとる夜が失われる場合）には躁状態に陥りやすい一方で、西方に向かう飛行便ではうつ状態に陥りやすいとされる。

　したがって、大西洋横断飛行はツァイトストゥラーの好例である。旅行者がこの方面のフライトに乗る場合、その人は新たな生理的・社会的な時間合図（ツァイトゲーバー）に暴露されることになる。まずは最初に、これによって個人のリズム性が乱される。脆弱性のない人たちだと、程なくこのような同じ時間合図（タイムキュー：time cues）が生体リズムを新しい時間帯ゾーンに実際に合わせてリセットするのを助ける。

例を挙げると、KleinとWegmann[87]の研究では、大西洋横断飛行をした旅行者の一グループを到着先ホテルからの外出を制限したところ、そのグループは「外出して歩き回る」ことを許可された旅行者らと比べて顕著な時差ぼけに見舞われた。

交替制勤務（シフトワーク）とは、特に交替制労働者におけるツァイトストゥラーが持続的な影響を及ぼす状態を指し示すだけではない。それは、常勤の夜勤労働者が非番の時間帯である日中活動に与える影響のことも表している。交替制勤務は、日中の昼時間に応じて生体リズムを交互に同調、脱同調させる身体的・社会的因子の双方に個体を暴露させる。交替制勤務は、睡眠の破綻や身体不調、倦怠感、消化器症状といった時差ぼけに似た症状に加え[143]、離婚の増加との関連が明らかにされているのも[89, 165]驚くにはあたらない。交替制勤務はまた、心疾患リスクの増大[89]、集中困難感、いらいら[143]、カフェインやアルコールの多量摂取[63]といった概日リズムの障害によって引き起こされる生理的変化と関係する他の疾患とも関連している。交替制勤務に対処できる個人の能力を決定するうえでは、概日リズム、睡眠、社会／家庭状況という3つ組みの因子が組み合わさっているようにみえる[117, 136]。

我々の臨床経験からすると、気分障害のある者は交替制勤務に合わせるのが特に困難なことがある。いくつかの事例では、交替制勤務を始めたことと気分障害エピソード発症が直接的に関連していた。また他にも、効果的な治療を施行されていても、交替制勤務がうつ病エピソードの回復に干渉しているとみられる事例がみられた。このため我々は、この種の勤務スケジュールが患者の健康と回復の促進と相容れないと判断される場合には、労働者の勤務スケジュールを変更するよう雇用主に勧告することをたびたび経験した。

交替制勤務スケジュールと同様に、生まれたばかりの赤ん坊（新生児）が家にいても、睡眠がひどく乱されて就寝時間や起床時間、太陽光を浴びる（光暴露）時間、食事時間などがばらばらになってしまう。実

際のところ、赤ん坊がいると1日のあらゆる時間帯での計画やスケジュールを立てられなくなるゆえ、極めて強力なツァイトストゥラーとして作用する。静かに長時間睡眠をとる赤ん坊と、騒々しくて短時間睡眠の赤ん坊をもつ母親のそれぞれの産褥期うつ病エピソードへの相対的脆弱性については、我々の知る限り、これまで誰も研究していない。けれども、後者の（騒々しい赤ん坊をもつ）母親の方がうつ病発症により脆弱であるとしても驚くことではなかろう。いずれにせよ、新たに親になるという役割の変化は、多くの心理学的・対人関係上の変化が生じるだけでなく体内時計にとっても大きな課題となる。

　情緒的難題と同様に、いがみ合った婚姻関係もツァイトストゥラーとして作用する。配偶者の片方あるいは双方の情緒的苦痛が変動して情緒的覚醒度が高まる時期ができると、その間は寝付きが悪くなり食欲の低下が生じる。より具体的な直接的影響として、夫婦間のむき出しの敵意によって就寝時間が不規則となる結果、夫婦喧嘩をしていないときは大体「決まった」時間にともに就寝するのが、いがみ合っていると、いつもより遅くまで起きていたり、より早く床に就いたりする。同様に、むき出しの敵意や配偶者（パートナー）を避けたいと思うことによって食事時間がバラバラになると、食卓に揃う家族もまちまちとなる。最後に、もしも配偶カップルが普段はいろいろな余暇活動に一緒に参加していた場合には、片方のパートナーが都合悪くなると活動に参加できなくなるか、活動できそうな別の時間帯を選択しなければならないだろう。こうしたライフスタイルの変化で乱される影響を、許容できる人も中にはいるだろう。ただそうではなくて、特に気分障害や睡眠問題の既往歴のある人にとっては、この種の社会リズムの破綻を許容することは極めて困難であろう。

　社会リズム理論の中で、我々は気分障害のエピソードにおける概日リズムの変化についてのその当時の知見と、ライフストレス、特に対人関係や社会的役割上のストレス、社会的支援といった因子と気分障害エピ

ソード発症との関係性についての知見とをまとめて、ひとつの凝集性の高い理論に統合しようと試みた。その理論は、社会ツァイトゲーバー（social zeitgebers）概念に基づいている。本章のはじめで論じてきたように、個人的な人間関係や社会的要請、大まかにでもスケジュール化されたルーティン（日課）などが生体リズムを同調させる役目を担っている。我々の治療理論には、以下のような考え方が含意されている。すなわち、患者自らの概日システムに対する難題を回避したり、よりうまく管理マネジメントできるように手助けする。より安定した支持的な社会関係に患者が到達できるように手助けする。そして、患者自身の行動が部分的に引き起こしているストレスフルなライフイベントを防げるよう手助けする、ということだ。これらによって、再発を繰り返す反復性の気分障害の経過を改善できると考える。そして実際に、対人関係社会リズム療法（IPSRT）で実施していることがまさにそうである。

まとめ

双極性障害は生物学的に基づいた障害であり、かつ心理的要因と環境要因とが複合的に、特に病気の経過や治療反応性を決定づけるうえで大きな役割を果たしている。これまで多くの理論家たちは、片一方の領域に焦点を当てるだけであった。そうではなくて我々は、一見この病気の相矛盾する見方を統合することを試みる理論的展望、すなわちIPSRTの理論的基盤を形成するひとつのパースペクティブを重視してきたのである。

第3章

実証的に支持された双極性障害の治療法

　あなたの患者から、対人関係社会リズム療法（IPSRT）に参加する同意を得る前に為すべきことがある。あなたは患者と一緒に、患者の薬物療法の処方計画の適切性を（あなた自身が処方担当医でなければ、あるいは精神薬理学の専門医による診察のもとで）評価して、あなたたち専門家が双方とも個別の患者に対するIPSRTの適応性を評価することが重要である。IPSRTを施行するにあたり、双極性障害の薬物療法と心理療法の最新のアプローチによく通じておく必要がある。また、双極性障害の患者群において鍵となる難題である薬物治療アドヒアランスが何であるのかを認識しておかねばならない。治療アドヒアランスまたは「コンプライアンス」（服薬遵守）は、医学全体における課題であるが、双極性障害の患者では、それに加えて以下2点の問題が頻繁に生じる。すなわち、①自分が病気であることの否認──若者が生涯にわたって続く精神病性の病気をもっていることを、どうして信じようとするだろうか？──そして、②薬をのむように言われること、である。実際に薬は、軽躁状態という愉快な軽度の多幸感を患者から取り去り、代わりに頭の回転がいくらか鈍くなって活気を失ったように感じさせるのだ。

実証的に支持された身体療法アプローチ

　20世紀半ばにおける炭酸リチウムの発見とその臨床使用が承認されて以来、双極性障害の治療では薬物療法がその屋台骨を担ってきた。実際のところ、当初リチウムの作用がこの病態に極めて劇的な効果がみられたために、他に可能性のある治療法の開発研究というのは実質的に停滞していたのであった。リチウムの初期の臨床試験において、リチウムは抗躁効果のみならず同様に抗うつ作用や長期的な気分安定化作用ももつことがわかった。炭酸リチウムは、双極性障害にとって「完璧(パーフェクト)な」薬として映ったのであった。ストリート違法ドラッグの使用によって複雑化していなかった時代に、初期の熟練した熱心なリチウム擁護者たちによって治療された患者の治療アウトカムは傑出してみえた。ところが1980年代になると、必ずしも理想的なアウトカムとはいえないリチウムの治療報告が現れ始めたのである。地域コミュニティで治療を受けている患者の自然観察法研究[69, 102, 106, 171]および統制された臨床試験[53, 133]双方の研究において、2年以内に新たなエピソードが出現しなかった患者は50％以下であることが示唆されたのである。

　てんかんでみられるのと似たようなキンドリング過程が双極性障害の病態生理の原因となりうることを提唱したCutlerとPostの基礎研究[40]などに勧奨されて、研究者たちは双極性障害の病態治療に対する抗てんかん薬の使用可能性を検討し始めた。相当数の文献がキンドリング理論を疑問視してきた[72, 73]にもかかわらず、製薬会社の精力的なキャンペーンの結果、抗てんかん薬は双極性障害の治療薬として、今や合衆国の多くの地域でリチウムに取って代わるようになってきた。このうち一般的に最もよく使用されているのは、バルプロ酸（商品名デパケン）である。バルプロ酸は、米国連邦食品医薬品局（FDA）によって躁病治療薬として認証されている。けれども、まだ双極性障害の治療薬としてFDA

から認可を受けていない他の数多くの抗てんかん薬もまた、同じ使用目的で合衆国内または海外の臨床医たちによって頻用されている。これら薬剤の中には、双極性障害治療に実際に最初に使用された抗てんかん薬であるカルバマゼピン（商品名テグレトール）のほか、より最近ではトピラマート（商品名トピナ）、ラモトリギン（商品名ラミクタール）などがある。トピラマートは症状に対する顕著な効果はみられないようだが、リチウムや非定型抗精神病薬、その他の双極性障害治療に関連する体重増加を減じる重要な利点があり、したがって実行可能なひとつの付加療法となるだろう。ラモトリギンは現在、少なくとも2つの臨床試験において双極性障害の患者での抗うつ効果が示されており[23]、新たな双極性エピソード、とりわけうつ病エピソードの再発に対していくらか予防的効果が示されている[20, 24]。

　現在、双極性障害の薬物療法の選択においては、実際のところ病相や病態に応じて分けて取り扱うべき一連の問題があるとする共通認識がある。つまり、急性期の躁病治療、急性期のうつ病治療、急性精神病の治療（通常は躁病でみられるが、時には病間期やうつ病相の文脈でも出現する）、そして将来的な躁病、うつ病エピソードの長期予防という側面である。

躁病の急性期治療

　急性躁病は一般に、薬理学的に高用量のリチウムやバルプロ酸などの「気分安定薬」で治療される。気分安定薬だけでは比較的速やかな躁症状の寛解をもたらさないか、患者が精神病症状を呈しているならば、この薬剤投与計画に通常は抗精神病薬が追加される。急性躁病の治療の明確な目標のひとつは睡眠促進作用である。そのため、持続的な睡眠が数時間は確保されるまで、しばしば抗精神病薬や他のベンゾジアゼピン系薬剤といった睡眠導入薬が増量される。より旧来式の定型抗精神病薬であ

るハロペリドール（商品名セレネースほか）、ペルフェナジン（商品名トリラフォンほか）それにチオリダジン（商品名メレリル、本邦販売中止）などは急性精神病症状を減退させて睡眠を誘発する目的で優れている。だが、それらは重篤な副作用という弊害をもたらし、薬剤性の錐体外路症状や長期投与による遅発性ジスキネジアといったリスクさえある。したがって、双極性障害治療において、より新しい非定型抗精神病薬、とりわけリスペリドン（商品名リスパダール）、オランザピン（商品名ジプレキサ）などがより頻繁に使用され始めている。オランザピンは、2000年にFDAによって躁病治療に対して投与の適応が与えられた。また最近、Tohenとその同僚らは[169, 170]、良くデザインされた2つの比較対照臨床試験においてジプレキサの予防的効果を示している。

双極性うつ病の急性期治療

双極Ⅰ型障害の患者の一部、おそらく30～40％の患者は双極性うつ病の急性エピソードを呈してもリチウムまたはバルプロ酸の治療に反応するが、残りの大部分は反応しない。実のところ、うつ病エピソードが治療対象となる多くの双極性障害の患者は、うつ病エピソードの予防には無効であった「気分安定薬」をすでに服用しているものである。

双極Ⅰ型障害の患者では、躁病の誘発をおそれて抗うつ薬は実質的に常に気分安定薬か抗精神病薬、またはその両方と併用して組み合わせて処方される。しかしながら、双極Ⅱ型障害の患者では、しばしば抗うつ薬が単剤で処方される。双極性うつ病に最も効果的な治療が、いまだにモノアミン酸化酵素阻害薬（MAO阻害薬）として知られる薬剤系列から選択されることもあるだろう。けれども、これらのMAO阻害薬は、臨床医、患者双方の偏見もあり、今日減多に処方されない。この系列の薬剤には、商品名Parnateで市場に出されたトラニルシプロミンや商品名Nardilのフェネルジンなどがある[71, 168]（訳注：いずれも本邦未発売）。

MAO阻害薬を使用する際の問題点は、ある種の食物や市販薬と併用したときに高血圧発作を起こすリスクがあることだ。併用禁忌食品リストの中にチーズや他の現代型ファーストフード食品の原材料が含まれていれば大多数の双極性障害の患者、とりわけ若年患者はMAO阻害薬の服用をにべもなく断る。服薬に同意しても、患者が食物制限を遵守できなかったり、うっかりMAO阻害薬と相互作用のある食物を摂取したり市販薬を服用してしまうのではないかと心配して、医師はしばしばその処方を躊躇する。

アミトリプチリン、イミプラミン、ノルトリプチリン（商品名はそれぞれトリプタノール、トフラニール、ノリトレン）などの、より旧来型の三環系抗うつ薬は、一部の双極性障害の患者に対して抗うつ効果をいくらか示す。けれども、これらの薬剤化合物を用いても、双極Ⅰ型障害の患者群でうつ病相の寛解に至るまでの時間は（おそらくは気分安定薬の影響があるために）しばしば極めて長く、期待されるほどの完全寛解にはならない。

より新規の抗うつ薬、特に選択的セロトニン再取り込み阻害薬（SSRI）は双極性うつ病の治療で今日しばしば用いられており、不快な副作用がいくらか少ないことが評価されている。しかし、それでも治療アウトカムは、しばしば理想よりも下回っている。双極Ⅰ型障害では寛解までの時間は遷延して、しばしば不完全寛解となる。

これまで長きにわたって、双極性障害の文脈におけるうつ病エピソード治療の並外れた困難さというのは専門文献の中で明確に議論されてこなかった。臨床家、患者、家族らが心配して悩まされてきたのは躁病であったために、躁病の治療と（ほとんど躁病の）予防法ばかりが強調されていた。しかしながら、このアプローチだと多くの双極性障害の患者を、遷延して減弱化した（劇症ではないにせよ）うつ病相に陥らせることとなった。今や我々は、こうした軽度の遷延性抑うつのほうが、実際には、より強烈な印象を与える躁病よりもずっと生活機能障害と関連す

ることを認識している[85]。しかしながら、この点は精神薬理学が全盛期を迎える時代の中で、あまり正しく認識されてこなかったのである。

より最近になって、Hlastalaとその同僚[74]やKupferとその同僚ら[93]は、双極性うつ病エピソードが安定した寛解状態に至るまでに驚くほど長い時間を要することを指摘した。双極性うつ病治療と関連した困難さというのは、おそらくは抗うつ薬と気分安定薬とがほぼ常に併用されることから生じている。気分安定薬とは実のところ、患者がどのように「うつではない」（つまり軽躁的）状態になりたいかをめぐって処方医との間で限界設定をしているのだ。

気分安定化

先に指摘したように、理想的な双極性障害の薬物療法とは、うつ状態の患者をうつ病相から抜け出させる、躁病の患者を躁状態から脱却させる、そして躁病またはうつ病の症状の再発を予防することであろう。いわゆる古典的な双極性（躁うつ病）患者の一部には、実際これらの特性をすべて備えた薬剤としてリチウムがある。初期のリチウムの臨床試験[49, 55, 147]は、病気の新たなエピソードを長期的に予防する効果を示唆した。しかしながら、今日のリチウム維持療法の臨床経験は、リチウム発見直後の時期の研究報告と比べると、あまり肯定的な結果を示していない。このことがどうして生じるのかに関しては、いくつか仮説がある。第1の見解として、この相違は端的に言えば、アカデミックな研究所の中で入念に選別された双極性障害の患者を対象に、臨床治療ケアに情熱を持ち薬剤の有用性を確信している研究評価者らによって実施された初期の臨床試験と、双極性障害の治療の専門家では必ずしもない臨床家によって治療されている、より複雑な患者群に対する「現実の臨床実地」経験との間の不均衡を表す、というものである。第2の見解は、双極性障害を構成する疾患の定義を我々が拡大させており*、それにより初期

のリチウムの治験で調べられた患者にみられたような「古典的な」躁うつ病の臨床的特徴を持たない患者が多く含まれている、というものである。第3の仮説は、特に気分障害に脆弱性のある人たちにおける幅広いストリートドラッグの濫用と早期に始まる飲酒癖によって、双極性障害という患者群自体が複雑化している、とみる見解である。

　より最近になって、別の治療選択肢を模索する臨床家たちは、バルプロ酸や非定型抗精神病薬を予防的作用薬として双極性障害の患者に使用し始めている。実際の臨床現場では、「リチウム反応性」を示さない双極性障害の患者には、しばしば気分を安定化させる取り組みとしてリチウムの他にバルプロ酸、抗うつ薬そして抗精神病薬までをも含めた多剤併用療法が維持されている。双極性障害患者の登録データベースを調べた研究において[92]、我々は典型的な患者では4〜5種類の薬による多剤併用で維持されていることがわかった。

気分安定薬とは何か？

　双極性障害の薬物療法で困惑する側面のひとつは、この病状に対する理想的な薬物治療として3つの特性が望まれることである。それは、①急性躁病の場合における抗躁作用、②急性期うつ病の場合における抗うつ作用、そして③長期的な気分安定化作用ないし予防的効果である。実際、リチウムが最初に市場に出たときは、この3つすべての特性を備えた薬として登場したために、それ以降に開発された化学合成物質は、すべてこの基準によって薬剤効果が判定された。まず第一に、リチウムが今日の双極性障害の患者の大多数に対して、これら3つの特性を有意な程度で本当に有しているのかどうかが、もはや明白ではない。一部の比較的少数の双極性障害患者に対しては、これらの3つの特性をリチウムはいまだ有しているのかもしれないが、当初のリチウムについての「宣伝広告」は、一体何をもって「気分安定薬」とみなすかという点から考

＊訳注：いわゆる双極スペクトラム（bipolar spectrum）概念の流行を指す。

えると、明らかにそのイメージを混乱させた。FDAから「双極性障害」の適応として認可を受けるためには、治療薬剤は一般にまずもって抗躁作用を示す必要のあることが、この混乱に拍車をかけた。この患者群における理想的な抗躁または抗うつ薬というのは、必ずしも長期的な気分安定薬ではないということかもしれない。我々は、双極性障害の治療のための化学合成物質を薬として承認するうえで、3つの薬の特性のそれぞれを別個に評価する、より合理的なアプローチをとる手前の段階にいるところだ。それでも、どちらの病相にどの薬を用いるべきかという問題は、簡単には答えが出ないうえに多くの個人差が存在する。もしも仮に、**平均的**効果についてのデータが**個々の**患者に必ずしもあてはまるかどうかを臨床家が確信できない患者集団があるとすれば、双極性障害がまさに該当する。

最後に、現在使用されている大部分の気分安定薬は、実のところ正常気分の状態よりも実質的に低い機能水準で安定化させているのではないか、という問題がある。我々の印象では、躁病が発症しないよう「蓋をしておく」ために、多くの患者が慢性軽うつ状態とでも特徴づけられる状態で「安定させられて」いる。確かにそれが不可避であるような症例、つまり躁病が重症で持続期間が非常に長く、躁病エピソード中になされる社会的損失が甚大であるために、患者を軽うつ状態で安定させることが正当と認められる場合はあるだろう。しかし我々は、患者と臨床家とが良好な治療作業同盟を築いて、適切な距離での親身な関与をきちんと維持できる場合には、真の意味での正常気分と完全な機能状態の安定化を治療目標とすべきであると主張する。

双極性障害の治療における抗精神病薬の使用

抗精神病薬は躁病の急性期治療で最も頻用されているものの、一部の双極性障害の患者に対しては、予防的ベースで低用量の抗精神病薬の投

与が常に必要となる。そのような患者とは、双極性障害の経過中でうつ病相よりも躁病相をより多く経験していたり、すべての抗精神病薬を完全に中断すると軽躁または躁症状が極めて急速に再発する患者である。既述したように、現在は少なくとも、新規非定型抗精神病薬のひとつであるオランザピンが単剤療法で使用されたときに長期的予防効果を示した良いエビデンスがある[169,170]。

◆**双極性障害の患者を治療するうえで薬はどのくらい（何種類）必要になるのか？**

単極性うつ病においては単剤療法が明らかに理想的と考えられていても、相当数の双極性障害の患者は、ほぼ安定した気分状態に達して以前の機能水準に戻るために多剤併用療法を必要とする。双極性障害に苦しむ患者の大多数とまではいかなくとも、その何割かでは複雑な薬物処方計画が必要となることが、この障害の複雑さ、重篤さの証左となっている。双極性障害の薬物療法に関するより詳細な議論と最近提唱されている治療アルゴリズムについては、米国精神医学会の双極性障害治療ガイドラインおよび2000年の双極性障害の薬物治療に関するテキサス・コンセンサス・カンファレンス委員会（Texas Consensus Conference Panel on Medication Treatment of Bipolar Disorder 2000）の報告書を参照するとよい[4,62,159]。

◆**双極性障害の患者が完全に拒薬するとき、あなたはどのような治療的スタンスをとるべきか？**

本章の序論でも示唆したように、服薬の完全な拒絶（拒薬）は双極性障害の患者の治療において、とりわけ病気の初期経過にある患者では珍しくない問題である。否認は強力な対処機制であり、特に障害そのものの主要症状のひとつが患者の自らの優越性と独自性への信念であるような病気の文脈において生じやすい。

双極Ⅰ型障害の患者が拒薬するときに、どのような治療的スタンス（態度）をとるべきなのか？　これは現実には、各々の臨床家が自分自身で決めなければならない。我々のとるアプローチとして、特に若年の患者に対しては、ひとまず患者とのつながりを保持しようとし、将来的にいつでも追加で投薬や処方ができるようにしておく。それは、十分に事情を理解する臨床医といくらかでもつながりを保って、その臨床医が症状の変化に常に注意を払いながら症状を静める行動療法または心理的介入を提供できることは、全くつながりが失われるよりもずっとましであるとする理論的根拠に基づいている。ただし、心理療法だけでは双極Ⅰ型障害の人への適切な治療計画にはなりえないと考えていること、患者が服薬してくれると、より気張らずに治療できること、そして患者が将来的にどこかの時点で服薬する可能性を考慮してくれると期待していることを、我々は事あるごとに患者に明確化する。やがて、我々の患者の多くは、通常は患者の気分が軽度の躁病、軽躁状態からうつ病相に移るときに、服薬する考えを受け入れるようになる。けれども、我々は障害が非常に重度で自傷他害の危険性が高いために、医学的治療が患者の治療計画の一部をなしていない限り、（心理療法家として）その患者に対する治療責任を引き受けることを拒否せざるをえない事例にも遭遇してきた。

　双極Ⅱ型障害または特定不能の双極性障害患者に対しては急性期、維持期いずれの治療段階でも、心理療法は単独で施行しても適切で理にかなったアプローチといえるだろう。我々はまだ、この患者群に対してIPSRTを単独で実施した実証研究を施行してはいないが、個別のいくつかの事例で良好な結果が得られている。我々はまた、双極Ⅱ型障害の診断を満たすとみられる患者に対人関係療法（IPT）を単独で施行しても良好なアウトカムを得てきた。

実証的に支持された心理社会的および心理療法的治療

◆なぜ双極性障害の薬物療法に心理社会的治療を付加する必要があるのか？

1980年代後半に、薬物療法的に十分に治療されている双極性障害の患者の治療アウトカムでさえ理想よりも下回ることが認識されるようになると[30, 57, 61]、この患者群における心理社会的治療が薬物療法の付加療法として貢献できる可能性についての関心が復活してきた。

我々は1990年代に、患者の心理社会的困難さに取り組んできた。そのなかで、患者の病気を管理マネジメントできる能力を増強させるような心理療法が、薬物療法でもたらされる症状の改善と、完全寛解状態を持続させる回復（リカバリー）との間のギャップを埋めるうえで重要な役割を果たしうることを認識した[133]。それ以来、大西洋をはさんだ合衆国の両沿岸で活躍する臨床家たちは、双極性障害の治療において薬物治療と組み合せて用いられるさまざまな種類の個人、家族、グループ（集団）による治療介入法の開発に取り組んできた。

これらの治療法の由来や起源はさまざまである。その中でも特に心理教育的アプローチは、心理療法についての専門的背景など全くない精神薬理学者たちのシンプルな発想から生み出されたものである。彼らは適切な薬物療法を提供しようと最善の努力をしても、双極性障害患者たちの悪評高い治療アドヒアランスの乏しさによって失望させられていた。彼らはそれゆえ、薬物療法のアドヒアランスの改善を目的とした本質的には非理論的である介入法の開発に取りかかったのである。その他の治療介入法は、ほとんどが躁うつ病以外の精神障害を対象に開発されたもので、極めて明確化された理論モデルから導き出されている。統合失調症の研究者たちは、統合失調症の患者家族の高い「感情表出（EE：expressed emotion）」（すなわち敵意、批判、過干渉）などの否定的な影

響に注目してきたが、彼らの家族介入モデルを別の精神病性疾患である双極性障害に対しても適用しようと試みた。専ら単極性の気分障害患者の治療に取り組んできた心理療法の研究者たちは、治療モデルを双極性障害の患者に適用させようと模索し、認知療法または対人関係療法の治療原理に基づいて個人向けの治療アプローチを発展させていった。こうした治療法のすべてが発展すると、これらの治療において（当初、研究者たちが治療プロトコールとして概念化してきたこととは逆に）臨床家が治療のなかで実際に何を行っているのか、という議論が始まるようになった。すると、多少の程度の差はあれ、それらの治療法すべてに用いられる共通の主題と治療戦略がいくつかあって、そうした戦略が双極性障害のシンプルで良質な臨床管理マネジメントとなる基盤を構成することがわかってきた。

ミレニアムとなる2000年が近づくにつれ、止まることなく蓄積されていく研究の成果から、薬物療法単独と比較して、薬物療法と双極性障害に特化した心理教育介入または心理療法を組み合せた治療法のほうが患者により良いアウトカムをもたらすことが示唆されてきた[38, 95, 160]。双極性障害の最新の治療ガイドラインでは、心理療法と薬物療法の組み合せが双極性うつ病の急性期および双極性障害の維持期治療のどちらでも推奨されている[4, 11, 51, 185]。したがって、心理療法は今や双極性障害に苦しむ患者の治療を構成するうえで、なくてはならない要素と考えられている。

一般的に、双極性障害の治療ガイドラインや専門家のコンセンサスでは、双極性うつ病の第1選択の治療として気分安定薬による薬物療法と、それに続けて心理療法または抗うつ薬を追加で組み合わせることが推奨されている。興味深いことに、こうした文書の大部分では、主要な増強療法（augmentation therapy）の治療戦略として心理療法の方が抗うつ薬よりもいくぶん好まれている。それは、おそらくは抗うつ薬の付加処方では躁転を誘発することがあっても、心理療法ではそれが起こりそうにないと考えられているからであろう。1998年の非精神病性うつ病エビ

ソード治療についての米国エキスパート・コンセンサス・ガイドライン[51]は、気分安定薬をまずは開始するか最適化してから、以下の3つの治療法のどれかを付加することを推奨している。すなわち①特定の心理療法、②抗うつ薬による薬物治療、③電気けいれん療法（ECT）（文献51, p.21）である。このガイドラインを作成したグループは、当時、双極性うつ病における心理療法は十分に研究されていなかったと注釈をつけていたが、うつ病エピソードが特に心理社会的要因で誘発または増悪している場合には心理療法が有用であろうと論じた（文献51, p.16）。それ以来、いくつかのグループが双極性うつ病における心理療法の肯定的な効果を示唆する結果を発表している。それぞれの治療法の詳細は、以下に続く段落にて説明する。双極性障害の治療について米国退役軍人省ガイドライン（The U. S. Department of Veteran Affairs' Guideline）[11]では、Francesと同僚らの作業グループが作成したガイドラインと同じように推奨されている。けれども、退役軍人患者対象のうつ病治療モジュールでは、気分安定薬処方を開始または最適化するのと同時に「現行の心理療法または心理社会的リハビリテーションの再評価」を開始するとあり（文献11, p.15）、明らかに抗うつ薬投与は慎重にするよう勧めている。双極性うつ病の治療に焦点をあてたカナダの作業グループは（文献185, p.88）、気分安定薬や抗うつ薬、心理療法などを第2選択として追加する前に、まずは既存の気分安定薬治療を最適化することを推奨している。しかしながら、これは実際の臨床実地を反映していないかもしれない。カナダの精神科医766名を対象にした調査では、回答者の84％が双極性うつ病に対する第1選択の治療アプローチとして心理療法に身体療法的介入を組み合わせると回答していたからである[149]。

◆**実証的に支持された如何なる種類の心理療法が双極性障害に利用可能か？**

今日、専門文献上では双極性障害の治療法として多くの心理社会的ア

プローチが紹介されている。その中には個人や家族、グループによる心理教育の他にも、集団精神療法、配偶者（カップル）療法、家族療法、個人を対象とした対人関係療法や認知行動療法などがある。しかしながら、これらの治療法の多くは、いまだ有効性についての実証という点に関して比較的エビデンスに乏しい。患者をIPSRTに導入して治療に参加する同意を得るにあたり、IPSRT以外の理にかなった代替治療を提示することが治療者としてのあなたの責務である。あなたが他に有用であることが示されている治療法について知悉しており、それをざっと一通りでも患者に説明できることが大切である。治療法を「実証的に支持された」と表示する米国心理学協会（APA）の協約では、適切に検出されたポジティブな比較対照臨床研究が2つ存在すべきと明記されているが[39]、別種の綿密にデザインされた鏡像研究データといったエビデンスであっても、こうした発展途中の研究領域では考慮に値する。この時点で、APA基準を満たす双極性障害の治療法は、唯一MiklowitzとGoldsteinらによって開発された家族焦点化療法（family-focused treatment：FFT）を除くと他には存在しない。FFTは、ロサンゼルスとデンバー／ボルダー・コロラド地区において、それぞれ別々に実施された相当な規模の臨床研究の結果から、再発と再入院を予防して現行の抑うつ症状を軽減させることが示されている[115, 135]。

　より一層問題なのは、治療効果のエビデンスが示された治療法の中でも、治療マニュアルが出版されていたり治療者の養成訓練(トレーニング)の手順が確立されているものは極めて稀なことである。分厚く説明された治療マニュアルが出版されていても、実証的には検証されていなかったりする。さらには、効果的な治療法とわかっていても、その訓練を受けた臨床家はごく少数で、せいぜいアカデミックな医学教育センターくらいでしか見つからない。換言すると、IPSRTに代わる治療法は明らかに存在していても、そうした治療が提供できるように訓練された有能な臨床家を見つけることは患者にとって極めて困難ということだ。

先述した通り、実証的に支持された双極性障害の心理療法は、1つまたは2つの専門領域から生じている。すなわち、①統合失調症のような他の精神病性障害について実証的に支持された治療法、②単極性うつ病についての実証的に支持された治療法、である。主に精神病性障害の治療を経験してきた臨床研究者は、統合失調症患者の再発や再入院の予防に有効であった家族または配偶者への心理教育的介入に焦点を当ててきた。その一方で、単極性の気分障害の治療作業を行ってきた臨床家は、患者個人の治療に焦点を当てる傾向があった。

　我々は、以下のセクションで、比較対照臨床研究データの様式か、綿密にサンプル収集されたデータで治療前後の経過を比較した良質に研究デザインされた鏡像研究形式によって、少なくとも治療効果にいくらかエビデンスが示された治療法のみを紹介していく。それらの治療法は、見かけ上の操作的技法に従って分類されている。しかしながら、先述したように、これらの治療法はかなり重複しているので、この分類の仕方には恣意的な面があるだろう。表3.1に示すのは、本章で紹介される治療アプローチを支持するエビデンスをまとめたものである。

心理教育（グループ（集団）および個別）
　スペイン・バルセロナのColom、Vietaとその同僚らは、正常気分の患者に対して病気に焦点を当てた90分全20回のセッションで構成されたグループ心理教育的治療介入法を開発した。治療では、以下の4つの主要な課題点に取り組む。①障害（病気）への気づき、②治療コンプライアンス、③前駆症状や再発徴候の早期発見、④規則正しいライフスタイル、である。最終2回のセッションでは、問題解決とストレス管理マネジメントにも配慮されている。この構造化された心理教育介入を受けた患者は、新たにエピソードが生じない期間を有意に長く維持することができた。しかしながら、このグループ心理教育治療介入を受けた患者群でさえ、その後2年以内のうちに約60％の再発率を示した[36]。

表3.1 双極性障害の心理社会的治療

主任研究者 (発表年)	心理療法のモダリティ	被験患者数 (比較対照者数)	平均治療期間
Basco & Rush (2005)	個人(認知行動療法)	0 (0)	20セッション
Cerbone et al. (1992)	集団(精神力動的かつ心理教育)	43 (0)	1年
Clarkin et al. (1990)	家族(心理教育)	12 (9)	8.6セッション
Clarkin et al. (1998)	夫婦・配偶者(心理教育)	18 (15)	11ヶ月
Cochran (1984)	個人(認知行動療法)	14 (14)	6週間
Colom et al. (2003)	集団(心理教育)	60 (60)	2年
Davenport et al. (1977)	夫婦・配偶者の集団	12 (53)	1年
Glick et al. (1991)	個人および家族(心理教育)	24 (0)	非特異的
Graves (1993)	集団(支持療法)	14 (0)	2年9ヶ月
Jacobs (1982)	個人(認知療法)	0 (0)	2〜4年
Kripke & Robinson (1985)	集団(支持療法)	17 (0)	10年
Lam et al. (1999, 2003)	個人(認知行動療法)	51 (52)	20セッション
Miklowitz et al. (2000, 2003)	家族(心理教育)	31 (70)	9ヶ月
Palmer et al. (1995)	集団(認知行動療法)	4 (0)	17セッション
Peet & Harvey (1991)	個人(心理教育)	30 (30)	2セッション
Perry et al. (1999)	個人(心理教育)	34 (35)	7〜12セッション
Rea et al. (2003)	家族(心理教育)	28 (25)	9ヶ月間21セッション
Scott et al. (2001)	個人(認知行動療法)	21 (21)	6ヶ月間25セッション
Simon et al. (2003, 2005)	集団(心理教育、認知行動療法、対人関係療法)	0 (0)	5セッション(段階1)＋オープンエンド治療(段階2)
Van Gent et al. (1998)	集団(心理教育)	20 (14)	10セッション
Van Gent & Zwart (1991, 1994)	集団(心理教育)	14 (12)	5セッション
Volkmar et al. (1981)	集団(対人関係+「相互関係」)療法	20 (0)	47セッション
Wulsin et al. (1988)	集団(精神力動的心理療法)	22 (0)	44セッション
Zaretsky et al. (1999)	個人(認知行動療法)	11 (11)	20セッション

主要アウトカム	その他コメント
非特異的 入院期間の減少	マニュアル化された治療法だが未検証 後方視的チャート調査
全般的機能の改善 全般的機能の改善および 服薬アドヒアランスの改善 リチウム不遵守（ノンコンプライアンス）率の低下 再発患者数の減少、 患者毎の再燃回数の減少、 新たな病気エピソードが発生しない生存時間の延長 入院期間の減少と社会機能の改善 心理教育による急性エピソード消退の向上	入院患者介入 後方視的、国際比較研究
入院期間の減少 非特異的 入院期間の減少と 社会経済的機能の改善 再発の減少、 薬物血中濃度の上昇、 社会機能の改善	 ディスフォリア（病的不機嫌）に対する治療
再発しない生存期間率の改善； 抑うつ症状の低下 ウェル・ビーイングの改善 リチウムの知識の改善 躁病相の再発までの期間の延長、 躁病相の再発回数の減少、 抑うつの再発期間に対しては効果なし 再発、再入院リスクの減少	一連の治験トライアルのなかで最大規模 維持療法研究；18ヶ月の患者フォローアップ調査 Miklowitz et al.（2002, 2003）の研究と同じ介入法
症状および機能の改善、再発率の低下 知識、機能状態、症状重症度、生活の質（QOL）、 病気コストの改善	
（自己報告にて）患者の75%が「改善」 （対照群では29%） 患者の服薬アドヒアランスに変化なし リチウム濃度レベルの改善と入院期間の低下	 患者の配偶者やパートナーのグループ
非特異的 抑うつ症状の軽減	 対症例対照研究デザイン； 単極性うつ病対照患者群

イギリスのマンチェスター大学の研究者らは、短期間（7～12セッション）の個人を対象にした認知行動療法的な心理教育介入が躁病エピソードの再発予防に有用であることを示している。この介入法は、正常気分の患者に再発の初期兆候を気づかせる手助けをすべくデザインされている。これは典型的な患者が、比較的経験の少ない臨床家によって施行される個人セッションをたった9時間受けるだけである。治療は（躁とうつ双方の病相の）前駆期の特徴的パターンを患者に気づかせ、その前駆兆候が出現した際の行動計画のアウトラインを描かせる支援に焦点を当てている。治療者はラミネート加工したカードに具体的な行動計画を記録して、患者はそれをいつでも持ち歩いた。この治療介入を受けた患者は、躁病の初回再発までの期間が有意に延長されたが、うつ病の初回再発までの期間には全く変化がみられなかった。18カ月間にわたって躁病の再発回数も有意に減らしたが、うつ病の再発回数には全く変化がみられなかった。このように、個別化された再発予防介入という治療方略は、1年半の期間にわたって躁病の再発頻度を減らすことはできるようである。

グループ（集団）心理療法

　BauerとMcBride[12]は、米国退役軍人管理システムを通じて双極性障害の治療を受けている患者の症状を軽減させて社会的・職業的な障壁を克服するべく、心理教育、認知行動療法そして対人関係療法の治療方略を取り入れて構造化したグループ心理療法としてライフ・ゴール・プログラム（Life Goals Program）を開発した。第1段階（PhaseⅠ）は高度に構造化された5回の心理教育的セッションで構成され、病気についてとその治療法、そして再発の初期兆候に関する情報を提供する。第2段階（PhaseⅡ）は自由討論形式の、より柔軟性のあるグループの中で、患者は双極性障害によって中断させられてきた社会的、職業的、趣味のうえでの目標を少なくともひとつ同定する。マニュアルでは、「病気の

症状を経験することなく無事に出産する」、「うつ状態の間でも仕事を失わない」、「就業する」、などが同定される目標の例として挙げられている。グループのメンバーと治療者が、ワークシートを使用して目標に到達するための段階的な行動方略を作成していく。ある巨大健康保健維持機構において施行されたライフ・ゴール・プログラムの治療効果研究では、双極性障害の包括的ケア・プログラムが躁病再発リスクを12カ月にわたって有意に低下させることがわかった。研究結果は経時的に増大する抗うつ効果を示唆するものであったが、より長期のフォローアップ期間が必要であることが指摘された[154, 155]。

認知行動療法

　当然ながら、双極性障害の個人心理療法で最も発展して研究されてきたのは、単極性うつ病性障害において最も注目を集めてきた認知療法である。北米、英国の他にもいくつかのグループが、ベック（Beck）の認知療法[15]をさまざまに発展させて双極性障害患者の治療に適応させてきた。これら認知療法のすべてに共通する要素は、服薬アドヒアランスへの認知的アプローチと、行動療法的介入（達成感や喜び・満足感につながる活動性の増加と経験の増大）およびベックの認知療法の特徴である否定的思考の修正という両方の要素が含まれた、うつ病の症状に対する認知行動療法的アプローチである。これらの治療法の中には軽躁症状／躁病と関連した認知の歪みを「修正する」取り組みがなされるものもあるが、実際にその通り作用するかどうかはまだ明らかでない。BascoとRush[10]は、双極性障害の認知療法についての詳細な治療マニュアルを発表したが、我々の知る限り、この治療法バージョンは実証的に検証されていない。

　他のいくつかのグループも双極性障害の認知行動療法の非公式マニュアルを開発しているが[96, 97, 123, 126, 148]、そのうち原書の執筆時点（訳注：2005年）でアウトカム・データを発表しているのは2つのみである。そ

のひとつLamとその同僚らは[96,97]、急性期治療法（20セッション）を紹介している*。そこでは心理教育、治療アドヒアランス、症状モニタリングの焦点化に加えて前駆症状の同定と管理マネジメントおよびスティグマ、恥、喪失などの長期的な問題点を話し合うことが強調されている。双極性障害のうつ病相の治療は、否定的自動思考、認知リフレーミング（再構成）、段階的課題設定法、問題解決法などといった標準的な認知行動療法の技法に依拠している。彼らの治療法バージョンは、再発率の有意な低下、服薬アドヒアランスの改善、心理社会的機能の改善とともに、双極性エピソード日数の有意な減少、入院回数の減少と関連していた。

　2001年にScottとその同僚らが提唱した認知行動療法モデル[148]には、主要な4つの基本要素が含まれている。それは、①認知行動モデルに対するいわゆる社会化（socialization）と個別の定式化および治療目標の発展、②症状管理マネジメントと非機能的思考に対する認知行動療法的アプローチ、③治療アドヒアランスを阻む認知行動上の障壁への取り組みと不適応的な信念の修正、④再発を阻止する技法と信念の修正、である。Scottらのモデルによれば、認知行動療法に対する社会化とは、自分の病気についての患者の理解度を調べる、以前のエピソードについて話し合う、前駆兆候を入念に振り返って検討する、発症と関連するストレス因子について臨床家、患者双方ともにいくらか理解する、患者の対人関係機能を調べる、などが含まれる。症状管理マネジメントの認知行動療法的アプローチには、セルフモニタリング（自己監視）や自己調整・制御する技能スキルの指導のほかに、日常ルーティン（日課）を確立する規則的な活動、ストレス対処法、時間管理法や社会資源の利用といったうつ病・躁病に対処する技能の探索、それに非機能的思考に対する取り組み方などが含まれている。Scottとその同僚らの治療アプローチのユニークな特徴といえるのが、治療アドヒアランスの障壁が何であ

---

*訳注：D.H.ラム、S.H.ジョーンズ、P.ヘイワード著　双極性障害の認知行動療法（北川信樹、賀古勇輝監訳、岩崎学術出版、2012年）が邦訳出版されている。

るかを探索し、服薬、双極性障害、自己信頼感と関連する患者の自動思考をひとつの難題(チャレンジ)として取り組んでいく点である。こうした障壁に治療のなかでどこまで向き合って取り組んでいけるか、ということであろう。これは勿論のこと、治療アドヒアランスを高める目的での認知行動療法的技法の利用へとつながる。最終的に、治療には再発の初期兆候の認識や症状のセルフモニタリングといった再発を防ぐ一連の技法も含まれている。それはつまり、再発の初期兆候の認識、初期症状にすぐに気づくセルフモニタリング能力、危険な状況リストの作成、認知行動療法終結後の明確な対処法の計画などである。治療期間は6カ月間、25回セッションで構成された。最初の研究では、6カ月後のフォローアップにて認知行動療法を受けた患者を治療待機中の対照患者群と比較したところ、症状および機能面で統計的に有意な改善を示した。認知行動療法の開始18カ月後の再発率は、治療開始前と比較して60％低下していた。Scottとその同僚らは、この研究が治療を奨励する追い風となる結果であっても、双極性障害患者への認知行動療法の利用は単極性うつ病患者に対してよりも複雑であり、治療者の高度な熟練性を要することに言及した。Scottとその同僚らは現在、彼らの認知行動療法バージョンを用いた多施設大規模臨床研究を実施している。しかしながら、その調査研究の結果は原書の執筆時点では発表されていなかった。

配偶者（夫婦、カップル）・家族療法

　いくつかの研究グループは、双極Ⅰ型障害の患者の配偶者・家族介入法を研究している。Clarkin、Glickとその同僚らは、入院患者の家族治療介入法（Inpatient Family Intervention：IFI）を開発し、これを双極性障害の患者を含めた入院患者群において検証した[34, 35, 58, 65, 157]。IFIとは、患者および家族メンバーに、①障害の現実と慢性化、そして退院後も引き続き医学的・心理社会的治療が必要になる現実を受容させる、②精神疾患エピソード発症と関連していそうな家庭内／外の両方のストレ

ス因子を同定する、③家族の対応パターンを修正して将来起こるエピソードやストレス因子に対処する方法を学習する、といった面を促す介入法である。Clarkinらは、さまざまな精神疾患を含んだ入院患者を対象に、介入群と入院治療のみを行った患者群とを比べた大規模な比較対照研究（対象患者数N=186名）を施行し、退院時、退院6カ月後、18カ月後をフォローアップしたすべての時点で、気分障害（双極性障害を含めた）の女性患者において治療効果が最も高いことを明らかにした。効果は、症状面（symptomatology）よりもむしろ大部分が態度（attitude）に関する評価項目で認められた。

Clarkinら[33]はまた、双極性障害の外来患者とその配偶者への心理教育的配偶者（夫婦、カップル）介入法を1998年に発表した。この介入法では、3つのパートを焦点化した。すなわち、①配偶者間の会話コミュニケーションと態度を改善する、②配偶者（パートナー）に病気について治療教育する、③薬物療法のアドヒアランスを高める、という3点である。配偶者介入法に組み入れられた患者群は、薬物治療管理マネジメントのみを受けた患者群と比較して、全般的機能と服薬アドヒアランスが有意に高まることが示された。症状レベルでは、2群間での相違はみられなかった。それでも、この研究知見は、双極性障害を抱えた既婚者への配偶者介入法に潜在的な治療的価値があることを示唆している。

最も入念に研究されている家族介入法は、1997年にMiklowitzとGoldsteinによって開発された9カ月間の家族心理教育技法である。この家族焦点化療法（family-focused treatment：FFT）は9カ月間21セッションで行われ、次の3つのモジュールで構成されている。すなわち、①双極性障害についての情報提供、双極性症状の対処法についての心理教育的介入、②コミュニケーション強化訓練、③問題解決型スキル訓練、である。初期のパイロット研究[111]と、それに続く2つの無作為化臨床試験[115, 135]の結果はすべて、この極めて焦点化された介入法の有意な効果を示唆していた。FFTは、介入後1年間に症状エピソードが再発し

ない確率を高め、再発までの期間を延ばすことと関連した。ただ付言すると、FFTは双極性障害の患者群において現在持続している抑うつ症状を軽減させるものの、躁病／軽躁症状には必ずしも効果的とはいえないようである。

対人関係社会リズム療法（IPSRT）

　対人関係社会リズム療法（IPSRT）の効果は、2つの臨床比較対照試験において調べられてきている。第1の調査研究はピッツバーグ大学において施行され、双極Ⅰ型障害患者の急性期および維持期の治療として、IPSRT＋マニュアルに則った薬物療法と、集中臨床管理マネジメント（intensive clinical management：ICM）パラダイム＋マニュアルに則った薬物療法という2群間で比較した。非医師資格の同じ臨床家が、無作為に割り当てられた患者に応じてIPSRTまたはICMのどちらか一方を提供した。ICMは、必要条件として以下10個の要素から構成されている。①双極性障害についての疾病教育、②双極性障害の治療に用いられる薬についての教育、③症状についての詳細な質問、④起こりうる薬剤副作用または身体症状についての詳細な質問、⑤副作用／身体症状についての医学・行動学的管理マネジメント、⑥基本的な睡眠衛生教育、⑦差し迫ったエピソードの前兆となる症状の同定と管理方略、⑧差し迫ったエピソードの際に適応となるレスキュー（救助、応急）的治療薬の使用法、⑨非特異的支援、⑩24時間救急オンコール・サービス体制が利用できること、である。

　我々の研究グループの最初の研究では、175名の急性期の双極Ⅰ型障害の患者集団を、4種類の心理社会的治療方略のうち無作為にどれかひとつの介入セットに割り当てた。つまり、①急性期＋維持期ともにIPSRT、②急性期＋維持期ともにICM、③急性期IPSRT＋維持期ICM、④急性期ICM＋維持期IPSRTという4群間で比較したのである。予防的な維持療法期は2年間とした。先述したように、すべての研究参加者

はプロトコールに則った薬物療法を受けた。我々はIPSRTが、急性期治療期において病状が安定するまでに要する時間を短縮させるかどうか、予防的な維持期において新たなエピソードを発症させずに過ごせる期間を延ばせるかどうかに関心があった。我々は、対象患者の病気の経過中に連続して4週間、ハミルトンうつ病評価尺度（Hamilton Rating Scale for Depression：HAM-D）、ベック・ラファエルソン躁病評価尺度（Bech-Rafaelsen Mania Rating Scale）のスコアがそれぞれ平均7点以下であれば安定化、言い換えると実際に無症状の状態と定義した。再燃（recurrence）は、大うつ病、躁病、混合状態エピソードの診断基準を新たに満たすこと、と定義された。我々はまた、治療方略によって2年間の維持治療期間中のエピソード間（病間期）に体験される気分症状および不安定性の総量（程度）が異なるかどうかにも関心があった。我々の仮説では、IPSRTの方が集中臨床管理マネジメント（ICM）よりも安定化するまでの時間を短縮し、新たなエピソードを発症させずに過ごせる期間を長くして、より強い感情的安定性と関連すると想定していた。

　この研究で明らかになった知見は、我々が予測して期待していた仮説とはいくらか違っていた。患者が本質的に症状のない安定した状態に至るまでのスピードに関して、IPSRTとICMとの間で相違はみられなかった。しかしながら、IPSRTを急性期に受けた患者群では、その後2年間の維持期中に新たな感情エピソードが発症しない期間は有意に長く、これは患者がIPSRTを維持期に続けているか否かに関わらず同様に該当した。さらには、IPSRTを受けた急性期の患者群の中で、急性期の治療期間中に日常ルーティンの規則性を高められる能力が、その後2年間の易再燃性の低下と有意に相関していた。維持治療期間中の気分症状の平均レベルは全被験者群で低く、無作為に割り当てられた4つの治療条件で群間差は示されなかった。IPSRTは、身体的合併症のない比較的健康状態の良好な、生涯的に不安障害の既往のない患者に対して特に効果的なようであった。重度の身体合併症の弊害を抱えて不安障害の生

涯的既往のある患者には、より身体面に焦点を当てたICMの方が効果的な治療選択肢のようであった。我々は、急性期の双極性エピソードにIPSRTが施行され、完全に安定するまで継続した患者では、総じて新たなエピソードに対する再発予防効果がみられるという結論に達した。我々が実施した臨床研究で治療した患者の大部分では、完全に安定化した時点を越えてまでIPSRTを継続することに何ら付加的な治療的恩恵がみられなかった。けれども、我々が調べた患者群は、その時点では実質的に症状のない状態であり、概して薬の処方計画を遵守していたことに留意すべきである。こうした問題点への取り組みにいまだ奮闘し、常に安定したルーティンや対人関係を築こうしている患者は、IPSRTを続けて受けることからさらなる恩恵が得られるだろう。

　我々の研究結果は、IPSRTを開始するのに最も適切な時期として、患者が（うつ病エピソードで）急に調子が悪くなったときか、または（躁病または混合エピソードから）ちょうど回復し始めているときであることを示唆している。この状態を呈するときは、IPSRTが要求する生活スタイルの変化に対しての動機づけが概して最も高いようである。患者が長期間安定しているときにIPSRTを始めても少しも有害にならないというエビデンスも得られた。しかしながら、完全に安定している患者に対してIPSRTを施行しても、より一層の予防効果を与えることにはならないようであった。そうであっても、症状的に安定した患者の治療目標が、もしも対人関係上の苦悩や困難な役割の変化を解消することにあるなら、安定した状態の人にIPSRTを始めても非常に有意義であろう。

　またIPSRTは、国立精神保健研究所（NIMH）がスポンサーとなって実施された双極性障害の多施設系統的治療促進プログラムSTEP-BD（Systemic Treatment Enhancement Program for Bipolar Disorder）においても実証研究が行われている。STEP-BD調査研究では、IPSRTは認知療法、FFT、そして集学的ケア・プラス（Collaborative Care Plus：

CC Plus）として知られるコントロール（対照群）との4群で比較されている。STEP-BD研究の心理社会的治療部門の最終結果は2006年まで発表されないが、いくつか早期の研究解析によればIPSRTが他の心理社会的治療法よりも治療アドヒアランスの向上と有意に関連することが示唆されている。

　患者にIPSRTの理論的根拠を提示する際には、あなたは治療それ自体の実証的支持やその基盤となる理論だけでなく、複数の研究において治療の心理教育的な構成要素が双極性障害の患者に有益であることが示されているエビデンスについても説明できる。あるいは、対人関係療法的な治療コンポーネントが、単極性（うつ病性）障害の急性期または維持期治療において有効であることを示した十分な実証エビデンスに言及してもよいだろう。

結語

　双極性障害の患者と治療作業を行う臨床家として、あなたはIPSRTを開始する時点で以下のようないくつかの鍵となる大事な責任を担う。
1) あなた自身の臨床能力（コンペタンス）と患者の治療を利用できる能力の及ぶ限りで、患者の受けている薬物療法が患者の現症と病歴に対して適切であるように保証すること
2) 患者が服用している薬について十分な説明を受けることを保証すること
3) 患者の現在の生活状況と社会的ネットワークの及ぶ限りで、近しい家族やキーパーソンらが病気についての十分な情報を得られ、患者に対して理に適った適切な支援が行われるよう保証すること
4) 患者のニーズおよび他に利用可能な実証的に支持された治療法の特性について患者と話し合うこと。それに基づいて、IPSRTが今回適切で妥当な治療介入法であるという確かな見込みがあること

理に適ったすべての利用可能な治療オプションについて、患者および患者の家族構成員やキーパーソンと十分に話し合うことで、あなたはこうした責任を果たすことができる。そればかりか、治療に取り組もうとする患者のやる気を、あらかじめ前もって増大させるうえでも大いに役立つであろう。

第4章

対人関係社会リズム療法の簡潔な概要

　対人関係社会リズム療法（IPSRT）の本質は、慢性的に再発を繰り返す（精神）障害のための予防的治療法である。治療の目標は、主として疾患の新たなエピソードを防ぐこと、あるいは少なくとも再発エピソードの間隔を延ばすことである。我々のモデルに従えば、炭酸リチウムまたは他の気分安定薬で維持治療されていた双極性障害の患者が、新たなエピソードに至る経路には3通りある。すなわち、①怠薬（ノンアドヒアランス）、②ストレスフルなライフイベント、特に対人関係上の出来事と社会的役割の変化、③社会リズムの破綻（乱れ）、である。IPSRTでは特に、これら潜在的な3通りの再発経路にそれぞれ取り組む。患者が障害をもっていることについて自ら感じていることや、我々が「健康な自己の喪失」と呼んでいる悲哀について探求できるような、ひとつのフォーラム（開かれた討論の場）を提供する。患者はその中で、障害が彼らの人生をどのように変えてしまったのか、という現実と折り合いがつくようになる。IPSRTは、否認を減弱させることで病気の生涯に及ぶ特質や、決して過小評価すべきでない易再発傾向をより受容できるようにする。これにより、服薬アドヒアランスを向上させる強力でポジティブな効果をもたらすことになる。IPSRTはまた、対人関係問題と社会的役割の変化に取り組んでいく。患者が体験する対人関係に基づい

たストレス因子の数や激しさ、そして、そのようなストレス因子が患者の気分や間接的ながら社会ルーティンの規則性の双方に与えるインパクトを減らすことを目指す。最後に、IPSRTは、患者の日常ルーティンの規則性（出来事のタイミングと、それらが生み出す刺激総量の双方）に直接的に入念な注意を払って焦点化する。それにより患者の日常ルーティンの規則性を直接的に増大させて、こうした規則性を維持することに患者がもっと用心して気をつけるようになることを目標とする。

　我々は、いくつかの理由から、双極性障害の患者群においては対人関係上のストレスを減らすことが重要だと考えている。第1に、ストレスフルなライフイベントは自律神経系の覚醒度を高め、それが睡眠と食欲を減退させることで概日システムの統合性に直接的な影響を与える。第2に、多くのストレスフルな（そして、さほどストレスでなくとも）ライフイベントというのは、日常ルーティンに顕著な変化をもたらす。子どもが小学校から中学に進学して、通学でバス停に1時間早く出かける必要があるといった些細なことですら、双極性障害を患う者の概日システム系にとっては非常に厄介な難題となる。第3に、失業や離婚といった本当の意味でのストレスフルな出来事は、社会ルーティンに顕著な変化を与えるのみならず、概して患者の気分に直接的かつ否定的な影響を与え、新たなうつ病エピソードに対して脆弱にさせるのだ。

対人関係社会リズム療法の基本要素

　IPSRTの基本要素は、その前身の技法である対人関係療法（IPT）と同じく感情症状の管理マネジメントと対人関係問題の解決である。急性期の治療として提供される場合には、IPSRTの治療目標は、感情症状の改善と、直近の感情エピソード発症と最も密接に関連した対人関係問題を解決することである。予防的に維持治療として使用される場合には、その治療目標は、病間期の正常気分状態を維持して、患者の対人関係上

の生活面および社会的な役割機能を改善する（そして、その中で新たな危機的状況を予防する）ことである。

感情症状の管理マネジメント

双極Ⅰ型障害の患者に対する感情症状の管理マネジメントは、適切な薬物療法の使用と、患者の社会リズムを整える治療的努力を通して成し遂げられる。双極Ⅱ型障害の患者に対しては、気分症状の重症度にもよるが、IPSRT単独でも薬物療法を伴いながらでも治療介入可能である。どちらの場合でも、社会リズムの安定化が気分症状の管理マネジメントの鍵となる主たる側面である。

対人関係問題の解決

患者の対人関係上の困難の解決、および良好な対人関係および社会的役割機能の維持は、Klermanとその同僚ら[88, 179]によって具体的に規定された対人関係問題領域から選択することで成し遂げられる。IPTは、鍵となる4つの問題領域を定義している。それはすなわち、未解決の悲哀、社会的役割の変化、対人関係上の（通常は夫婦、親、子ども間の）役割をめぐる不和、より全般的な対人関係の欠如（慢性的孤立、あるいはほぼすべてにわたる対人関係上の慢性的不全感）である。IPSRTにおいて、我々は「健康な自己の喪失という悲哀」と名づけた5番目の問題領域を改めて付け加えた。これは、多くの双極Ⅰ型障害の患者が感じている、診断される以前の自分とは断絶した感覚のことをさす。これらの問題領域に取り組むにあたり、我々は単極性うつ病患者のIPTで使用されるのと大部分は同じ治療方略と技法を用いている。これらは第9章で詳述されている。

治療初期

　治療は可能な限り常に（つまり、患者が危機的状態にないと想定してであるが）、社会ルーティンの破綻と対人関係上の問題がどの程度まで感情エピソードと関連してきているのかを重視していくことになる。IPSRT治療は、その理論的根拠に基づいて展開させていこうとする意図のもとに焦点化された**病歴聴取**から始めるべきである。この原則は、患者が最初に急性期エピソードを呈していようと寛解期であろうと成立する。また、この初期段階では、あなたは患者に（そして適応があればその家族に）対して、すでに双極性障害について患者が学んできていること、そうでないことを考慮に入れながら、気分障害についての（**疾病）教育**を行うことになるだろう。あなたは、第6章にて詳述されている対人関係インベントリーとして知られたプロセスを通じて、あなたの**患者の対人関係の質を評価する**ことになる。あなたはまた、第6章と7章にて詳述されているソーシャルリズム・メトリックという、一種のモニタリング・デバイスを記入し完成させるよう患者に求めることによって、あなたの患者の**社会ルーティンの規則性を評価する**ことになる。最後に、あなたと患者は、IPSRTの5つの問題領域（未解決の悲哀、役割の変化、対人関係上の役割をめぐる不和、対人関係の欠如、健康な自己の喪失という悲哀）の中から**対人関係問題領域をひとつ選択する**（それが治療の最初の焦点化となる）ことになる。この治療初期は、大抵の場合は面接セッションで3～5回続くものであるが、その期間は患者の感情障害の病歴の長さや複雑さ、患者の対人関係の複雑さ、そして必要とされる心理教育の総分量　によってもさまざまに変わってくる。

　言うまでもなく、患者がもしも最初に急性期の躁病エピソードまたは急性の危機（クライシス）を呈して治療に訪れた（あるいは、あなたに治療が割り当てられたか、依頼されて連れて来られた）ならば、この類

の順序だった治療アプローチは不可能である。

　あなたの患者との最初の関わりの際に、もしも患者が精神病を伴った躁状態を呈して（大体は入院中の病棟内であろう）いるときは、あなたにできることは、せいぜい対人関係上のつながりを確立しつつ薬が効いてくるのを待つことぐらいである。それでも、その間にも可能ならほぼ毎日でも定期的な関わりを心掛けて、あなたの心配と関心の水準の高さを明確にすることが大切である。たとえひどく激しい精神病を呈した患者であっても懸念や共感を知覚できるだろうし、実際のところ臨床家のこのような態度に患者は敏感であるものだ。

　患者の躁状態が激しくて秩序だった問診や病歴聴取がすすめられないものの、精神病水準ではない場合は以下のことができる。あなたはまずは患者が少し安定したときに治療で生じてくることについて全般的な概要を説明し、それから治療の一般原則を説明してもよい。あなたは、患者が適切な薬物療法を受けているか、薬物投与計画を処方通り遵守しているかを確かめておく必要がある。もしも服薬アドヒアランスが問題であるようならば、あなたはアドヒアランスの改善を目的としたIPSRTの治療介入モジュールを選択して、患者の臨床状態が許容する範囲で、そのモジュールをできるだけ活用することが望ましい。もしも過剰な刺激によって躁状態が悪化していたり、エピソードの完全な回復を妨げているようであれば、そのことについて患者と話し合おうとしてみてもよい。しかしながら、この時点での、あなたの治療介入の試みはすべて、患者の病識の欠如と、患者にとっては非常に心地良くて生産的で、刺激的に感じられる状態のままでいたいという彼らの欲求のために挫折してしまう結果、失望する羽目になっても当然であろう。このような場合には、あなたは躁病の潜在的な弊害について指摘することだけを試みてもよい。あなたの患者がもしも病識を欠き、苛々して理屈っぽいときには、躁状態が収束するまでの間、すべての臨床スキルを患者とのつながりの維持のみに注いでもよい。

双極性障害という患者集団ではよくみられることだが、患者の初回臨床面接が急性期における対人関係上または職業上の危機の只中で生じているのであれば、我々の治療アプローチというのは専ら危機を焦点化することにある。以下に示すのは、我々の治療アプローチの段階的な説明である。

- 患者に危機的状況の本質を説明するよう求める。
- 患者にしゃべらせる。
- あなたの治療介入を限定すること。患者にただ話をさせたり泣き叫ばせるだけでも落ち着かせるには十分である。
- 傾聴すること、関心を示すこと。治療関係作りにはこれで十分である。患者の危機とは厳密には関係のない話題については、患者自らが切り出さない限り話題に取り上げないようにする。そうすることで、患者を苛立たせたり、あなたが患者の人生で生じていることを理解しない、気遣わないという印象を患者に与えることが避けられるだろう。
- 外来通院で患者を治療しても安全かどうかを評価する。
- 危機をもたらしたかもしれない要因について話し合う。
- 危機に関して、まさにいま何が起きているのかを患者が説明するよう求める。
- 危機をもたらし続けている要因が何であるかを話し合う。現状のまま維持させているのは何であるのか？ この質問による探索によって、あなたには患者の対人関係問題についての基本的見解と、患者のリズムがどの程度まで破綻しているかについての予備的見解が得られるだろう。
- これから何が起こりそうだと思うか患者に説明するよう求める。
- 危機をさらに悪化させそうな要因が何であるかを話し合う。
- 患者を外来通院にて治療しても安全かどうか再評価する。
- 現状を改善させそうな要因は何であるかを話し合う。

- 状況がさらに悪化した場合に備えてレスキュー（救助）計画を患者に提供する。
- あなたが提供する予定である治療の目標を説明し、面接セッションがどのように編成されるのか患者に見解を伝える。
- 患者の次回受診を3～5日以内のうちに予約調整または設定する。

治療中期

　治療初期が終了すれば、あなたがたは治療中期に進むことになる。この段階では、患者の**社会リズムを規則化して**、**選択された対人関係の問題領域に介入する**ことに焦点を当てる。この2つの治療目標のそれぞれについては本書の後半部にて詳述する。第8章では、社会リズムの規則化について焦点を当て、第9章では、それぞれの対人関係問題領域における治療介入の方略および手段について説明している。

　IPSRTは概して、初期および中期では週1回ペースで提供される。患者の精神症状が非常に活発である場合は、より頻回の受診が必要となる。あるいは完全寛解していて、治療が主として現在の機能を改善させて将来的なエピソードを予防することにあるなら、また別の治療面接スケジュールが適切とされる。そのような患者に対して、すでに良好な治療同盟が確立されているのであれば、この治療中期では隔週または月1回受診の方がより適切であろう。

継続期または維持期

　IPSRTの継続期または維持期では、この治療法によって患者がこれまでに習得した技法テクニックを用いる自らの能力への自信や信頼感を築けるよう治療作業を行う。この段階には、休暇や転職、予期せぬ人生上の破綻といった難題に直面しても**規則的な社会リズムを維持し**、**患者**

の対人関係を維持またはより一層改善させる、といった目標が含まれる。これらを達成する具体的な技法についても第8章と第9章にて概説している。治療が中期から継続期、維持期に移るにつれて、受診頻度は概して毎週から隔週、やがては月1回へと減っていくものである。

治療終期

　IPSRTの最終段階には、**治療の終結**、あるいはまた**受診頻度の減少**に向けた治療作業が含まれる。治療の終結が適切な目標とされるか、または経済的理由や転居によってそれを余儀なくされるとき、通常この作業は3〜5回ほどの毎月の受診面接を通じて達成される。それ以外にも、治療の最終段階には、受診頻度をさらに減らしていくことから、臨時の病状の検診的チェックやブースター・セッション*といった作業まで含まれるだろう。双極性障害は生涯にわたる特質を及ぼす病気である以上、患者と連絡（コンタクト）をとり続けておくことが可能な場合は常にそのようにすることが、おそらくは望ましい選択肢となろう。我々の経験だと、IPSRTの急性期や維持治療において非常にうまくいった患者でさえ、調子がその後どうであるかを治療者とともに3〜4カ月毎に振り返ることから恩恵が得られる。このアプローチは、患者が再び調子が悪くなったときに、とりわけ役立つことが示されている。なぜなら治療関係は損なわれておらず、患者の対人関係世界の現況を治療者が熟知しているおかげで、仲介的コンタクトがあると遥かに容易に治療を再構築できるのである。

　事例によっては、IPSRTの急性期治療のみのコースを提供して、16〜20回続くセッションの中で急性期の気分エピソードの心理教育および症状消退に力を注ぐことが必要となるか、または望ましい場合もあるだろう。短期の治療契約のときは、治療初期の段階を圧縮して、対人関係

---

*訳注：それまでの治療の進展や現状を評価したり強化する付加的セッションのこと。

問題領域を極めて焦点化して治療作業する必要がある。このような場合、単極性うつ病へのIPT簡易版を用いた我々の経験によれば、対人関係領域において到達可能な単一の目標の達成に焦点化することが推奨されることが示唆されている（文献161を参照）。例を挙げると、あなたの患者がもしも、数カ月単位の治療作業なしには解決できないような長期的に続く夫婦間の不和に巻き込まれているとすれば、あなたはその問題領域の代わりに、婚姻上の葛藤の解決には左右されない、より満足度の高い社会的、奉仕ボランティア活動への患者の生活「変化」に焦点を当てたほうがよい。あるいは、IPSRTによる短期治療法の実例として、あなたの診療時間が実質すべて患者の社会リズムを安定化させる努力に費やされ、相対的に具体的な対人関係問題領域にほとんど焦点を当てる時間のない事例さえあるだろう。IPSRTを短期的治療法として提供するときでも、終結作業が成し遂げられるように3〜4回の隔週セッションを確保して、終わりに向けてセッション頻度を減らしていくことが望ましい。

モジュール型治療アプローチの活用

いくつかの点で、IPSRTは治療全体の経過を通して利用、または再利用できる一連の治療モジュール（評価モジュール、心理教育モジュール、社会リズム規則化モジュール、それに、いくつかの対人関係問題領域モジュール、など）と考えることができる。あなたがいずれの治療モジュールを、どの段階で使用するかについては、患者が治療を始める時点の感情状態と、治療経過を通じて患者の生活に何が起きるかによって決定される。これらの治療モジュールが、支持的な臨床マネジメントを行う文脈の中ですべて組み込まれると（第10章の服薬モニタリングおよび副作用の管理マネジメントの節を参照のこと）、今度はIPSRT全体を通常の外来診療のなかで臨床家が準拠できる、もうひとつの治療モ

ジュールとみなすことができる。

　我々は当初IPSRTについて、急性期の精神症状が一旦寛解した患者を対象に維持治療としてその後2年間フォローする無作為二重盲検臨床比較対照研究向けの心理治療介入法としてデザインした。しかし、この臨床研究デザインのために、我々の被験者の4分の1は、急性期エピソードが完全寛解するまでIPSRTを始めなかった。研究を実施するうちに、我々は、患者が急に調子の悪くなったときや寛解状態でもIPSRTを始められることがわかった。次章からは、我々のこの経験から生まれたIPSRTの治療モジュールについて順を追って説明してゆこう。ただIPSRTに対しては他にも多くのアプローチが可能であり、ある特有の患者が経験する固有の困難さに応じて、本書で説明されるさまざまなモジュールの順序配列を交互に入れ替えることがすすめられる。例を挙げると、我々は、疾病教育の大部分を病歴聴取の過程に組み入れていたが、治療の後の段階になってから再び教育モジュールに戻るような場合が確かにみられた。患者が最初に治療を始めることになったエピソードとは反対の極性のエピソードを新たに経験した場合には、しばしば補足的に心理教育を追加する必要があった。同様に、患者が新しい人間関係を築くか、または旧知の人間関係に再び関わるようになれば、治療のどの時点であっても適切とみなされれば、関係者が同席する心理教育セッションを治療選択肢として提供してもよい。

　我々はしばしば、治療の初めは社会リズムの安定化に非常に力を注ぐ。患者が規則的なルーティンをある程度確立したならば、規則性が維持されていることを確認するのに通常外来面接でソーシャルリズム・メトリック（SRM）を簡単に振り返るだけでよく、あまりこの治療モジュールに時間を費やさなくても済むだろう。我々は、自らの対人関係療法的な治療介入の中に何とか「社会リズム・トーク」を織り込もうと工夫している。けれども、患者の生活上の出来事が、すでに確立された彼らのルーティンに相反するか、安定性を維持するうえで直接的な治療介入が

不可欠とならない限りは、社会リズムをあえて変えるような積極的**介入**を行わないよう心がけている。

　IPSRTは、病気を自分の人生におけるひとつの現実として受容していたり、やる気のある患者に対しては実施が比較的容易である。双極性障害の威力と、その生涯にわたる病気の本質をいまだ部分的に否認するような患者は、IPSRTの臨床家にとって極めてやっかいとなる。しばしば、こうした患者に対しては健康な自己の喪失という悲哀についての治療作業にすぐに移ることを考慮する。それから、双極性障害患者の治療アドヒアランスと良好なアウトカムを頻繁に妨害する否認を治療標的とするのが良いであろう。

　我々が普通、治療の初めに焦点を当てるべき対人関係問題領域をひとつ選択しても、患者の状況が変化した場合には特に、その後の治療で別の対人関係問題を焦点化した方が適切なことがある。そのうえ、第9章において詳細に論じられているように、時には患者のエピソードの発症と最も緊密に関連している対人関係の問題領域（婚姻・夫婦間の役割をめぐる不和、など）は、治療の最初に焦点化するにはあまりに侵襲的すぎて、直接それを焦点化すると治療が早期に終結（中断）してしまう危険性がある。このような場合、我々は治療を始めるうえで患者の受け入れられそうな別の焦点テーマを見つけようと試みて、患者の調子が良くなって治療同盟がより深まったときに改めて、より際立った侵襲的な問題領域に立ち戻れることを期待する。また別の場合には、治療期間中、特に治療が維持期にあるときは、新たな対人関係または社会的役割の問題（患者の仕事上の責任（職責）の変化、など）が生じてくることがある。こうした場合、我々は、治療の中で役割の変化モジュールを活用する。通常はそのモジュールを維持期のより少ない面接頻度に合わせるのだが、役割が変化する際には、可能であれば、もう少し密接な受診間隔でスケジュールを組むようにする。

　IPSRTは、治療中のさまざまな局面における患者の臨床状態や対人

関係状況に最も適切とみられる治療介入パッケージのモジュールを、かなり柔軟に使えるよう意図されて作られている。IPSRTのさまざまな治療介入パートについて、必要に応じて面接室の書棚から取りだせるモジュールだと考えれば、あなたにとって治療を個別の事例にあわせる際に大変便利である。大切なのは、各々の患者が確実に、治療中の各時点で鍵となる諸要素に適切に触れられるようにすることである。

第5章

双極性障害の評価アセスメントと一般的な精神科併存症

　各々の患者にとって対人関係社会リズム療法（IPSRT）が適切な治療法であるかを判断する前に、あなたはまず、その患者が双極性障害であるのかどうかを判断する必要がある。これは、系統化された構造化診断面接によって最もうまく成し遂げられる。そのような評価アセスメント面接を、その後に続けてIPSRTの治療コースにすすむことを前提として実施すれば、我々は診断プロセスの中に心理教育をかなり織り込むことになる（そのやり方についての更なる詳細は、本章後半で扱う）。

　双極性障害の症候学における劇的で派手な性質を鑑みれば、その診断は非常にわかりやすく簡単に済むようにみえるかもしれない。だが、事はそのように運ばないことがしばしばである。いくつかの要因が、確定診断に至るまでのプロセスを複雑にしている。まず第一に、ほとんどすべての事例において、双極性障害の診断は本質的に横断的ではなく縦断的なものである。確かにDSM-Ⅳ[2]に従えば、単発の躁病エピソードがあれば患者は双極Ⅰ型障害の診断を満たすのであるが、通常は思春期または若年成人期のどこかの時点で最初にうつ病を呈している。こうした抑うつエピソードは、時に医療受診しなければならないほど重症のこともあるが、より頻繁には、その若者本人にも周囲の者たちにとっても思春期の気分のふさぎ込み、むら気だとか「散々なひどい学期」のせいだ

と片付けられている。さらに事態を複雑にするのが、躁病の初発エピソードが重症で精神病性であるときに、初発の統合失調症の発症と区別がつきにくいことである。そのようなエピソードは、病相がしばしば非常に短く（短すぎて症状の全体像をつかむまで臨床家が関与できない）、またしばしば回復すると完全に元の状態へと戻る。従って患者は、そのエピソードが実際に意味することを臨床病像の縦断的な進展ではなく、いくらか調子がおかしくなっただけだとみなすのである。実際のところ、我々は双極性障害患者のデータベースから、登録された典型的な患者たちが最初に症状を体験した時期から双極性障害と正確に診断されるまでに10年もかかっていることがわかった[92]。うつ病・双極性サポート団体（Depression and Bipolar Support Alliance；旧・国立うつ病・躁うつ病協会 the National Depressive and Manic-Depressive Association）会員を対象にした調査でも同様の結果が示された。そうであっても、患者が明らかに精神病性であるか（病識欠如または否認によって）治療に拒否的または非協力的でなければ、そして気分症状と気分エピソードについての病歴を時間をかけて注意深く聴取できる臨床家であれば、双極Ⅰ型障害の確定診断は正確になされるはずである。

　双極Ⅱ型障害（**軽躁**エピソードと交互に出現するうつ病エピソード）の診断まで広げると、その診断はひどく難儀な作業となるだろう。定義上でも軽躁は、躁病よりもずっと微妙でとらえがたい病状であり、多くの要因によってその現存が不明瞭となる。第1に、多くの双極Ⅱ型障害の患者は、うつ病エピソードを「普通の自分」とは区別される異なる病的状態だと感じるが、軽躁の時期は、むしろ自分たちの普段の気質と変わらないと捉えている。第2に、軽躁状態のときは高い水準の活力エネルギーや興味にあふれて熱中的、生産的であるため、ほとんどの場合で患者にとって極めて好ましい状態である。その軽躁が病気（障害）なのだと臨床家の側から仄めかそうものなら、患者の軽蔑や不信感または両方の反応をくらうこととなる。結果的に、患者は自身の体験について率

第5章　双極性障害の評価アセスメントと一般的な精神科併存症

直にすすんで話そうとしなくなるだろう。第3に、診断の鍵となる基準は、行動上の変化が他人から観察できることであるが、家族またはキーパーソン（重要な他者）からの報告がなければ、どこまでが患者の普段の行動のベースラインで、どこからが正常から逸脱しているのかを判断するのは困難であろう。

　一般的にみると、うつ病エピソードの本質的な特徴には憂うつ感や空虚な気分があって、それに睡眠、食欲、体重変化などの自律神経系機能の明らかな変化や集中力、記憶力の低下など認知機能の変化、興味・関心や活力エネルギーの変化などを伴う。それに、しばしば顕著な自尊心の低下や厭世観（ペシミズム）、非現実的な罪責感、希死念慮、自殺念慮などを伴う。抑うつ気分または普段の活動における興味や関心の低下がみられることが必須であり、それに加えて診断基準にある他の症状が少なくとも4項目、2週間以上にわたってほぼ毎日持続していなくてはならない。実際の臨床実地では、双極性うつ病の患者は、しばしば医療的関与を求めるまで数カ月にもわたって症状を患って苦しんでいる。

　対照的に、躁病の本質的特徴とは調子が高く、いらいらして易刺激的、非現実的な高い自己価値観を伴った誇大感や自律神経症状の変化が生じて3日（訳注：DSM上ではA項目で本来7日以上と規定、おそらくB項目中の症状項目数との誤記）以上続くエピソードである。食欲や睡眠欲求の低下、高い活力エネルギーと興味・関心の増大、判断力の低下などがみられ、無謀な運転や浪費、性的逸脱行為などといった社会的にマイナスとなるような弊害を高リスクでもたらすような行動に影響する傾向がある。これらの症状は臨床家の前だとはっきりしないかもしれないが、しばしば観念奔逸を伴っており、急速で解体したような会話や喋り方が他者から容易に認識される。診断を確実なものとするには、これらの症状が実生活上の機能障害をもたらしており、職場や社会的、家庭面の機能に支障を来たすか、実際に法を犯すような問題を引き起こす、あるいはもし見つかっていたら法に触れていたような問題行動（逮捕され

ずに済んだ無謀運転、など）などで明証される必要がある。より重症の形態になると、躁病は妄想的思考を伴うようになる。通常その内容は個人の能力や才能、または宗教的、神秘的な主題に関することが中心となるが、パラノイアや迫害妄想の形態でも出現する。

　躁病や軽躁状態の診断を即時的にも縦断的にも複雑にするのが、臨床家と患者自身どちらの視点から見ても突飛な行動を、患者が比較的ノーマライズしてしまいがちなことである。患者の行動に関する臨床像の明瞭な輪郭は、しばしばキーパーソンあるいは、その他の外部観察者と会って初めて得られる。

　上述したように、軽躁の同定はより一層困難な臨床病像である。軽躁エピソードの診断基準では、躁病診断の必要条件である機能の障害は明示されておらず、躁病の本質的な特徴（高揚感または易刺激的な気分、高い活力エネルギー、睡眠欲求の欠如、など）で特徴づけられる、より持続した期間を必要とする。躁／軽躁状態の識別と診断を複雑にする残りの問題は、正常な活動エネルギーや熱中性をはじめ他人に観察可能な一種の軽躁状態であっても実際には機能不全を起こしていないレベルから、明らかに生活に支障を来たして精神病性ですらある躁的行動までの間に微細な症状連続性（スペクトラム）があるということである。普段、定期的に双極性障害の患者の診療をしている非常に経験を積んだ医師ですら、とりわけ症状が非常に緩徐に表れて普段の患者の情熱性や興味・関心の高さと変わらないときには、躁病の初期段階を見逃してしまうことがある。実際そのような場合、頻回に接触していると、かえって気分の上向きの波を見抜くことがより難しくなるであろう。

　双極性障害はまた、しばしば「混合状態」と呼び表される、いわゆる（躁うつ）混合エピソードの形態をとって表出されることがある。厳密な混合エピソードのDSM診断基準の必要条件は、躁とうつ症状の双方の診断を質的に満たす十分な数の症状評価項目が同時に存在することである。こうした厳格な診断基準を満たす混合状態は、少なくとも外来通

院患者では比較的稀である。けれども、多くの双極性障害の患者は、いくらかより微細な混合病像を呈する。実際、双極性障害の専門家の中には、すべての双極性エピソードは混合性であるという考えを主張する信奉者もいる。すなわち、最も重度の双極性うつ病でさえ、時には軽躁または躁病の特徴のしるしが一過性に観察される。また、最も重度の躁病でさえも、患者が鎮静されて休息臥床しているときに、しばしば酷く悲愴で不機嫌な面持ちや、その他の不機嫌な気分のしるしがみられるとする立場である。

　診断するうえで全体の病像がまだはっきりしないときに、双極性障害と推定して診断を確定するうえで重要な手助けとなるのが気分障害の家族歴である。すべての気分障害の中でも双極性障害は、遺伝的要因の要素が最も強く含まれているようである。したがって、患者の一親等と二親等いずれかの親族に躁うつ病の負因（同様に重度のうつ病、精神病、"神経衰弱"、"自律神経失調"などで入院した者がいないか）について問診することが非常に有用である。若年者で臨床病像が十分に明らかになっていないような患者において、患者の家族歴の特徴として双極Ⅰ型障害が明確に存在すれば、双極性障害という診断が正しい確率は劇的に上昇する。

　上述したように、双極性障害の確定診断は縦断的経過に基づいてなされるべきであるが、例外的に患者が発症前にうつ病の既往が全くなくても、はっきりした躁病エピソードを呈する病状の場合が稀にみられる。したがって、あなたのやるべきこととして、患者の現症の訴えの表出だけでなく気分障害エピソードの病歴にも注意する必要がある。我々の経験だと、20代前半あたりで初回の躁病エピソードで医療機関を受診するような患者は、これまでに彼らがうつ病エピソードを経験していたことをしばしば否認する。実際のところ、患者のうつ病は、その当時には同定されなかったのかもしれない。思春期におけるうつ病がどのようなものであるか（メランコリー型うつ病の典型的症状よりも、むしろかなり

の部分が苛立ち、過食、過眠などの非定型症状で特徴づけられる）を患者に教える機会を設けるとよい。それから患者の思春期のころを学期毎、夏休み毎に振り返ってもらえば、学業成績や社会的機能がいつになく低下していることで特徴づけられる長期のうつ病相を疑わせる時期にしばしば気がつくであろう。

　診断プロセスおよび患者、家族への診断告知をさらに複雑にしているのが、他の気分障害と比較して、双極性障害または躁うつ病がより一層ひどいスティグマ（偏見）を持たれている病態ということだ。適切な治療を患者が受けることなく症状の軽減する見込みもないまま何年にもわたって苦しむことがなくならない限り、双極性障害という診断は一般に患者が受け入れやすいものではなく、家族が患者につけてほしい診断名でもない。そのような場合、双極性障害が医学的によく知られた病態であり、有効性が証明された治療法が存在することがわかれば実際に安心させることができるだろう。

双極性障害について患者（および家族）に疾病教育する

　上述したように、IPSRTの準備として診断的評価アセスメントを行う際、我々はその評価アセスメントを患者と家族への疾病教育の中に織り込むようにしている。

　躁うつ病の治療を受けに訪れる人々は、自分の病状についての知識量の個人差が甚だしく、さまざまに異なっている。患者の中には、長年にわたって適切な治療を受けてきて、専門に精通した思いやりある臨床家によって正確な情報に基づいて指導を受けて、妥当と思われる情報すべてに目を通してきたような者もいる。また他方では、何年にもわたって専門治療を受けてきた患者でも、治療チームからは服薬するように、とただ言われるだけで本質的な指導を一切受けられていない。膨大な大衆書や雑誌記事、ネット上のウェブサイトや他の信頼性の乏しい情報ソー

スから自分の病状について学ぼうとして結局、徒労に終わるような患者もいる。他にも、正式な治療を受けないまま保護的な（そしてしばしば障害を助長する）家庭環境の中でどうにかやってきたものの、病気については何ら知識もない。実際に患っているかどうかも全く確信の持てない病状について、もっとよく学ぶことに対して両価的(アンビバレント)になっているのが関の山といった患者もいる。最後に、中でも最も難儀であるのが初回の精神病エピソードを体験したばかりの若年患者たちである。こうした若者は病状について何も知りたがろうとはせず、病気なんてないと思い込んでいる。そうであっても、この慢性疾患を管理マネジメントするうえで本質的に大切なことは、こうした患者それぞれに対して疾病教育するやり方を見出すことにある。

　病気に関する知識に精通した患者に対しては、自らの病状についての特有の信念について質問してみて、もしも何らかの誤認が存在していれば、その際に訂正しておくべきである。時には、患者の病歴を詳しくきいてみると、実際にはそれが誤認ではなくて、むしろ患者が自身の病気の非定型的側面について正しく観察していることがわかる。例えば、疫学データ上では双極性障害の女性患者は生涯的に躁病よりもうつ病エピソードのほうをより多く体験する傾向があると示唆されているが、実際のところ、それとは正反対の体験をする女性もいる。そのような患者では、うつ病よりもむしろ切迫した躁病の発症に対する備えのほうがずっと必要となるだろう。さらには、従来の慣習的な学問的知識（ほとんどの教科書に記述されているだろう）では、リチウム単剤療法を行っている患者でリチウム血中濃度が0.6 mEq/L未満であると、新たなエピソードの再発を予防するうえで、ほとんど効果的でないと指摘していることだろう。しかしながら、我々は、一般的には信憑(ぴょう)性のあるこの専門的助言に対する例外的な事例を確かに経験してきているのだ。

　双極性障害について広範囲に読んで学んできたと話していても、指導ガイダンスや選択性がほとんどないまま知識を得てきたような患者は、

自分の病気について多くの偏った特異な考えを持っている。この場合もやはり、IPSRTの疾患管理マネジメントの戦略は、まずは患者が躁うつ病について信じこむようになった内容についての正確な理解を試みるところから始まる。例を挙げると、すべての躁うつ病の患者は創造性の天賦の才能があるとかビジネスの天才であるという考えを信奉して、どうして自分がこんな失敗をしてきたのか、その男性患者はわからないままでいるのだろうか？　これほど病気が重たくとも、信仰さえ厚ければ治療を受けなくとも病気に打ち勝つことができると、その女性患者は教会で言われてきたことを信じているのだろうか？　「本物（の双極性障害）」は常に気分安定薬だけで治療可能であり、安定性を維持するためには同様に抗精神病薬も必要であるならば、それは統合失調感情障害かまたは別の形態の統合失調症に違いないと、また別の男性患者は説明されてきたのだろうか？　患者の知識と信念についての輪郭を明確に把握すれば、あなたはその患者の疾病教育の各パート（例えば病歴、症状、薬、副作用、など）を引き受けるのに自分が最適であるかどうかを判断できるだろう。あなたが患者の薬物療法と心理療法の両方を提供しているのなら、この治療作業のすべては当然あなたに委ねられている。患者に薬物療法を提供している処方担当医が別にいるのであれば、その医師が患者に薬とその副作用について疾病教育をする最適任者となろう。

鑑別診断

双極性障害には鑑別診断上で2種類の問題があるが、そのどちらの問題点に対しても、以下の段落で論じられるような一種の構造化診断面接を実施することが役立つであろう。第1の難題は、患者が実際に双極性障害であるのか、別の異なる精神障害なのか、それとも双極性障害と見分けることが時に困難である精神障害を双極性障害と併存しているのかどうか判断することである。

患者が救急または入院治療の場面において興奮して精神病性の症状を呈する場合、ほとんどしばしば躁病、統合失調症、統合失調感情障害、急性精神病の中で鑑別診断が行われる。患者が親族や友人に付き添われて来なければ、患者のエピソードが双極性障害の病像の一部であるかどうかを判断するのに必要な病歴情報を得ることは極めて困難であろう。実際のところ、双極性障害であると最終的にわかる多くの患者が初回入院の際に誤診されている。それは、単純に縦断的な病像がわからなければ、鑑別診断は不可能ではないにしろ困難だからである。

患者が外来通院ベースにて症状を表出する場合、双極性障害との鑑別で最も混同しやすいふたつの病態として境界性パーソナリティ障害と、より若年層の患者では注意欠如／多動性障害（ADHD）がある。境界性パーソナリティ障害には、気分易変性（情動不安定性）、苛立ちや衝動性、社会的関係の不安定性などがみられ、多くの点で双極性障害と症状が重複する。注意欠如／多動性障害（ADHD）は、小児期に出現すると、症状がいくつかの点で双極性障害と重なるが、それは特に過活動性と衝動性に関してである。鑑別診断上の問題をさらに複雑にしているのが、境界性パーソナリティ障害も注意欠如／多動性障害（ADHD）のどちらも本物の双極性障害と併存する場合があるということである。

双極性障害と境界性パーソナリティ障害との鑑別は、経験豊かな臨床家ですら非常に難儀なことがある。表5.1に示されるように、この双方の病態の診断基準上の症状の多くは、同じ行動や内的体験を単に異なる用語で表現しているに過ぎないのかもしれない。双極性障害が急速交代型を呈した場合、病像はより一層混沌とする。急速交代型でなくとも、双方の病態を鑑別する基本的特徴は不連続であるが、通常は双極性障害の場合には、大うつ病性障害にみられる自律神経症状の変化を伴った長期にわたる気分の低下、または躁病による判断力の低下を伴った真に気分の高揚した時期がみられる。境界性パーソナリティ障害の場合には、見捨てられるのを防ごうとする死に物狂いの努力や自殺関連行動がみら

表5.1　双極性障害と境界性パーソナリティ障害の症状

症状	双極性	両方併存	境界性
抑うつ気分		×	
いらいらした気分（苛立ち）		×	
異常かつ持続的な気分の高揚、上機嫌さが明確な時期		×	
気分の顕著な反応性による感情不安定（例、普通は数時間続くが、数日以上続くことは稀である顕著なエピソード性の不機嫌、苛立ち、または不安感）			×
全ての、またはほぼ全ての活動に対する興味や喜び（快楽）の顕著な低下	×		
自尊心の肥大	×		
自尊心の低下		×	
自己同一性の障害：顕著で持続的に不安定な自己イメージ像または自己感			×
ダイエットしていなくても有意な体重減少（例、1カ月で5％以上の体重変化）	×		
有意な体重増加（例、1カ月で5％以上の体重変化）	×		
食欲低下	×		
食欲昂進	×		
誇大感	×		
慢性的な不全感・空虚感			×
不眠		×	
過眠	×		
睡眠欲求の減少（例、たった3時間の睡眠で休養がとれたと感じる）	×		
つらい弊害を生じるリスクの高い快楽的活動への過剰なのめりこみ（例、際限のない浪費、性的無分別、馬鹿げたビジネス投資などに関与する）		×	
潜在的に自己破壊的な少なくとも2つの領域における衝動性（例、浪費、性活動、物質乱用、無謀な運転、むちゃ食い、など）		×	
精神運動興奮（単に主観的に落ちつかない感じではなく他人から観察可能）		×	
精神運動抑制（制止）（単に主観的にペースが落ちた感じではなく他人から観察可能）	×		

（次頁につづく）

表5.1（つづき）

症状	双極性	両方併存	境界性
普段よりも多弁	×		
思考即迫	×		
不適切で激しい怒り		×	
怒りの制御が困難（例、頻回の癇癪の表出、常時の怒り、喧嘩の繰り返し）		×	
疲労感		×	
活力エネルギーの喪失		×	
観念奔逸	×		
考えが競い合うように湧いてくる主観的体験	×		
一過性のストレス関連性の妄想的念慮		×	
重度の解離症状			×
無価値感		×	
過剰または不適切な罪悪感（それが妄想的なこともあり、単なる自責感、病んでいることへの罪責ではない）	×		
希望がないという感覚		×	
注意転導性（すなわち、無関係でつまらない外的刺激に注意が容易に逸れすぎる）	×		
現実上または想像上で見捨てられることを避けるための死に物狂いの努力			×
思考力または集中力の低下		×	
判断力の低下		×	
目標志向性活動の増大（社会的活動、仕事または学業上、性活動上）	×		
極端な理想化とこき下ろしの間での揺れ動きに特徴づけられた不安定でかつ激しい対人関係パターン		×	
死についての考えの反復（単なる死ぬことへの恐怖ではない）	×		
具体的な計画性のない自殺・希死念慮の反復		×	
自殺を遂行する具体的な計画性		×	
自殺企図		×	
自殺の仄めかし、そぶり、行動の反復			×
自傷行為			×

表5.2　双極性障害と注意欠如／多動性障害（ADHD）の鑑別ポイント（文献19）

ADHDの児童に以下の特徴がもしあれば、双極性障害の存在を疑う

・ADHD症状が発育の中で遅めに出現した（例、10歳以降に出現）
・ADHD症状が、それ以外では今まで全く健常だった子どもに突然出現した
・ADHD症状が中枢神経刺激薬に反応していたのが、現在では効果がない
・ADHD症状が現れたり消えたり、気分変化とともに生じる傾向がある
・ADHDの子どもに肥大した高揚感、抑うつ、睡眠欲求の欠如、不適切な性的行動をおこす時期がみられ始めた
・ADHDの子どもに激しい気分の波、癇癪の噴出、激怒がみられる
・ADHDの子どもに幻覚や妄想がみられる
・ADHDの子どもが特に適切な治療に反応せず、双極性障害の家族負因が強い

患者はADHDと双極性障害の両方を併存しうることに留意する

れる。

　小児や思春期における双極性障害と注意欠如／多動性障害（ADHD）との鑑別もまた、同じくらい難題であろう。ここでも、症状の重複という問題が鑑別診断を複雑にしている。表5.2に示すように、双極性障害の家族歴とともに躁病診断基準の症状（気分の高揚感、睡眠欲求の減少、不適切な性的行動）が大事な手引きとなるだろう。IPSRTは成人および思春期後期の青少年を対象として開発されており、IPSRTを小児に提供するという文脈は考えにくい。けれども、注意欠如／多動性障害（ADHD）の鑑別診断について知っておくことは病歴聴取を行ううえで大切であり、時には自分の子どもに何が起きているのかを患者が理解するうえで役立つことがある。

　統合失調感情障害と双極性障害との鑑別診断は、エピソード病間期に精神病症状があるかどうかに基づいてなされる。言い換えると、患者がもしも躁病やうつ病エピソードが完全に消退していても、妄想や幻覚が持続しているならば統合失調感情障害とみなされる。時には、この病間期の精神病症状が極めて明白なことによって、鑑別診断が容易になされることもある。他方で、エピソード病間期の患者の疑い深さや迫害念慮について、現実的にみてもその内容に十分な論拠があると、実際に患者

が妄想的思考を呈しているのかどうかの判断が困難な場合もある。

　最後に，反復性の単極性うつ病性障害との鑑別診断について考慮することが大切である。我々の経験によれば，多くの双極性障害の患者は何年にもわたって，しばしば10年近くになるまで正しい診断を受けないまま単極性うつ病として治療されている。これは特に，双極Ⅱ型障害の患者や躁病が非精神病性の双極Ⅰ型障害患者でよくみられることである。

　双極性障害のすべての鑑別診断について論じる中で，IPSRT 治療者として治療介入という観点から本当に大事なことがある。それは，こうした鑑別診断が，まずもって IPSRT を用いるべきかどうかのあなたの判断に影響するかどうかである。そして，もし影響を与えるとすれば，用いた場合の治療予後はどのようなものとなるかである。我々は，双極性障害と境界性パーソナリティ障害を併存する患者に対して IPSRT を用いて良好な成果をあげている[162, 163]。しかしながら，気分が完全に安定化するまでの時間経過をみると，併存した患者のほうが双極性障害のみの患者よりもずっと長い時間を要し，大部分の事例で1年近くに及んでいた。我々は，境界性パーソナリティ障害の診断のみを満たす患者に IPSRT を用いた経験はないが，Angus と Gillies[6] は，境界性パーソナリティ障害の患者に併存するうつ病の治療において対人関係療法（IPT）を効果的に用いた報告をしている。より最近では，Markowitz とその同僚らが，IPT で治療された境界性パーソナリティ障害の患者において起こりうる変化のメカニズムの仮説について論じている[107]。

　統合失調感情障害の患者について，我々が実施した IPSRT の臨床治験トライアルに統合失調感情障害で躁病相と診断された患者を組み入れたところ，こうした患者が必ずしも治療反応性に乏しいとは限らないことがわかった。この鑑別は，主として患者の薬物療法に示唆するところがあるゆえ重要となる。つまり，統合失調感情障害の患者には，長期的な治療計画の一環として抗精神病薬による治療がほぼ常に必要になるということである。

双極性障害のサブタイプ（亜型）

　鑑別診断に続いて第2の難題は、DSM-Ⅳにおいて双極Ⅰ型障害、双極Ⅱ型障害、気分循環性障害、特定不能の双極性障害などと規定されている双極性障害のさまざまな病型の中での更なる鑑別診断である。単極性うつ病性障害だと、多数の病型（例えば大うつ病性エピソード、軽症うつ病性エピソード、慢性うつ病、気分変調症、など）があっても、初期治療はうつ病に特化した心理療法または抗うつ薬（SSRIなど）のいずれかから開始される治療アプローチをとる。それとは異なり、双極性障害では、さまざまな病型間の相違と関連した治療上の適合性が相当みられる。双極Ⅰ型障害の患者に対して全く適切である薬物療法が、双極Ⅱ型障害や特定不能の双極性障害、特に軽症型の患者に対しても適切とは限らず、気分循環性障害ではほぼ確実に不向きである。同様に、双極Ⅱ型障害や特定不能の双極性障害患者に対して適切な治療は、双極Ⅰ型障害の症状コントロールには不向きであろう。双極Ⅰ型障害と双極Ⅱ型障害との鑑別は、躁病に対して軽躁症状が存在するかどうかに基づいてなされるが、この鑑別はしばしば、エピソードが躁病の診断で要求される**機能障害**の基準を満たすかどうかが根拠となる。ただ実地臨床において、この鑑別を明確に行うことは難しい。例えば、ある男性がたった1日で新しいセーターを12着まとめ買いしたとしよう。その人がそれ以上でも易々と購入できる経済的余裕があるのならば機能障害の診断基準は満たさない一方で、12着買うにしても明らかに1着も買える金銭的余裕のない人は診断基準を満たすことになる。または、地方で自宅近くの田舎道をいつも制限速度を越えて運転していても警察に一度も捕まったことはないと語る若い女性が診断基準を満たさなくとも、1週間のうちに街なかで速度違反切符を3枚切られれば躁病の診断基準を満たすことになる。

第 5 章　双極性障害の評価アセスメントと一般的な精神科併存症　99

　幸いなことに、我々はIPSRTを始めるべきかどうかという判断に関して、双極Ⅰ型、Ⅱ型、そしておそらく特定不能の双極性障害の多くの患者にとってIPSRTは適切な治療介入法と考えている。IPSRTの臨床家として、あなたが薬を処方するか、または処方医と相談する際に認識しておくことが望ましいのは、あなたの担当する患者がどのようなサブタイプの双極性障害であるのか、ということである。そしてまた、さまざまな薬物治療計画またはIPSRTそれ自体への治療反応に影響を及ぼすような併存疾患が、患者にあるかどうかを把握しておくことが望ましい。

双極性障害の診断方法

　双極性障害と診断するうえで通常最もよく行われる方法は、おそらく非構造化面接の中でDSM基準に従ってうつ病、躁病、軽躁エピソードと診断される必要条件を調べることであろう。DSMで規定された広範囲の記述に十分精通した臨床家が行えば（単なる診断基準の症状サマリー・リストであるのとは対照的に）、そうした非構造化面接は適切な診断ツールとなりえる。しかしながら、非構造化面接に基づいて、どの程度まで正しい診断が下せるのかを調べた研究では、十分に訓練を積んだ臨床家が実施しても、妥当性の示された構造化面接を行ったほうが明らかに優れていることが指摘されている[151, 159]。

　正式に妥当性が示された構造化診断面接法としては、DSM-Ⅳ-TRの構造化臨床面接（Structured Clinical Interview for DSM-Ⅳ-TR：SCID）[50]があり、より簡易版としてMINI-精神疾患簡易構造化面接法（Mini-International Neuropsychiatric Interview for DSM-Ⅳ-TR：MINI）[152]がある。特に診断上で病像が不明瞭なときや、複数の身体合併症や精神科併存症によって複雑化しているときは、こうした面接方法に準拠することが有用となろう。

病気の重症度の評価方法

　双極性障害の診断を行う際に使用される面接法に加えて、うつ病や躁病／軽躁の重症度を評価するうえで役立つ問診インタビューと自己記入式評価尺度がいくつかある。これらのスケールは、正式な診断手続きの代用となるものではないが、治療効果をモニタリングするうえで非常に役立つであろう。うつ病の重症度を評価する問診スケールとしては、ハミルトンうつ病評価尺度（HAM-D）がある。そのオリジナル原版のHAM-D17項目版[67]や双極性うつ病で頻繁に観察される活力欠乏型の症状も含まれた拡張版[167]のほか、うつ病症候学評価尺度（the Inventory of Depressive Symptomatology：IDS）[140]などがある。うつ病症候学評価尺度には、問診と自記式質問紙の両方で構成されている利点がある。躁病の重症度を評価するうえで最もよく用いられる2種類の質問紙として、ベック-ラファエルソン躁病評価尺度（Bech-Rafaelsen Mania Scale）[13]とヤング躁病評価尺度（Young Mania Rating Scale：YMRS）[187]がある。ベック-ラファエルソン躁病評価尺度は、ハミルトンうつ病評価尺度と共通の形式で作成されている利点があり、一緒に用いれば効率的に補うことができる。しかしながら、外来通院患者に対して躁病／軽躁を評価するには、ヤング躁病評価尺度（YMRS）のほうがより適切であろう。

　うつ病の重症度を評価するための自記式尺度としては、原版のベックうつ病評価尺度（BDI）[17]とその改訂版BDI-II[16]の他に、うつ病症候学評価尺度（IDS）長尺版および短縮版（簡易抑うつ症状尺度（Quick Inventory of Depressive Symptomatology：QIDS）[142]などがある。我々の知る限り、躁病／軽躁の重症度を評価する自記式質問紙の信頼性と妥当性はまだ示されていない。けれども、患者の躁／軽躁症状を強く否認する傾向、躁病に伴う病識の欠如、多くの躁病エピソードでみられる精

神病的性質からすれば、このことは全く驚くにはあたらない。

我々は、患者のうつ病および躁病／軽躁症状についての臨床像を生涯にわたって知るうえで役立つツールとして、症候学的な評価アセスメントにスペクトラム的診断アプローチを採用する自記式評価法が役立つことがわかった。MOODS-SR[27, 28, 46]では、患者にうつ病、躁病双方の領域における定型・非定型的な気分症状と行動傾向の範囲について**生涯にわたる**経験を質問し、さらに加えて患者のリズム障害への感受性まで尋ねている。パニック障害スペクトラム・アセスメント（Panic Spectrum Assessment：PAS-SR）[26]を含めたスペクトラム評価ツールの完全版、およびその評価スコアリング方法の情報については、以下のスペクトラム・プロジェクト（the Spectrum Project）ウェブサイト上から入手可能である（www.spectrum-project.org）。

双極性障害の患者における一般的なⅠ軸（DSM-Ⅳ）上の併存症

双極性障害の併存症として、不安障害、摂食障害、その他にも多数の診断を含めて、さまざまなⅠ軸疾患が生涯にわたって出現する。おそらく、双極性障害の患者で最もよくみられる（そして、おそらく双極性障害と遺伝的に関連している）Ⅰ軸併存症はパニック障害であろう。さらに加えて、パニック障害の診断基準を生涯的には満たさない多くの双極Ⅰ型障害の患者でも、我々がパニック・スペクトラム障害と言及する[29]ような、パニック発作または発作様の症候が相当数の事例でみられるとしたエビデンスに特徴づけられる生涯的な併存症の病歴が報告されている。実際、我々が調べた双極Ⅰ型障害の患者群においては、生涯的に**パニック障害**の診断基準を満たす患者は15％以下であったにもかかわらず、約半数近くの患者で、生涯的に弊害が生じるほどの**パニック症候**を経験していた病歴が報告された[52]。パニック症状が服薬アドヒアラ

ンスに重大な影響を及ぼしうる以上、患者にその症状が併存する本質性について知っておくことが重要となるだろう。パニック障害またはパニック・スペクトラムを生涯的に併存する患者たちは、患者自身の身体状態がわずかでも動揺することに極めて敏感で、なおかつ怖れを抱いている。薬の副作用についても極度に敏感であり、それゆえ精神賦括作用をもつ化合物の処方には、より一層正確に調合した慎重な微調整が必要となる。患者がパニック・スペクトラム症候をどの程度体験してきたかを判断するためには、あなたの患者に生涯的なパニック・スペクトラムの存在を知るべく我々が開発した自己記入式の評価アセスメント用紙[28]を渡すと役立つことだろう。

同様に双極性障害の患者でよくみられるのが、**アルコールおよび物質乱用・依存症**である。この関連性を説明するうえで数多くの理論が提唱されている。その中には、双方の病態の遺伝的関連性を説明したものや、患者側の自己治療的な努力であるとか、通常コカインやアンフェタミン使用で得られる躁状態を擬装しようと試みている、などと諸説ある。急性期の躁病またはうつ病エピソードのときに薬物やアルコールを使用する患者の中には、適切な双極性障害の治療がなされれば断酒・断薬できる者もいるようである。物質使用がより生涯にわたって続く患者の場合には、その併存症（依存症）のための特別な治療が必要となるだろう。

我々はいくつかの理由から、**いかなる**アルコールまたは物質使用であっても双極性障害の患者にとって常に有害な影響を与えるという臨床的立場を取っている。すべての精神刺激性物質は、患者の気分にリバウンド作用をもたらす一時的なその場しのぎの解決法にしかならず、その後さらに大きな問題を生じるからだ。リチウム以外の薬剤を内服している患者は、すでに肝臓に代謝作用で余計な負担をかけており、肝臓にもうこれ以上の負担をかけてはならない。最後の理由として、アルコールやほとんどの違法薬物は睡眠構造に悪い影響を及ぼし、あらゆる気分障害の患者にとって極めて大切である深い睡眠を奪い去ってしまう。

数多くの双極性障害の患者は、しばしば彼らの病気体験に直接的に起因して**心的外傷後ストレス障害（PTSD）**の診断基準も満たす。まず、双極性障害患者群では普通に発生しうる非同意入院が、しばしば極めて外傷的な体験となってPTSD診断基準に該当するすべての症状が患者に残遺することがある。加えて、躁病による乏しい判断力のために、しばしば危険な状況に身を置くことになり、それがまた結果的にひどい外傷体験となる。最後の点として、自分が生涯にわたって精神病性障害を患い続けると認識するだけで、それ自体が外傷的なのである。双極性障害の患者は、自分が双極Ⅰ型障害だと認識することと関連した再体験症状や他のPTSD様症状をしばしば訴える。

　患者が経験してきたかもしれない**摂食障害**が、現症または既往にあるかどうかを知ることもまた大切である。嘔吐や激しい運動を伴うようなあらゆる併存疾患は、リチウム服用中の患者に対して特殊かつ余計なリスクをもたらす。気分障害で使用される他の治療薬とは異なり、リチウムは腎臓から排泄されるために適切な血中濃度を維持するうえで体液バランスの維持が不可欠である。嘔吐する（それが摂食障害によるものでも胃腸炎の場合でも）と患者は、わずか数時間以内でリチウム中毒症を呈する。同じことは、激しい運動や高温下の屋外での重労働によって脱水症状を呈するような患者にも当てはまる。体型や体重に関する心配や懸念は、双極性障害患者の治療に関連するネガティブな気分と強く相関する。しかし、それだけではなくて処方薬と体重増加との関連性を患者が信じこんだり、実際にそうみなすことから患者の服薬アドヒアランスにひどく干渉するのだ。パニック症状と同様に摂食障害の症状も、より軽微で閾値下の症状形態で出現しやすく[108]、それが双極性障害の治療を複雑化させる。このような拒食–過食（拒食症）スペクトラムの症候学に関する自記式評価アセスメント（anorexic-bulimic spectrum symptomatology：ABS-SR）も、右記サイト（www.spectrum-project.org.）上にて入手できる。

先述したように、子どもの双極性障害は**注意欠如／多動性障害（ADHD）**と時折間違われることがある。しかしながら、双極性障害のある児童および10代の子どもの40〜80％ではADHDも併存しており、成人に達した双極性障害の患者の多くが併存ADHDによる弊害でいまだに苦労している。したがって、思春期や成人した患者が、あなたに向かって、「自分は昔ADHDでした」、「今もADHDがあります」、などと語るかもしれない。この訴えの妥当性を評価することは、IPSRTを受けるあなたの患者を支援する際に、治療を焦点化する上でとりわけ学業や職業上といった役割をめぐる変化に取り組むのであれば重要となってくる。あなたはADHDについて専門でなくとも、ADHDの診断が信用できて、その障害が患者にいまだに活発に影響していると考えられるならば、患者が適切なADHD治療を受けているのかどうかも確かめておくべきである。双極性障害とADHDを併存する小児や思春期事例の治療がうまく運ぶためには、これらふたつの病態に対して可能な限り最善かつ最新の治療で取り組む必要がある。成人におけるADHD診断は、いまだに議論が多くて意見も分かれるところだが、次第に受け入れられつつあるようにみえる。いくつかの地域コミュニティでは、成人ADHDに特化した治療介入を提供している臨床家も存在する。

Ⅱ軸（DSM-Ⅳ）上の併存症

　先の鑑別診断についての章で述べたように、双極性障害のⅡ軸併存症の問題は複雑である。Ⅱ軸診断を満たす双極性障害の患者のうち、最も多いのがⅡ軸障害のクラスターB群の診断（境界性、反社会性、自己愛性、演技性パーソナリティ障害）のいずれかである。Ⅱ軸診断の**診断基準**のひとつに該当することが本当に併存症の存在を意味しているのか、それともただ単に、双極性障害の診断に必要な症状とⅡ軸障害の診断のどれかに必要な症状とが、かなりの部分で重複する実情を反映している

だけなのか、この点に関してはまだ不明瞭のままである。例えば、双極性障害と関連する気分不安定性を、どのように境界性パーソナリティ障害の気分不安定性と誤診するのかを理解することはたやすいことだ。それでも、プロトタイプ（原型的）な境界性（ボーダーライン）の自傷といった双極性障害と重複しない症状も含め、双極性障害と境界性パーソナリティ障害双方のすべての症状を本質的に揃えたような患者は存在する。やはり、こうした点について知っておくことが、あなたが患者の薬物治療計画に関してどのように支援するかという点で極めて重要となるだろう。我々の経験では、双極性障害と境界性パーソナリティ障害の両方を実際に患っている患者はきちんと支援されておらず、しばしば双極Ⅰ型障害の患者に提供するような従来通りの薬物治療計画による多くの薬剤のせいで症状がさらに悪化している。患者がもしも、これら両方の併存診断に該当するのであれば、あなたは薬物治療分野において患者のコーチ役かつ支援者としての役割を担う。実際に患者の調子をもっと良くしても、これ以上悪化させないような薬物療法を受けられるように手助けする必要があるだろう。我々の経験では、こうした患者には抗てんかん薬のラモトリギンがしばしば効果がみられる一方で、他のより従来型の気分安定剤や抗うつ薬などは無効なことが多い。

　双極性障害の長い病歴をもち躁病相を何度も呈してきた患者は、回避性パーソナリティ障害や社会恐怖症のようにみえることさえある。通常そのような患者の表出は、過去の躁的行動についての患者自身の当惑やきまりの悪さから二次的に生じた病態である。社会参加することによって新たな躁病エピソードが引き起こされる可能性に対する、患者の用心深さを表しているのだ。

身体医学的併存症

　まだ完全に解明されていない理由──おそらくは遺伝的関連性または

疾患それ自体による疲弊や消耗、あるいは病気の治療薬のいくつかの長期的影響など——のために、双極性障害の患者は、単極性うつ病性障害に相当する患者群や一般人口コミュニティにおける他の非精神科系疾患の患者群と比べて、より多くの身体医学的疾患を合併して患う傾向にある。特に銘記すべきは甲状腺疾患、糖尿病、心血管疾患、高血圧、肥満、さらには湿疹・乾癬などの皮膚疾患で、これらは双極性障害の特に双極Ⅰ型障害の患者で頻繁にみとめられる。このため、患者が質の高い医学的治療やケアを定期的に受けていることが、とりわけ大切となる。あなたの双極性障害患者の支援者としての責務の一端は、そうした治療ケアを患者が確実に受けられ、かかりつけの身体科医師の勧めに応じてフォローアップできるようにすることである。それはまた、患者が服用中のすべての病気の薬の内容と、双極性障害の治療で処方されている薬との間で生じうると予測される相互作用について、あなたが認識していることを意味する。あなた自身がたとえ担当医ではなくとも、特に双極Ⅰ型障害の患者に対して適切なケアを提供するということは、患者が服用しているすべての薬剤と、それらが患者の身体的・心理的ウェルビーイング（well-being、訳注：健康、良好な状態のこと）に潜在的に与えうる影響について、あなたが十分知悉していることを意味する。

まとめ

双極性障害の患者の初期および現在進行形の評価アセスメントを行うことは複雑なプロセスである。あなたの臨床経験が、専ら非精神病性の気分障害や不安障害患者の外来治療であったならば、双極性障害の患者を受け持つには、付加的に双極性障害の診断スキルや薬物療法の知識、そして多くの起こりうる精神・身体医学的併存疾患についての専門知識を習得する必要がある。診断に関していえば、経験に勝るものはない。双極性障害の患者を数多く診ればみるほど、あなたの診断スキルと直観

は研ぎ澄まされていくだろう。患者たち、特に長年にわたって双極性障害を患ってきた患者という存在は、しばしば偉大な教師である。患者の話によく耳を傾ければ、あなたは多くのことを学べるだろう。特有の薬剤や薬の相互作用、身体医学的病状に関しては、今日インターネット上のウェブサイトを通じて、それぞれの領域における最新の質の高い情報を得ることができる。薬剤や薬物相互作用、身体医学的病状などについての臨床家向けの情報はwww.medication.com, www.medscape.com, www.my.webmd.comなどの各サイトから入手できる。双極性障害についての最新情報を入手できる（そして患者とその情報を共有してもよい）優れた情報ソースとしてマックマンのうつ病・躁うつ週間ニュース（McMan's Depression and Bipolar Weekly；現 McMan's Depression and Bipolar Web）などがあり、ウェブサイトはwww.mcmanweb.comである。

第6章

個別の事例定式化：
病歴聴取と対人関係インベントリー

　精神力動的な訓練(トレーニング)を受けた心理療法家が、通常ある事例の定式化について語るときは、ひとつの**理論的な**定式化（formulation）に準拠している。治療者にとって、そうすることで固有の患者が特有な仕方でどのように考え、感じ、行動するようになったかを理解するうえで役立っている。対人関係療法（IPT）と対人関係社会リズム療法（IPSRT）において、事例定式化（ケース・フォーミュレーション case formulation）とは、いささかそれとは異なる概念を指している。IPSRTにおける事例定式化とは、患者の生活で起きている事柄についてと、患者の生活上の不快または症状を産み出す側面を変えていくために、あなたと患者が取り組もうとしていく事柄についての**実践的な**作業地図(ワーキング・マップ)である。IPSRT的な事例定式化に到達するうえで鍵となる手段が、病歴聴取、対人関係インベントリー、治療前介入的なソーシャルリズム・メトリック（SRM）の記入完成である。本章では、これらの手段のそれぞれの使い方に焦点を当てていく。

　最もわかりやすい事例における最も基本的レベルでも、IPSRTは常に5つの異なる対人関係問題領域（悲哀、役割の変化、役割をめぐる不和、対人関係の欠如、健康な自己の喪失という悲哀）への焦点づけを通して、個々の患者の躁病、うつ病と関連する特有の問題を基盤として事

例を定式化する必要がある。個別の事例定式化が重要であるのは、双極性障害の患者は自分たちの病状についての知識や病識のレベルがさまざまに異なるばかりか、非常に多様な既往歴と現在における問題（現症）を抱えて治療を求めてくるからである。このプロセスが済めば、双極性障害をもつひとりの固有の患者の病歴を通じて、いかなる種類の対人関係問題や外的要請、リズムの破綻、症状の中に、どのような関係性がみられるのかを全般的に説明づける、ひとつの事例定式化を明確に述べることができるはずである。さらにより重要なことは、どのような種類の対人関係問題、社会的役割をめぐる問題が、どういった社会リズムの破綻に寄与して、それが現在どのような症状を引き起こしているのかについて、あなたが明確に具体的に説明できるということだ。あなたはそれから、対人関係問題に取り組み、患者の社会リズムを修正するための治療計画が（患者の同意のもとで）どのようなものになるか、患者の現症に対して期待される結果とともに具体的に説明することができるだろう。患者特有の病歴を考慮にいれつつ、将来的なエピソードから患者を守るために対人関係および社会リズム双方の領域において、あなたと患者が何に気をつける必要があるのかを理解しておく必要もある。IPSRTがうまくいかないときは、しばしば事例定式化が正しくなくて、選択された問題領域が間違っているからである。このように、事例定式化はIPSRTを施行するうえで決定的に重要な最初のステップなのである。

　先述したように、IPSRTは4期（初期、中期、維持期、終期）からなる治療法である。ある意味で、初期全体が事例定式化プロセスに充てられている。治療が後の段階に進むにつれ、そして患者の臨床状態が変化するにつれて、あなたは自分の作った定式（フォーミュレーション）を調整するか、時には事例定式化を完全にまとめ直す必要性に気がつくかもしれない。

　初期段階では、患者の病歴聴取、双極性障害についての患者教育に「対人関係インベントリー」として知られる調査票の記入完成、対人関

係問題領域または対人関係上の治療介入の焦点となりそうな領域の同定などに焦点を当てることになる。こうした初期の作業によって、あなたは最初の事例定式化を行うことが可能となる。IPSRTが患者の急性期に開始されようと、正常気分の病間期に維持療法として始められようと、患者のIPSRTへの導入と事例定式化の過程は、一般に毎週ごとに3〜4回連続したセッションの経過を通して行われる。複雑な事例や、ひどく抑うつ的でコミュニケーションがとれない患者の場合には4回以上のセッションが必要かもしれないが、反対に初期のこれらの目標をセッション3回未満で達成できることは滅多にないであろう。

　これが患者にとって、もしも初めての双極性障害についての治療であるならば、あなたは患者に病気の本質を教えることになる。明らかに相手がぎょっとしそうな病気の診断を受容させる手助けをするのに、かなりの時間を割く必要があるだろう。あなたが第1章で読んだ若き芸術家タッドの事例がまさしくそうであった。IPSRTを始めたとき、タッドは双極性障害のことなど聞いたこともなく、自分に起きていることをどんなにわかろうとしても双極性障害として理解する背景や文脈を持ち合わせていなかった。したがって、タッドの個別の事例定式化のひとつの側面は、気分障害についての情報が彼に欠けていたことである。治療計画はそのため、気分障害についての徹底的な疾病教育を最も基本的レベルから始める必要があるということだ。

　患者の中には、長年治療を受けてきて病気について相当知ったうえでIPSRTを始める者もいる。このような事例では、タッドの事例ほどは心理教育に時間を費やさないか、あるいはより高度に洗練されたレベルから始めることができる。そうであっても、あなたはそれぞれの患者が自身の病気をどのように概念化しているのかを理解することが大切である。ずっと昔に診断を受けた患者は、数多くの双極性障害についての本を読み、他の人たちとも話し合ってきたことだろう。このような人々は、しばしば病気について、そして病気が彼（女）らの人生に及ぼした影響

についての膨大な正しい情報と深い理解がある。けれども、中には病気や治療法についてひどく誤解してしまっている患者もいる。その際には、治療の初期段階における患者のそうした誤解を是正する作業から始めることが、あなたの責務となる。また他には、第1章であなたが読んだジルの事例のように、病気の話題に触れることをほとんど避けてきた患者もいるだろう。双極性障害を長年患っていて、その他のことについては読書して十分に教養を積んでいても、ジルのような患者は病気について案外無知であったりする。そのために、病気について広範囲にわたる患者教育が必要となるかもしれない。

病歴を聴取すること

　先述したように、IPSRTは可能な限り常に、その患者の病気の体験を振り返って再検討することから始める。この再検討には症状面や社会リズムの破綻、初期のエピソードの対人関係的な側面などが含まれ、特に直近の病気エピソードを重視しながら詳しく振り返ってみる。IPSRTの考え方と理論的根拠は、第2章で説明したような社会ツァイトゲーバー（social zeitgeber）仮説[42]から生じたもので、患者の生活における対人関係上の苦痛と社会リズムの破綻との間にある緊密かつ相互依存的な関係性を想定している。したがって、病歴を聴取する際には、あなたは患者の症状の進展に先立つ日常生活ルーティンや対人関係上の相互作用における変質や破綻を証拠づける、どんなわずかな形跡でも探すことが望ましい。特に、躁転時の患者の記憶の想起に限界があるならば、患者の許可が得られれば、病歴聴取の過程で患者の家族や親しい友人に参加してもらうという選択をしてもよい。秘密保持に関する取り扱いに関して、あなたと患者との間に、また患者と家族や友人との間でも同じく明確な同意が得られている限り、そうしたセッションは患者の個々の人間関係の性質に応じて、合同面接でも別個の面接インタビューとして

も実施できる。

　治療を始めるにあたって、患者が危機的状況にあったり、具合が悪くて情報を提供できる状態になく病歴聴取できないときでも、情報をできるだけ早く集めるよう努力することに最善を尽くす。もしも入手可能であれば、患者カルテの病歴記録をもとに、いくつかの側面をつなぎ合わせる。そうすれば、あなたが患者に求めていく変化のための理論的根拠を展開させていきながら、その情報を患者にフィードバックすることが可能であろう。もしくは、あなたは家族から、かなりの情報を得ることができるかもしれない。もしも、当の患者があなたの唯一の情報源であるならば、無理なく適切であればすぐに病歴聴取に立ち戻ることが望ましい。というのも、通常それが治療のために事例定式化していくうえで、あなたの最大の武器となるからである。もしも病歴聴取を一度にすべて行うことが患者にとってあまりにストレスをかけて困難であるようならば、あなたは病歴聴取をより短く何回かに区切って、いくつかのセッションの冒頭または最後に15分程度の時間を割くように計画立ててもよい。

　治療セッション、すなわち病歴と対人関係インベントリーに焦点を当てたセッションは、リズムの破綻がどの程度エピソード発症と関連しているのか、そして患者の対人関係のどの側面が現在のエピソードの発症や増悪に寄与しているのかを、あなたと患者が理解するうえでの一助となるので非常に重要である。

　第4章で述べたように、初期症状と、これらの症状に先行していたはずの何らかのライフスタイルの変化との関係性を細分化することは、しばしば困難である。例えば、睡眠の減少は躁病または軽躁状態の**中核症状**であるとともに**誘因**にもなる[178]。うつ病を誘発するうえでの睡眠量の増加と不活発性の果たす役割は、それほど明確ではない。しかし実際には、活動性が増大すると、しばしばそれに続いて気分が改善することがある[15]。**過眠**が抑うつ症状を引き起こすという直接的なエビデンスは

ないが、数多くの研究において断眠療法に関しては一過性ながらも強力な抗うつ作用が示されてきている[56, 183]。

　入念に聴取された病歴を調べると、しばしば外因性に引き起こされたルーティンの破綻と、躁病やうつ病の前駆症状とを分離することが可能である。それゆえ病歴聴取する際には、あなたは患者が例えば数日または数週にわたって睡眠が徐々に減少していることに気づいているかどうかに注意を集中するべきである。患者はあるいは、躁病エピソード発症の直前に外的な**必要性**に駆られて（論文やスピーチ作成、試験の準備のため、または長期遠征、海外出張のために）一晩中ほとんど徹夜していたのではないか？　前者の場合、睡眠の減少はおそらく躁病に進展する初期**症状**であろう。後者の場合には、睡眠の喪失がおそらくはその後に続いた躁病の**原因**となっただろう。これが原因であれば、あなたと患者は将来的にエピソードを防ぐうえで治療作業できる。病歴聴取の過程の中で、あなたは各エピソードが典型的に患者にどのように始まったのかを明確に把握しようとする。睡眠とは何ら関係がなくても、直近のエピソードの中で最も初期に観察可能な症状について、また患者の過去の躁病、うつ病の特徴的な初期徴候として患者が何を知覚しているかについて精密に調べてみてもよいだろう。患者の中には躁病とともに、わずかながらも非特徴的な疑い深さやパラノイア徴候を伴って発症する者もいる。また別の患者では、色がより鮮明に見えたり、匂いがより強く感じられることもあるようだ。各々の患者にとって、うつ病の早期兆候は互いにそれぞれ全く異なるかもしれないが、患者には一般に独自の特徴的パターンがある。

　第1章にて描写された2つの事例を思い返すなら、それぞれの事例定式化が病歴聴取の段階から、どれほど異なって始められたかがわかるだろう。ジルのエピソード発症には、明らかにルーティンを破綻させる側面をもった生体ホルモンの影響が関連しており、ジル本人の出産という出来事を別にすれば、彼女のルーティンを破綻させるような外因性の出

来事は、より少ない程度でしか影響していない。ジルはまた、少なくとも人生の初期には気分障害にいくらか季節性パターンがみられたようであった。対照的にタッドのエピソードは、明らかに不安定な社会リズムおよび社会的・知的な過剰刺激が関与していたようである。病歴聴取から得られた情報は、この異なる2つの事例に対して、それぞれ重視する点も異なることを示唆している。

病歴年表

 患者の病歴を聴取するうえでは、年表を書面上で作成することが非常に役立つ。病歴年表には、エピソード、治療歴、重要なライフイベント、ライフスタイルの変化、その他にエピソードの誘発因子や過去に有効であった治療の類いを把握するうえで、あなたと患者が重要と考える情報などが含まれる。我々は、この病歴年表の作成を、あなたが患者に要請することになるライフスタイルの変化の理論的根拠として展開する。そればかりか、IPSRTにおける個別の事例定式化を行ううえで鍵となる手段だと考えている。例として、第1章の冒頭で紹介した患者であるジルの病歴年表を図6.1に示した。

 我々が作成した年表は、ジルの高校時代の軽いうつ病体験から始まる。当時のうつ病の出現には特別な社会的誘発因子はなかったようだが、季節性がみられたと思われる。それから、第1子出産に続いて生じた精神病性の混合状態と、そのときのリチウムと非定型抗精神病薬による治療歴の記載に移る。このエピソード発症時のジルの雇用状況についても記録する。年表は、当時のエピソードからのジルの完全な回復と、それから弟夫婦の子どもの世話をするためにシアトルを訪れたことで再発したうつ病と、その訪問に伴うジルのルーティン上のすべての破綻を表している。年表はまた、ジルが治療を全く受けずにうつ病から回復するのにどのくらいの時間を費やしたのか、そして、うつ病エピソードのせいで

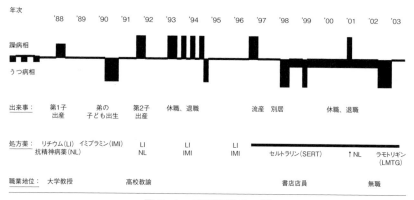

図 6.1　病歴年表の一例

ジルがどのように大学教授の地位から高校教員の役割へと変化したのかを示している。この年表は、ジルの第 2 子出産と躁病が関連していること、リチウムと非定型抗精神病薬を組み合わせた薬物治療に対してジルが 2 度目も良好に反応したことを示している。年表はまた、ジルがリチウム服用を一貫して遵守してから安定期が訪れており、その時期には仕事を続けられたことを例証している。年表はそれから、彼女の流産と関連して躁病が出現し、その後に電撃けいれん療法を施行するまで症状を統制下に置くことが困難であったことを示している。年表はまた、この躁病エピソードの後からジルは、それまで大部分の病間期の精神機能を特徴づけていた正常気分状態にまで回復せず、職業的地位はさらに下降していったことを示す。彼女の結婚生活の悪化もまた、それまでの病間期の機能を特徴づけていた正常気分状態に決して完全に戻らなかった事実と関連していることが明示されている。

　このような病歴年表は、患者への疾病教育のみならず、患者とともに IPSRT の社会リズム側面への理論的根拠を展開するうえでも非常に役立つであろう。ジルの毎回の躁病相は、妊娠出産と関連したホルモンの不可抗力的な変化（および睡眠不足）によって誘発されていたようにみ

える。対照的に、ジルのうつ病相は、生活の構造化およびルーティンの欠如によって特徴づけられた相対的に不活発な時期と関連していたようである。夫婦の別居さえ、疑う余地もなく多大な悲しみとともにルーティンの破綻によって特徴づけられ、それがジルの日々のルーティン構造における大きな変化と関連していたのである。

患者に双極性障害について疾病教育する

　病歴聴取および年表作成の双方を行う間に、実際には治療の初期段階を通して、あなたは双極性障害について患者がどの程度知っているのか、また対人関係問題とライフスタイルの破綻がエピソード発症と持続にどのように関連していたかをどの程度理解しているのか確かめることになる。長らく双極性障害を患い、この障害について幅広く読んで学んできたはずの患者でさえ、こうした関連性をわかっていないことがある。初期のセッションでは、あなたの患者が対人関係上の問題、リズムの破綻、症状の増悪との間の関連性を理解するうえでの手助けをする機会を提供する。したがって、まだ事例と治療計画について定式化している最中でも、あなたは治療プロセスにいくらか心理教育を組み入れ始めることができるのである。

　事　例

　　アリソンは離婚歴のある38歳の女性で、4度目の躁病エピソード発症を契機にIPSRT治療を始めた。2回目のセッションのとき、アリソンと治療者は彼女の毎回の躁病エピソードを引き起こした出来事を再検討してみた。それまで、アリソンは全く関連づけていなかったのだが、彼女の各エピソードに先立つ共通要因として睡眠不足がみられていた。エピソードが、しばしばリチウムを単回服用し損ねたことと関連していることは明らかであった。グラフィックデザイナーとして働いていたとき、アリソンは企画を

仕上げるためにしばしば夜遅くまで働く必要があった。アリソンのこれまで3度にわたる躁病発症の前夜、上司は締め切りに間に合わせるため彼女にきまって徹夜するよう要求していた。こうした状況になるたびに、彼女の方も晩のリチウム服用を怠っていた。彼女の4度目の躁病エピソードは、感冒性腸炎と関連した持続性の吐き気と嘔吐で一晩中起きて眠れずにいた後に続いて生じた。嘔吐が始まる前に彼女はリチウムを1回分服用していたのだが、おそらくそれはほとんど体内に残らなかったのだろう。これらのことを振り返って検討すると、毎回のアリソンの躁病エピソードを引き起こす出来事の類似性は明らかであった。けれども、発症するたびに異なる職場環境に身を置いて、さまざまに異なる上司や顧客のために働いていたために、彼女は睡眠不足と躁病エピソード発症との間の関連性を理解し損ねていたのであった。

　患者にとっては苦痛で困難であるかもしれないが、病歴を聴取する際に、あなたはうつ病および躁病・軽躁エピソードともにすべての側面をたずねて調べることが大切である。というのも、この聞き取りは、あなたが患者にライフスタイル上で求めていく変化についての理論的根拠を構築するうえで役立つからだ。また、あなたの患者に困惑や悲嘆、経済的損失、職業上または社会的地位の喪失などを引き起こした機能不全、社会的に不適切な行動あるいは他の行動などの証拠を明白にすることも非常に大切である。双極性障害の患者の多くは、自分たちが最もひどいエピソード中に仕出かした常軌を逸した出来事を、さも得意げに語ってあなたを面白がらせるところがある。あなたの患者が特に抑うつ的であるか、まだ完全にはあなたに打ち解けていなければ、こうしたエピソードの情報を得るのは困難かもしれない。もしも患者のエピソードに、そのようなマイナスの弊害があったのではと疑われるなら、あなたはできる限り丁重に支持的に、患者が仕事上でこれまでどうにかやってきたやり方に対してエピソードがどのようなインパクト（衝撃、影響）を与え

たのかをたずねてみるべきである。例えば、患者の躁病またはうつ病が、同僚や上司らと何らかの衝突を引き起こしたのではないか？　あなたはまた、それが家族関係に関して特に困難な時期であったのかどうか、親しい家族や友人たちに対するエピソードのインパクトはどうであったと考えているのか、エピソード中に患者がやったことで今は後悔していることがあるのかどうか、あるいは患者がやるべきだったことをやり損ねたのかどうか、などをたずねてみてもよいだろう。ジルの事例が示していたように、多くの既往エピソードのある患者の病歴を聴取すると、しばしば緩徐ながらも顕著な社会的流動性の下降と不完全雇用の増大に向かう経時的なチャート図を表すことが可能となる。したがって、特に長らく病気を患っている患者では、あなたは年表の中に就業や住居の地域といった他の社会経済的状況の指標を入れることが望ましい。

　このような変化が同定されると、多くの患者たちは、この障害の甚大な個人的損失について自発的に述べるようになる。あなたの患者がもしも、自らの人生における障害の完全なインパクトを把握できないようであれば、あなたは患者に直接質問をして、もし感情病エピソードが全くなかったのなら患者の今の仕事や職業上の地位はどのように違っていたかを説明してもらうよう求めてもよい。例えば、ある女性患者は、どのような種類の仕事をやっていると想像するだろうか？　ある男性患者は、どんな種類の代償が得られていると考えるだろうか？　また別の女性患者は、どのようなライフスタイルを送っているはずだと信じるだろうか……？

　あなたは、双極性障害の完全な損失コストを認識させることが患者に与える感情的インパクトに対して準備ができている必要がある。あなたの患者が、こうした情報を聞いて理解する心づもりができているのか注意深く判断しなければならない。あなたの患者が特に動揺しているようであれば、あなたはこのセッション後から次回までの間に電話で連絡を入れてみる予定を組んでもよい。

より若年の患者やエピソード回数の少ない患者との治療作業では、病気のエピソードをその後に伴うか、そうでないかという両方の場合が想定される。そのため、あなたと患者は協同して将来的な職業的到達に向けて、いくつか選択肢を備えた長期回復シナリオを展開すべく、以下に示す事例のような少々修正を加えていく治療プロセスも可能である。

事 例

　　アンディは双極Ⅰ型障害を13年間患っている28歳の独身男性である。アンディの双極性障害には季節性パターンがある。抑うつエピソードは、ほぼ毎年秋に出現して翌年の早春には軽快していた。高校時代から、アンディは少なくとも毎年夏になるたびに、友人たちや家族にはっきりと気づかれるような中等度の軽躁状態を経験していた。完全な躁病エピソードが出現したのはどちらも夏場であったが、幸運なことに、どちらの躁病のときも個人的にも学業面でも重篤なダメージを受けることなく済んでいた。むしろ、アンディとIPSRTの治療者は、最初の数回のセッションの大半を割いて季節性うつ病が彼の人生に及ぼしたインパクト、特に彼の学業上のキャリアに与えた影響について話し合った。高校時代、1学期の成績がふるわなくても、アンディはきまって学年末までにはどうにか成績を戻していた。成績にむらがあるために、アンディ自身の知能やSAT（訳注：大学入学適正試験）の成績が保証するほどの大学には進学できなかったが、高校卒業後は地元の単科大学に入学登録したのだった。アンディは10代後半から20代前半を通じて単科大学に何度も入学し直していた。いつも最初の滑り出しは良好だったのだが、秋学期の中頃から活力が乏しくなった。ほとんど活動できなくなり、集中できず授業にも出席しなくなって最終的には決まって大学を中退するのであった。本人に良かれと思っていてもフラストレーションの募った両親は、アンディを怠け者であるとか、何を始めてもすべて中途半端であるとか、ただ「親の金でパーティに出かけたくて」大学に行きたいだけなのだと、あれこれ非難をした。けれども実際の

ところ、アンディは調子が良いときには、自分の知的能力レベルよりもずっと程度の低いつまらない仕事であっても働いて自立したいと常に望んでいた。数年にわたって、彼はさまざまなサービス接客業や事務系の仕事をしてきたが、どれも際立った実力を発揮できずにいた。けれどもアンディはここ4年ほど、保護者が援助できない就学困難のある小学生たちの個別指導を組織するNPOの団体活動に、ボランティアとして精力的に参加していた。彼はこの活動に大変やりがいを感じていた。実際、彼のこれまでの人生の中で心底から継続して熱中できたのは、これが初めてであった。もしも双極性障害を患っていなければ、アンディの職業キャリア上の目標は、単科大学を卒業して小学校教師になることであったろう。しかし彼は最近、双極性障害があると、おそらくはこの目標を達成できないだろうと納得した。アンディの学業上およびキャリアの積み上げに双極性障害が及ぼす限界について議論するうちに、自分の病気経過に大きな変化がない限り、アンディは学校を卒業することも、そして彼のもうひとつの夢であるボランティアをしているNPO組織を統率していくことさえできそうにないことに気づいたのである。

この時点での治療者のやるべき任務というのは、何が変化しえて何が変化しえないかという現実的な評価アセスメントを患者が行えるよう手助けをすることである。アンディには、これからの人生でも常にうつに陥りやすく、春夏には軽躁状態を呈しやすい脆弱性がある。しかし、適切な薬物療法とアンディの側での自己修養をきちんと積めば、彼が経験した失われた時間をいくらか代償的に埋め合わせることができる。最終的には、ボランティア活動組織の中で指導的立場につくというアンディの目標を実現できるばかりか高等教育を修了できて、いま現在続いている彼の人生の軌道を実質的に変えられる可能性までも妥当なこととして提示できるだろう。

IPSRT治療者の仕事は、アンディが正しい服薬計画を守って大学の

学業を徐々に再履修していけば、いずれ自分の目標に到達できるかどうかを評価することであろう。この評価が完了するには、実際のところ学校で単科選択コースを試験的に履修してみることも含めれば、おそらく数カ月はかかる。この過程で、アンディのような患者では大学を卒業することが容易ではないと示唆されるかもしれない。その場合には、あなたの任務は彼の病気による限界を考慮に入れつつ現実的な一連の目標を設定していけるよう患者を支援することである。けれども、もしも患者が適切に服薬していて、ルーティンの規則性に注意が払われ、あなたや家族からの相当の支援もあって、ゆくゆくは大学を卒業することが可能にみえるのなら、あなたは非常にゆっくりとでも目標に到達できるような計画を立てることになるだろう（その治療チームには薬物療法の責任を受け持つ精神科医や精神科担当グループのほか、患者の看護ケアや社会的・職業的リハビリテーション、モニタリングにかかわる他領域の医師または専門家などが含まれ、家族が治療チームの「補助メンバー」として関与することになるだろう）。物事がどのように進展するかにもよるが、学業は常に定時制課程のままとして、アンディが自分でスケジュールを固定させるうえで役立ちそうなアルバイトと連動した生活プログラムを組むことになるだろう。それはつまり、アンディが定時制授業で順調にいって自分のルーティンに関してもしっかり自己修練できるならば、ゆくゆくは全日フルタイムで授業に出られることを意味する。大事な点は、大部分の気分障害や不安障害を対象とした短期的治療法で実施されている方法とは異なり、IPSRTでは時間的枠組みが大幅に拡大延長されていることである。それぞれの患者があなたの治療介入にどのように反応するかを常に評価する。そうした評価が、患者のどのような長期的目標を指し示しているのかを常に繰り返しアセスメントしていくのだ。

　あなたが対人関係インベントリーを完成させても（次節の考察を参照のこと）、病歴聴取を行う間は、患者の気分と個人的な人間関係の性質

との関係性を理解するうえで同じような治療プロセスが続くことになろう。年長の患者には、もしも双極性障害を患っていなかったならば、今日どのような家族関係、友人関係になっているかを熟慮してみるようたずねてみてもよい。若年患者には、現在彼らが価値を置いている人間関係に、今後起こりうる数多くのエピソードが与えるインパクトについて想像してみるよう促してみてもよいだろう。

　双極性障害の結果として被った損失コストを理解させるべく患者の手助けをすることで、あなたは患者に対して困難な変化を行うよう求めることの正当性を立証しているのである。けれども、そうすることによって、あなたは患者が変化の必要性を見出す手助けをすることと、落胆させて患者のやる気を挫かせて変化の動機を失わせることと紙一重の道のりを歩んでいることになる。このぎりぎりのプロセスのなかで、あなたは自分がいま治療者としてどの位置にいるのか正確に知ろうとしても、双極性障害それ自体を特徴づける気分不安定性によって、さらに複雑化して困難になる。あなたが事例について変化を促そうとするとき、患者がもしも正常気分か、わずかに軽躁的な程度であれば、あなたは病気に関連した困難と損失コストについて、より一層強く断定的に指摘してよい。しかしながら、あなたの事例を治療に向けようとする際に、患者がいくらか抑うつ的であれば、あなたはすでにやる気を失っている相手の自信をさらに挫くことのないよう、より一層注意深く配慮する必要がある。

事　例

　スティーブは12年の双極性障害の病歴をもつ50歳の独身白人男性である。スティーブは、州内の別の地域の地方自治体の上級公務員であったが、前の年から失業中であった。スティーブは過去12年間に4度の躁病エピソードを患ってきた。躁病は、スティーブの対人関係をひどく損なってきた。躁病エピソード中、スティーブは人と交流する際に相手が耐えられないほ

ど押し付けがましくなる。このようなときの彼の対人関係は、いらいらした理屈っぽい行動で特徴づけられていた。スティーブは度を越した計画に入れ込んで、休む間もなく仕事関連や社会活動などに参加していた。彼は非常識な時間帯に電話をかけて、旧友や元の同僚たちに頻繁に連絡を取ろうと試みたことを語っていた。友人たちは、スティーブの行動や大声で早口な話しぶりが不適切であること、彼が長広舌をふるうのについていけないことを本人に注意していた。スティーブの躁的行動は、彼の元同僚や上司たちとの間に深刻な問題を引き起こした。その結果（彼の4回目の躁病エピソード中に）、スティーブは解雇されて自分の職業的地位を失った。躁状態であったときに解雇が発生したために、彼は夢中で自分の地位を取り戻そうと試みた。スティーブは攻撃的に敵意をむき出しにして、押し付けがましく不快なほど要求がましかった。彼は、偶然知り合ったにすぎない有力者らと接触した。このように関わった人々は、スティーブの奇妙な行動としつこさに驚くとともに腹を立てた。ほとんどの場合、彼らはスティーブとのつながりを完全に絶ってしまった。振り返ってみると、スティーブの判断力は極めて低下しており、今ならば自分でも後悔するような振る舞いであったことを本人も認めていた。

　躁病の間のこうした自分の行動を省みるにつれて、スティーブは躁的行動が自分にとってどれだけ不利になったかを認識するようになった。スティーブの双極性障害は、彼の対人関係と職業に深刻な問題を生み出したのだ。彼は、自分の気分がこの時期を通じてもしも安定していたならば、非常に気に入っていた仕事のみならず、友人や社会支援のネットワークもいまだに保持していたであろうと認めた。今やスティーブは、自分の双極性障害のせいで、同僚や友人たちとの関係を維持して相手に適切な振る舞いをする自らの能力に関して、ひどい当惑と苦痛が引き起こされていたことがわかった。スティーブは50歳の男性として、母親と姉妹だけが今や自分の唯一にして真の社会的支援であることを恥ずかしく思っていた。もしも双極性障害を患っていなければ、自分の社会的支援は、かつて自分の周

りにいた友人や同僚たちからなる幅広いネットワークで構成されていただろうと信じていた。彼はまた、付加的な情緒的支援と安心感を彼に与えてくれていた女性との長期的な関係も維持することができたはずなのだ。

もしもスティーブがあなたの患者であれば、あなたの治療課題は、彼が引き起こしてしまった損失が本当に修復不能であるのか、それとも徐々にでも、彼の以前の支援ネットワークと再びいくらかつながることは可能なのか、ひょっとすれば以前の仕事、またはそれに類似した仕事に戻ることも可能かどうかを評価することである。そのためには、スティーブが躁病の間に引き起こした具体的な不和や諍い(いさか)について多くの情報を収集する必要がある。つまり、以前の友人や同僚たちはスティーブの躁病中に起こったことが全く理解できず、彼ともう本当につきあいたくはないのか、それとも、よくあることだが単にスティーブの方が自分の行動に決まりが悪くて連絡をとろうとしない、連絡して拒絶されることを恐れて接触を試みることができないのか、などである。あなたにとって、治療上理解するプロセスを困難にさせるのは、しばしば患者が重症の躁病エピソードの最中に起きたことについて部分的にしか記憶を想起せず、覚えていることでさえ、しばしば躁病に特徴的な非常に乏しい判断力のフィルターを通した記憶であることだ。それでも根気よく治療を続けていけば、通常は、その人間関係が永久に損なわれるものか、それとも十分に修復可能なものであるかについて患者が現実的な評価をする支援が可能である。

対人関係インベントリーの作成

IPSRTの初期段階のすべての側面の中で、個別の事例定式化を行ううえで最も重要となるのが対人関係インベントリーである。「対人関係インベントリー」という用語は、簡潔にいえば、ある患者の過去と現在

の生活上における重要な人間関係を振り返って再検討することを指し示す[88]。このインベントリーは、こうした人間関係の本質は何であるか、患者の対人関係に何か一貫した肯定的・否定的パターンがあるのか、そして特に患者の人間関係における何らかの問題が、心理的または社会リズムへの影響を通して直近のエピソードの発症や持続性と関連しているかどうかの理解に焦点を当てている。対人関係インベントリーの完成が、広い意味で病歴聴取するプロセスの仕上げであり、それがIPSRTにおける個別の事例定式化へと直接つながっている。

　対人関係療法は患者の直近の過去および現在、近い将来を明確に主眼におくために、あなたは対人関係インベントリーでの検討を、患者が治療を開始する時点での生活上の重要な人間関係から始める。そのため、例えばジル（第1章）の対人関係インベントリーを作成する際には、ジルと仲違いして別居した夫との関係性を詳しく調べることから始めることになる。夫婦がどれくらいの頻度で接しているのか、そのつきあいの本質はどのようなものか、子どもたちの養育に関して互いに親としてどのようにかかわっているのかを、あなたが知っておくことが望ましい。あなたは夫婦喧嘩の頻度や、最も大切なこととしてジルの現時点での夫への気持ちがどうであるのかを尋ねてみることになる。あなたはまた、夫のジルに対する気持ちについて、ジル自身がどう感じているのかについても調べてみる。ジルと夫との関係は本当のところ完全に解消されているのかどうか、それとも実際に3年も別居していながら婚姻を解消するうえで何らかの行き詰まりに陥っているのか判断を試みることになる。そこから続けて、ジルと夫がどのようにして出会ったのか、2人の交際がどのようなものであったか、結婚当初の数年間は夫婦関係の本質はどのようなものであったか、など、夫婦の重要な関係性をめぐる展開を調べていくことになる。ジルの子どもたちがまだ非常に幼くとも、あなたはジルとそれぞれの息子たちとの関係の本質について知っておくことと、息子たちが現在どのように機能しているのかを明確に把握しておくこと

が望ましい。ジルの病状が著しく悪化しているなら、あなたはこの評価アセスメントに夫を交えて、夫婦が和解したとして夫側に得られる恩恵が果たしてあるのかどうか、夫がジルや彼女の病気、子どもたちに対して自身の役割をどのように考えているのかを尋ねて調べてみてもよいだろう。

　こうした鍵となる人間関係から進めて、あなたはジルと父や母との関係性の本質について調べてゆく。彼女の人間関係全体の本質を詳細に理解するうえでは、親兄弟との関係についてもできるだけ遡って調べる必要があるだろう。かつて弟や義妹とジルが非常に親しかったことがわかれば、その姉弟関係は、もっと深く探求すべきもうひとつの関係性となろう。弟夫婦がどれほど遠く離れて住んでいても、ジルにとって彼らが大きなサポートの拠り所となることが期待できるからだ。あなたは最終的に、ジルの現在と過去の両方での友人や同僚たちとの人間関係の本質まで調べていって、病気が進展する以前のジルの人間関係を構成して維持する能力と、そうした彼女の能力に病気がどう影響を及ぼしたのか判断することになる。

　ジルの事例では、このような探索を行っていくと、ジルと夫との間に相互的に非常に強い情動的な絆がかつては存在していたことが明らかになってくる。互いに深く相手を気遣っていたのだが、ジルの双極性障害を前にして、互いにどのようにかかわっていくべきかわからず完全に当惑していた。対人関係インベントリーは、経時的にみて、その時点でジルが母親として失格であると本当に感じていたこと、そしてジルの気分障害が彼女の親としての能力をことごとく、どれほど蝕んでしまっていたかを示すことにもなる。対人関係インベントリーは、ジルと両親とのいくらか表面的な関係性をも明らかにするだろう。ジルの両親は、物質的支援は考慮に入れることができても（母親は子どもたちの世話を、父親は経済的出資や移送・送迎の必要など）、両親ともジルを情緒的に支援できる真の能力を備えていなかった。対照的に、病気を患っていても、

ジルと義妹は信頼のおける関係を維持できていた。ジルにとって義妹は常に絶対的な愛情や共感を示してくれて、理解者として頼りにできる人物だった。唯一の問題は、義妹は何千マイルも遠方に離れて住んでいることであった。対人関係インベントリーからは、若い女性らしくジルには数多くの親しい友人がいて、そのうちの何人かとは本当に信頼できる関係を築いていたこともわかる。けれども、うつ病が最悪であった時期にジルがすがりついていた義妹との関係とは異なり、多かれ少なかれジルの友人たちとは、彼女たちが手を差し伸べる友情にジルが報いることができなかったために疎遠になってしまっていた。ジルの調子が良くなっていくにつれ、こうした友人関係をいくらか復活できるかどうかが治療者の頭の中で懸案事項となっていた。けれども、対人関係インベントリーが完成するころになると、治療者はジルの中に明らかに対人関係を満足させられる能力を見出していた。ジルはうつ病によってすべての感情エネルギーを奪われたわけではなく、うつのせいでとげとげしく苛々していたために実際ひとりでいた方が気楽であったのだ。そのような彼女の人となりが、治療者にはだんだんと掴めてきたのである。

　対人関係インベントリーを作成する中で、タッドはまた違った種類の難題を呈するようになる。治療を開始したときタッドは暦年齢上18歳であったが、発達的に彼の精神年齢はまだ15歳程度であった。状況をさらに複雑にしたのは、タッドのすべての重要な人間関係は遠く故郷アラバマにあったが、彼の現在の対人関係上の環境や状況は、大学に通学して治療を受けているこの街にあるという事実であった。対人関係インベントリーはまず、タッドと父や母との関係性を調べることから始める必要があった。するとそこから、タッドが大好きであった母親との間で非常に強く支持的な関係性が明らかになった。厳格でしつけに厳しい父親とタッドとの関係は、あまり良好ではなかった。父親にとって、タッドは常に失望のもとで、息子がもっと「男らしい」仕事に興味を持つことを切望していたぶん、彼の芸術的な業績に価値を認めていなかった。それ

とは対照的に、母親の方はタッドと親密で極めて支持的であり、絶えず父と息子の関係を改善しようとしていた。IPSRT治療を始めたとき、タッドは大学生になってまだ数カ月しか経っていなかった。それにもかかわらず、実際のところ入学して以来、同級生たちと数多くの強い支持的関係を築いていた。当然ながら、同級の芸術学科の仲間たちは、お堅い郵便局員であった父親よりもタッドの風変わりな行動をよっぽどよく理解していた。タッドは躁病のときでも決してイライラしたり怒りっぽくはならなかったため、友人たちの誰とも疎遠にはならなかった。彼らは、タッドが躁病回復後のうつ状態から抜け出して再び大学生活に戻れるように何か手伝えないだろうかと知りたがった。こうした友人たちの何人かは、タッドが通院するクリニックの受診にまで付き添ってくれて、彼の治療を導くうえでの重要なリソース（人的資源）となった。ただ多くの若い男性事例の場合と同様、タッドの恋愛関係は、治療者にとっても、またタッドの気分状態にもより一層やっかいな難題となった。対人関係インベントリー上から、タッドはいつも派手で華やかな女性ながら特に世話好きでも支持的でもない相手に惹かれてきたことを示していた。彼女たちから頻繁にふられてもタッドは劇的によりを戻そうとするために、彼の気分が安定化することはほとんどなかった。治療者はこの問題を、安定した大学生になるというタッドの役割の変化が完了しても、将来的にかなりの治療作業を要することになる領域として同定した。

対人関係インベントリーを作成する際に、決まった公式というのはない。最も熟練したIPSRT治療者らは、それを一見ふつうの会話形式の中で行っている。しかし、彼（女）たちは一種の面接アウトラインにそれとなく基づいて実施しているのだ。それは最近の近しい人間関係から始まって、より周囲の対人関係へと移り、最後には過去の重要な対人関係へと進めている。新たなIPSRT治療者の養成・訓練を促進させて、双極性障害の患者の対人関係問題における多文化間の相違を研究するために、我々は対人関係インベントリーの面接ガイドを開発した[5]。この

面接ガイドのコピーは付録5に収録されている。これまで他に数多くの治療を体験してきた患者との面接では、しばしばこの評価アセスメントを実施する時点で多少なりとも構造化されているだろう。その一方、さほど治療体験のない患者たちとでは、あなたは対人関係インベントリーを完成させるまでに、患者にとって現在重要な人々や過去に重要であった人々と患者とのそれぞれの関係性の本質についての全体像が掴めるよう、面接ガイドに記載されているような直接的な質問をして構造化を促す必要がある。双極性障害の患者と治療作業する際には、患者のすでに終わったか突然に切れてしまった重要な人間関係について尋ねることも大切である。双極性障害の症状は、患者の行動の本質のために相手がひどく驚いてしまったか、または患者が焦燥の強い躁状態やうつ状態にあって相手との交際を全く絶ってしまったかのどちらかの理由のために、しばしばこうした人間関係は中断に至る。したがって、対人関係インベントリーをしめくくる上での最後の質問は、次のようなものになるだろう。「かつてはあなたにとって非常に大切な人であったのに、今はもう会ってはいない、話もしていない人物はいますか？」。もしも患者がこのような人間関係について述べるなら、この人物とのつきあいを再開することが患者にとって有益かどうかを調べてみてもよいだろう。

前述した事例などで描かれるように、患者の現在と過去の関係性の本質を理解するだけでなく、患者が症状を呈したときに親類や友人たちが患者に対してどのように反応して、病気が対人関係にどのようなインパクトを与えたのかを理解することも大切である。それは、例えば以下のような質問になるだろう。─対人関係の一時的な破綻なのか、それとも断絶を引き起こしたのか？　患者は、過干渉で過剰反応をする家族メンバーに巻き込まれてしまったのか？　親類や友人、隣人、同僚らは、患者の病気のことを知っているのか？　彼（女）らはどのくらい病気について知っているのか？　患者が具合の悪かったときに、彼（女）らはどのように反応していたのか？　患者が躁病相とうつ病相のときで、すで

んで支援を提供するかどうかという点に関して周囲の対応は違ったのか？　患者が無症状のとき、周りは患者に異なった対応をするのか？

　IPSRTは、一連の細かな問題領域を区別して、その中（悲哀、健康な自己の喪失という悲哀、役割の変化、役割をめぐる不和、対人関係の欠如）から治療の焦点を当てていく。こうした問題領域の中で取り組まれる問題の多様性は、双極性患者集団の複雑さと同じくらい数多くみられる。しばしば、あなたは取り組むうえで有用と考える複数の問題に気がつくであろう。けれども、我々は一般に、複数の問題に同時に治療作業で働きかけようとするよりも、ひとつの問題に焦点を絞ろうとしている。我々は通常、患者の現在の症状と最も密接に関連する問題か、または患者が治療で一番取り組んでいきやすそうな問題から始めることを選択する。例えば、ジルの治療を開始した時点では、彼女は「対人関係の欠如」がみられた事例のひとつと考えられただろう。しかし、この領域はしばしば治療を**開始する**うえで困難な側面である。それに、対人関係の欠如のみられる他の多くの事例とは異なり、ジルは過去に意味のある支持的な友人関係を築く能力を示していた。

　おそらく、ジルのような患者とかかわるうえでより適切な領域として、健康な自己の喪失という悲哀に焦点を当てることであろう。自身の複数の機会の喪失と挫折した目標を悲嘆できるようジルの喪の作業が手伝われたのなら（そしてジルの事例では、この治療作業に相当の時間を費やすことになる）、治療者はその次にどこに焦点を当てるべきかを判断する難題に直面する。3年に及ぶ別居状態にあっても、まだ完全には解消されていない役割をめぐる不和としてジルの事例定式化するにあたり、ジルと夫との間には、まだ充分な夫婦関係が残されているのだろうか？結婚生活から独身生活への役割の変化としてジルの事例定式化するほうが、ジルにとってより恩恵が得られるのではないだろうか？　この判断を行ううえで鍵となるのが、ジルの夫と1、2回セッションを実施してみることである。その中で治療者は、婚姻関係を果たして救うことがで

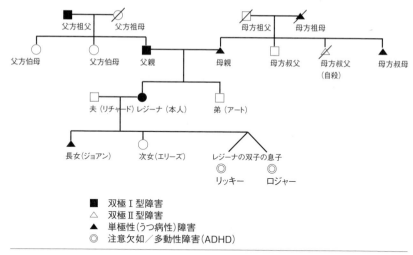

図6.2　家系図（ジェノグラム）の一例

きるのかどうか、それとも夫婦にとって望ましい最善の方法は、彼らがそれぞれ親として息子たちを連帯で養育できるよう相互に敬意を払ったまた別の関係性であるのか、夫側の見解を評価アセスメントすることになる。

　対人関係インベントリーを聴取する際に、我々の多くはインベントリーの記入を始める前にジェノグラム（家系図：患者のすべての近い先祖と子孫のグラフ）を完成させることが役立つとわかった。ジェノグラムがあると、インベントリー作成過程で、どの家族構成メンバーも漏らすことなく記入できるだろう。両親が離婚または再婚している、あるいは患者は里親に育てられた、など複雑に入り組んだ人間関係が背景にある場合、ジェノグラムは、あなたが複雑な生活史を理解するうえでの助けとなる。また、治療がすすむにつれて患者の人間関係をすばやく参照するうえでの手引きにもなる。このようなジェノグラムの一例を図6.2に示した。アフリカ系アメリカ人やヒスパニック系などの民族集団のなかには、祖父母、叔（伯）父、叔（伯）母などとの関係が両親と

の関係以上に強かったり、いとこ同士が兄弟・姉妹以上の関係であることに留意する必要がある。したがって、患者のこうした「家族」との人間関係の本質を理解することが、効果的な治療を施行する上で非常に重要となるだろう。

対人関係インベントリーを完成させれば、あなたは事例定式化の過程を始めるのに必要なほとんどの情報が得られたことになる。よって、あなたは最初の事例定式化を患者に提示して話し合うべきである。いくつかの場合、例えばジルのような事例では、事例定式化が完成したとみなされる前に、重要な他者（キーパーソン）をまじえたセッションを1、2回実施する必要があるだろう。

IPSRTを事例定式化する際には、双極性障害が生涯にわたって絶えず変化し進展していく病態であることに留意することが極めて重要である。それゆえ、IPSRTを通じて、あなたは自分が定式化した患者の必要性（ニーズ）や能力、あなたの治療介入法の本質がどのようなものになるのかについて間断なく定式化、再定式化していることに気がつくであろう。

問題領域の同定

対人関係インベントリーの記入を完成させた後、あなたは対人関係上のどの問題点が患者の現在の気分症状にとって最も中心的であるのか判断することが望まれる。この場合もやはり、それが現在の気分エピソードの**原因**であるのか（例えば、困難な役割の変化によって躁病エピソードに至る）、それとも現在のエピソードの**結果**なのか（例えば、極端な浪費がみられ、それにより婚姻上の役割をめぐる不和や離別に脅かされる）のどちらであるか、という問題になるだろう。いずれの場合にせよ、対人関係問題が解決すると、患者の気分や生活機能は改善してみえる。

理想的な状況であれば、あなたと患者は協力して第1の主要な（そし

て時には2番目の）問題領域を、元来は単極性うつ病の対人関係療法と関連する4つの対人関係問題領域——未解決の悲哀、対人関係上の不和、役割の変化、対人関係の欠如（文献88参照）の中から同定することになる。対人問題領域の概念上の基本原理に関するより詳細な考察は、"Interpersonal Psychotherapy of Depression"[88]（訳注：クラーマン・ワイスマン・ランスヴィル・シェヴロン著、水島広子・嶋田誠・大野裕訳『うつ病の対人関係療法』岩崎学術出版社、1997年, 絶版）および "Comprehensive Guide to Interpersonal Psychotherapy[179]"（訳注：ワイスマン・マーコヴィッツ・クラーマン著, 水島広子訳『対人関係療法総合ガイド』岩崎学術出版社、2009年）を参照するとよい。双極性障害の患者で表出される各対人関係問題領域については、第9章でより詳しく説明されている。

ソーシャルリズム・メトリック（SRM）の開始とリズム安定化の目標の同定

　IPSRTの事例定式化における第2の主要部分は、患者の社会リズムの本質と社会リズムの安定化に到達するうえでの必要な介入法と関連している。第2章で論じたように、社会ツァイトゲーバー（zeitgebers）の喪失と顕著なツァイトストゥラー（zeitstörers）の存在が、脆弱性のある人にとって感情エピソード発症の引き金となる重要な変数だとすれば、社会リズムの安定化という原理は、特に予防的治療における重要な部分を形作る。そして、患者の社会ルーティンの本質は、概念としてあなたが事例定式化する上での重要な部分を構成している。社会リズムの安定性を評価する上で、我々はヒトの日常生活のリズム性を測定するために特別にデザインされた評価ツールを開発した。この評価ツールはソーシャルリズム・メトリック（Social Rhythm Metric：SRM）と呼ばれ、15項目の事前特定的活動と2項目の個別選択的活動（特別な余暇活動、

祈り、犬の散歩といった）が起こるタイミングを辿って調べていくものである。この評価ツールの記入を完成させた者は、ほぼ数日にわたって調査に参加して活動報告したことになる[118, 120]。ソーシャルリズム・メトリックの原版は、健常対照者[118]、回復したうつ病患者[120]、うつ病の入院患者[164]、健常高齢者[121] などを対象にいくつか異なる研究において使用されてきた。SRMのどの形式においても、高得点であると日常イベントが起こるタイミングの規則性の高さを示唆する。一方で、低得点だと不規則性またはルーティンの欠如を示唆している。うつ病の入院患者を対象とした研究では、中高年の健常対照コントロール群よりもSRMが低得点を示し、また高齢者（70歳以上）のSRM得点が平均SRM得点よりも高値であることがわかった。

　我々は続いてSRMの２つの改変版を開発し、どちらも双極性障害患者の治療に利用できるようにした。これらの改作の最初の版であるSRM-II-17は、我々のIPSRTの最初の研究で使用された（巻末付録3参照）。我々は、IPSRTへの治療参加が、SRM-IIで記録された活動の規則性の増大と相関することを明らかに示した。ただし、SRM-IIの17項目版は多くの治療実践において不向きであることや、SRM得点値の大部分の分散結果がオリジナル原版の17項目の小部分集合によって説明できることがわかった[119]。このため、我々はSRM-IIの５項目短縮バージョンを開発した（SRM-II-5、付録1参照）。SRM-II-5は、その人が、①起床する、②他人と最初に接する、③仕事、学校、家事を始める、④夕食をとる、⑤就寝（床に就く）時刻のみを質問している。現在、SRM-IIの５項目版は、双極性障害治療の大規模な臨床研究である多施設国立包括的治療促進プログラム（STEP-BD）研究において使用されている。

　多くの臨床家が、特定の患者の特有なニーズに合わせて個別にSRMを用いることが有用であることに気づいた。例を挙げると、月経前に気分（または不安）症状が悪化しがちな女性にとって、月経周期を辿って

ソーシャルリズム・メトリックII-5項目版 (SRM-II-5)

日付（曜日）：11月29日

使用法
・あなたがこれらの日常の活動を行いたい理想的な目標時刻を記入してください
・あなたが毎日実際にその活動を行った時刻を記録してください
・その活動に関わった人を記録してください：0＝ひとりだけか　1＝他人がただそこにいた　2＝他人が積極的に関わった　3＝他人が非常に刺激的であった

活動	目標時刻	日曜日		月曜日		火曜日		水曜日		木曜日		金曜日		土曜日	
		時刻	人	時刻	人	時刻	人	時刻	人	時間	人	時刻	人	時刻	人
起床（ベッドから起き上がる）	午前8:00	8時00分	0	7時45分	0										
他人と最初に接する	午前8時5分	8時30分	3	8:00	3										
仕事／学校／ボランティア／家族の世話、などを始める	午前8時30分			9時25分	3										
夕食	午後6時15分	4時30分	2	6時30分	2										
就寝（床に就く）	午後11時30分	11時45分	1	11時15分	1										
毎日の気分の評価（−5〜+5） −5＝非常に落ち込んだ +5＝非常に高揚した		−1		0											

図6.3　記入途中のSRM-II-5の一例

第6章 個別の事例定式化:病歴聴取と対人関係インベントリー　137

名前 _____　　　　日付:　　年　　月　　日

　　　　　　　　この質問紙は一日の終わりに記入してください
曜日: _____

			人 0＝ひとりだけで 1＝他人がただそこにいた 2＝他人が積極的に関わった 3＝他人が非常に刺激的であった						
活動	時間	午前 または 午後	曜　日						
			月	火	水	木	金	土	日
起床 (ベッドから起き上がる)	より早い時刻				1		2		
	正確な早朝時刻				6:00		6:00		
	7時		2		2	1			
	7時15分			2					
	7時30分								
	7時45分								
あなたの 標準範囲の中間点→	8時	午前						2	3
	8時15分								
	8時30分								
	8時45分								
	9時								
	より遅い時刻								
	正確な遅い時刻								
	もしもやっていなければチェックすること								

(つづく)

図6.4　記入途中のソーシャルリズム・メトリックⅡ-17項目版の一例
(SRM-Ⅱ-17)

調べてみることは非常に有用である。治療の焦点が配偶者パートナーとの役割をめぐる不和であるときは、あなたは患者に配偶者との喧嘩の経緯を調べてみることを求めてもよい。

　病歴の聴取と対人関係インベントリーを完成させる間に、あなたは患者に日常生活ベースでSRM-Ⅱを記入し始めるよう求めることになる(一部記入されたSRM 短縮版の用例としては図6.3、記入途中の17項目原版の用例としては図6.4を参照。また、SRM-Ⅱ未記入用紙につい

			人 0＝ひとりだけで 1＝他人がただそこにいた 2＝他人が積極的に関わった 3＝他人が非常に刺激的であった							
活動	時間	午前 または 午後	曜日							
^	^	^	月	火	水	木	金	土	日
他人と （直接顔を合わせる か電話で） 最初に接触する あなたの 標準範囲の中間点→	より早い時刻						2		
^	正確な早朝時刻						6:00		
^	7時		2		2	1			
^	7時15分			2					
^	7時30分								
^	7時45分								
^	8時	午前						2	2
^	8時15分								
^	8時30分								
^	8時45分								
^	9時								
^	より遅い時刻								
^	正確な遅い時刻								
^	もしもやっていなければチェックすること								
朝の飲み物を摂取する あなたの 標準範囲の中間点→	より早い時刻								
^	正確な早朝時刻								
^	8時								
^	8時15分						0	0	
^	8時30分		0	1	1				
^	8時45分								
^	9時	午前						2	2
^	9時15分								
^	9時30分								
^	9時45分								
^			10:00						
^	より遅い時刻								
^	正確な遅い時刻								
^	もしもやっていなければチェックすること								

(つづく)

図6.4　（つづき）

活動	時間	午前または午後	人 0＝ひとりだけで 1＝他人がただそこにいた 2＝他人が積極的に関わった 3＝他人が非常に刺激的であった						
			曜日						
			月	火	水	木	金	土	日
朝食をとる	より早い時刻								
	正確な早朝時刻								
	8時								
	8時15分								
	8時30分							0		
	8時45分					0			
あなたの標準範囲の中間点 →	9時	午前	0	1	1			2	3
	9時15分								
	9時30分								
	9時45分								
	10時								
	より遅い時刻								
	正確な遅い時刻								
	もしもやっていなければチェックすること								

図6.4 （つづき）

ては巻末付録1、3を参照のこと。巻末の日本語版は、個人的使用に限って複製が許可される）。ただその際には、あなたが患者に対して変化を提案し始める前に患者の日常生活の実態をかなり詳細に知っておくことが望ましい。そのため、患者があなたと一緒に最初の数週間のSRMの記録を振り返って話し合う機会が来るまでは、彼らの日常ルーティンをあえて変えないよう明確に指導しておく。その理由は、ひとつの領域が変化する（例えば、起床時刻を早めるよう提案する）と、実際には別の領域に意図せぬ影響をもたらす（例えば、患者が早起きの代償として早く就寝しようとせず、結果的に睡眠が剥奪されて軽躁状態となる）からである。こうしたSRMの最初の記録は、あなたの患者がSRM

を完成させていくやり方を巡って抱く、あらゆる疑問点を明らかにする機会も提供する。この最初のSRMで収集されたデータに基づいて、あなたは事例定式化したり症状の管理マネジメント計画を基礎づける上での重要な情報が得られる。この最初のSRMデータが、まだ患者の状態が変化しているときに集められたならば、患者の本当の「普段の」パターンのベースラインを知るためには、患者がもっと安定したときに余分に数週間の追加SRMデータが必要となるだろう。

　SRM記録から、あなたは患者のルーティン（日課）にどれほどリズム性または混沌があるのか、こうしたルーティンを患者が通常ひとりで、または他人がいる中で行っているのかがわかる。そして、もしも他人がそこにいれば、おそらくは必ずしも健康的とはいえないやり方であるにせよ、積極的に患者に関わっているかどうかがわかるはずである。この情報は、症状管理のうえで比較的「リズム性」をもつ現状を維持するのか、それとも患者のルーティンの規則性を有意に増大させるように取り組んでいくのか治療計画を定式化するうえで非常に役立つ。それにはまた、患者が体験している対人関係上の刺激量を増大または減少させる取り組みも含まれることだろう。

事　例

　キャンディーがIPSRT治療を始めたとき、彼女の社会リズムは滅茶苦茶で、その破綻が気分に反映されていた。キャンディーは前回入院した後から、家賃をどうにか支払っていくために間に合わせの仕事を掻き集めてこなしていた。火曜と木曜の週2日は、パートタイムのマネージャー兼トレーナーとして勤務していたジムを開けるため夜明け前に起床しなければならなかった。火曜と木曜は午後2時に仕事が終わった。しかし時には家に帰って数時間仮眠をとってから、再びジムに戻って夕方の客のトレーニング指導をすることもあった。また、夕方の客が来るまで、ただジムにいるだけで無為に過ごし、周りに誰もいなければコーヒーラウンジのソ

ファーで昼寝することもあった。平日の他の曜日の勤務は午後4時から始まって、終業時間にはジムを閉める責任があった。キャンディーは夜10時までにはジムを退出してよいことになっていたが、いつも洗面所とシャワー室の清掃に少なくとも1時間半はかかっていた。週末になると、彼女はアパート近くのピザショップで夜間マネージャーとして働き、しばしば午前3時、4時頃まで帰宅できなかった。キャンディーは疲弊していてもすっかり気が張り詰めていた。朝5時、6時になるまでどうしても寝付かれずに、結局それでいて夜勤の同僚たちとしばしば朝食をとりに出かけていた。

　キャンディーのこの時間スケジュールを、治療作業の主要な焦点としなければならないことは明白であった。IPSRTの治療者は、彼女にわざわざSRMを記入完成してもらうまでもなかった。キャンディーのリズムがどれほど混沌としているかが実際にわかると、この女性治療者は、キャンディーが再入院することなく現在の生活を果たして続けていけるのかと、ひどく心配した。大きな難題は、生活を切り盛りするために少しでもお金を稼ぐ必要のあるキャンディーに、調子が良いままでいたいのならライフスタイルを変化させる必要性を納得させることであった。キャンディーはかつて入院したことに困惑して、それまでの自信を全く失っていた。彼女の大学学位を持つほどの学歴が、勤務時間の規則的な仕事を見つけるうえで役立つことを信じようとせず、仮にそのような仕事を見つけても自分は実際に続かないと思い込んでいた。キャンディーは非常に不安定な現状にあったために、ジムやピザ店といった自分の身近でなじんだ活動場所から身動きできないでいたのだ。治療者は、まずはキャンディーの睡眠を可能な限り固定し強化する作業から始めることに決めた。彼女の週2回の早番の仕事を、ジムの他のパートタイム・マネージャーの誰かと交替するか、あるいは週2日の早番はもうやめて、火曜と木曜も午後遅くから始められる第3のパートタイムの仕事を探してみるよう提案した。幸運にも、キャンディーが頼んでみると他のマネージャーのひとりが喜んで彼女とシフト

を交替してくれた。キャンディーは、ジムの早朝営業帯の常連仲間の何人かと会えなくなることを寂しく感じた。だが、彼女の気分状態はそれから数週も経たないうちに顕著に改善したために、この取り組みには変えるだけの価値があると納得した。今やキャンディーは、週5日は午前10時ごろに規則正しく起床できた。平日は昼寝をほとんどしなくなり、実際アパートに規則正しい時刻に帰宅するようになった。こうした生活は退院して以来、彼女には全くできなかったことであった。治療者は次に、キャンディーが週末土日の午前中にピザ店の仲間たちと一緒に朝食をとることを諦めさせることに焦点を当てた。キャンディーがピザ店で勤務する間の社会的刺激を少しだけ減らす方法を学ぶ手助けをすることで（深夜2時半に店を訪れた騒がしく興奮した客とは誰ともおしゃべりをしない、ピザ・オーブンを操作する男性従業員と東洋の宗教哲学について議論しない、など）、彼女は仕事からまっすぐ帰宅して、しばらく瞑想を行っても午前3時には眠りにつけることがわかった。素晴らしい変化とはいえなくとも、彼女がこれまで営んできた生活よりは遥かにましであった。

　SRMの使用を通じて、キャンディーと治療者の双方ともに患者の睡眠－覚醒サイクルの規則性の改善に取り組んだ。それがどの程度まで他の社会リズムに対しても、例えば食事時間や外出、帰宅時間のタイミングなどを規則正しくしようとしたか軌跡を追うことができた。彼女たちはまた、キャンディーのルーティンを規則的にすることが、彼女の気分や自信の回復とも直接的に関係することもわかった。およそ1カ月にわたる社会リズムを変化させる非常にハードな作業の末に、キャンディーは自分の履歴書を更新し、すすんで職探しを考えるまでになった。
　患者の気分障害の病歴を聴取して病歴年表を作成する。それから、対人関係インベントリーの記入を完成させて最初の2、3週間のSRMを振り返って検討すれば、あなたは最初の事例定式化を行うことができるだろう。この定式化には、患者のさまざまなリスク因子（社会リズムの

障害、対人関係ストレス、服薬ノンアドヒアランス（非遵守）、など）がどの程度まで過去の気分エピソード発症と関連していたのかを把握する意図も含まれている。あなたは主として最も直近のエピソードに集中することで、そのエピソードがどのように進展して、どのような治療介入をどういった順序で行うのが（患者が急に調子が悪くなった場合に）良いかを理解する。現症のエピソードを軽減させるうえで何が最も適切で、将来的なエピソードから患者を守れるかを把握するうえでも、これらの各リスク因子にどれだけの重み付けを与えるべきかを判断することになるだろう。例えば、あなたが担当する事例は、概日リズム・システムに対する難題には比較的抵抗力があっても、対人関係上のストレス因子に直面すると非常に脆弱な患者だろうか？　それとも、対人関係面での難題は管理マネジメントできても、ルーティンが破綻するたびにいつも調子の悪くなる患者であろうか？　あるいはまた、自分の病気を実際のところ決して受容しておらず、エピソードは薬物療法の中断と大抵は関連している患者であろうか？

　はじめの例では、おそらくあなたは社会リズムに関する作業をかなり迅速に進ませて、あなたと患者が集中して取り組みたい対人関係問題領域を同定し、その治療作業に取りかかることになるだろう。2番目の例では、患者の社会リズムの安定化に多くの時間を費やして、妻とのささいな役割をめぐる不和には患者の社会ルーティンに影響する限りで実際のところ焦点を当てるだけに留める。3番目の例の場合、あなたはおそらく健康な自己の喪失という悲哀の作業から始めることになるだろう。というのも、その喪の作業が済まないうちは、自分の社会リズムの安定化や対人関係問題に取り組むうえで多くのエネルギーを割くことなど、その患者にはできそうもないからである。

　双極性障害は複雑で混沌とした精神障害である。そのうえ、IPSRTは行動療法的および対人関係療法的な両方の治療介入法が含まれているために、いくらか複雑な治療法となっている。そのため治療導入は比較

的骨の折れるプロセスとなり、事例定式化も、例えば単極性うつ病やパニック障害の初回エピソードを呈した患者に対するよりも、かなり複雑化する。そうであっても、いつでも可能な限りIPSRTの最初の面接セッションでは、あなたと患者との間の会話は、対人関係療法（IPT）のいかなる形式においても特徴づける共感的立場を維持するものでありながら、最初の事例定式化を行ううえで必要なすべての情報が確実に得られるよう十分に構造化された面接であるべきである。付録6は、こうした初回面接セッティングにおいて実施されるべき質問項目のチェックリストである。このリストを患者のカルテの中に挟んでおいて、初期段階での数回のIPSRT面接セッションを始める際に見返しておくと役立つだろう。

第7章

患者への治療導入（オリエンテーション）と個別化された治療計画

　第6章で明らかにされているように、患者を対人関係社会リズム療法（IPSRT）へと導いて治療同意を得るプロセスは、評価アセスメントと病歴聴取を行う前からすでに始まっている。
　危機的な病状ではない患者と最初に面接をするとき、我々はIPSRTがどのようなものであるか、そして患者がもしもこの治療を試みることに同意するなら、どのようなことが起こりうるかについて、ごく一般的な説明をする。この説明の中で我々が話す内容は、かなりの程度、相手の患者が双極性障害にどれだけ長く罹患しているか、病気について何を知っているか、そして過去にどのような種類の治療を経験してきたかによって色々と異なってくる。双極Ⅰ型障害の患者に対しては、IPSRTが適切な薬物療法と併用されるべく意図されていることを明確に伝える。我々は、対人関係問題および社会リズムの破綻と、双極性障害のエピソードとの関連性についてのエビデンスを簡潔に説明する。それから、患者の人間関係と日々の生活パターンについて理解していきたいことを説明する。そうした患者情報が得られれば、我々は患者と一緒に、これらの諸領域のなかで変化をおこせるような計画（プラン）を組み立てて定式化する。そのような治療的変化によって症状改善が導かれ、将来的なエピソードをいくらかでも予防できる。この治療法は理に適っていそ

うであると患者が納得すれば、いよいよ我々は病歴聴取プロセスを開始する。

　あなたが患者と病歴年表を作成する間も、あなた方は治療同意というプロセスを継続しているのである。あなたは社会リズムの破綻と病状の増悪化との関連性について事例定式化を行っている。そこでは、より安定した社会リズムに到達できるよう治療作業することによって患者が恩恵を得られることが含意されているのだ。あなたはまた、対人関係インベントリーの記入を完成させながら、対人関係上の困難さと気分症状や気分エピソードに対する対人関係・社会的役割上の変化との関連性について事例定式化している。そこでは、より満足のいく関係性や役割に到達するよう治療作業することが、気分の安定化に一層つながることを示唆しているのだ。第1章で描写され、第6章にて病歴年表を提示したジルの事例を振り返って考えてみるとよい。ジルの最も早期の気分エピソードさえも、社会ルーティンの変化と関連していたことがわかるだろう。高校時代、春夏の日の長さと夏休み中に規則的ルーティンが欠如することが、一貫して秋口以降のジルの気分や活力エネルギーの低下と関連していた。より一貫したルーティンのなかにいると、ジルはいつも調子がよいと感じていた。ジルの事例では、第1子の誕生と関連した生体ホルモンとリズムの甚大な破綻によって、完全な躁病エピソードが引き起こされたのである。

　ジルの事例（そして双極性障害を長年患いながらも、病気に対する心理療法的支援を何ら受けていない患者の病歴ではよくみられるのだが）において顕著であったのは、個人的または職業上の生活に関して、病気のせいで多大な損失が生じていたということである。その多大な損失を患者が理解できるように援助して、患者がいくらかでも病気をもっと上手にコントロールできる可能性を提供することがひとつの方法であった。その中で我々は、IPSRTの枠組みのなかで、患者に実施することを求めるすべてのしんどい治療作業やあらゆる困難を伴う変化について定式

化したのである。ジルのような患者に、もしも双極性障害が発症していなかったら自分の人生が今日どのようになっているかを反芻するよう求めることは極めてつらいことかもしれない。けれども、ジルのように、この病気と向き合う中で全くの無力感を感じてきた者にとっては、非常にやる気をひきおこされるきっかけにもなる。ジルのような患者は、薬だけでは自らの病気をコントロールできないことをはっきりと自覚している。そのため、患者が自助活動としてやれそうな何か積極的な提案をされると、しばしば非常に安心するのである。

　病気の経験がもっと少ないうちに治療にやって来るタッドのような患者にとって、ライフスタイル上で要求されるあらゆる変化はいうまでもなく難しい取り組みである。特に患者の周囲がみな何ら弊害もなく生活できているときは尚一層のこと、本人にどれほど治療の必要性があっても患者を納得させることは困難であろう。タッドのような若者や、初回エピソードを経験した年配の患者に対しての、あなたの治療目標は、彼らが病気を患っていることや、その病気が彼らに弊害を生じさせていることへの否認に対して取り組むことである。そのような場合、あなたは、手持ちのどのような交渉術を用いてでも患者を十分に長く治療に取り組ませておきつつ、患者の否認を打ち砕くように、そして治療を遵守しないことや双極性障害に注意を払わないことの弊害を患者にいくらか身を持ってしてもわからせる必要がある。このような患者に対して、我々は「ノンアドヒアランス（非遵守）を標準化（ノーマライズ）」する傾向がある。患者は本当は服薬を望んではいないのだろうとか、できることなら治療を当然やめたいだろうと我々が予期していることを患者に伝えることもある。我々はただ、そうした選択が患者にとってどれほどの弊害となるかを常に意識させながら、こうした感情をできる限り受け入れていこうと患者が立ち上がるときには、そのような気持ちについて我々に話すよう患者に求めておけばよい。

　このような患者たちは、しばしば時期尚早のうちに治療を終結するこ

とになる。こうした行動についても同様に我々が標準化しておくとよい。患者が再び困難にぶつかって患者の人生の目標に到達するうえで病気がどれほど干渉しているかを反芻する機会があると、患者は頻繁に治療にまた戻ってくることがわかる。しかしながら、中にはIPSRTに関する治療作業をどうしても望まない、取り組めないという者もいる。そのような患者には、あなたは現在続けている薬物療法の重要性と、心理療法を受けていなくとも薬からどれだけの恩恵が得られるかを強調しておく。つまるところ、どのような種類の双極性障害に関する治療法であっても、どうしても受け入れる準備のできていない患者はいるものだ。こうした患者たちには、彼らの苦闘をあなたが理解していることを伝え、気が変われば、いつでも治療に戻ってこられるようにしておくことが大切である。

他の治療アプローチについての説明

第3章で含意されていたように、あなたは患者に対し、薬物療法単独という選択も含めて利用可能な双極性障害の他の治療アプローチについて説明すべきである。もしも患者が、こうした他の治療法のうちのいずれかに特に関心を示すならば、それが特に自分に有益であると患者が考える理由について詳しく尋ねてみるとよい。その治療がもしも、あなたの居住地域圏内で利用可能であれば、その治療を提供できる治療者と会ってみるよう患者に提案する。それから、どの治療アプローチが患者の現在のニーズに最も適しているかを判断してもらってもよいだろう。もしも患者が夫婦（カップル）セラピーや家族療法的治療に関心を示すのであれば、あなたは患者に両方の治療を同時に提供したほうがよいかどうか考慮してみてもよいだろう。我々は、極めて高い再発リスクのある双極性障害患者群において、IPSRTおよびMiklowitzとGoldsteinが開発した家族焦点化療法（FFT）とを組み合わせた統合的な家族・個

人治療アプローチを実験的に試みたところ、治療アウトカムは勇気づけられるものであった（文献114を参照）。

治療計画の説明

　最初の病歴聴取と治療導入（オリエンテーション）、治療同意が済めば、それから患者に対して具体的な治療計画について詳しい説明を行う。あなたは、社会ルーティンの安定化と対人関係・社会的役割機能の改善という治療における二重の焦点化について説明する。患者の病歴を聴取した際に、これら2つの領域それぞれで観察された特有の必要性に基づき、対人関係の治療作業をどこから始めるのが有益であるかに関して、あなたの見解を伝える。事例の特殊性によっては二通りの対人問題領域を択一的に提案して、最も直近のエピソード発症に関連するとみられるのはどちらであるかを患者に問いかけてもよい。あなたはそれから、IPSRTの社会リズム面と対人関係的側面とが治療を通してどのように織り込まれていくかを説明する。そして、治療は社会リズムの安定化から始められ、リズムの安定化に専心しながらも選択された対人関係の問題領域の方に徐々に焦点を移していくことを示唆する。患者の病歴や臨床状態、経済的事情によって、あなたは16〜20回という比較的短期間の治療契約を結ぶこともあれば、急性期、継続期、維持期治療とあわせると2〜3年はかかるであろう、より長期的治療プログラムとして契約するかもしれない。そのような場合、本質的には治療が新しい局面に入るたびに患者に対して治療同意を更新するかどうか確認することになる。特に、患者がもしも急に調子を崩していたり、治療を受けることに両価的〔アンビバレント〕であるならば、治療同意プロセスには家族を含めたほうがよいだろう。この過程を通じて家族や親しい友人に関与してもらえると、あなたが患者に求めてゆくことになる類いの変化を理解してもらううえでも役立つ。それにまた、身内や友人がどのように治療作業を支援できるか（または、

少なくとも干渉しないか）について、あなたが説明する機会をもてるという利点も加わる。

個別化された症状管理マネジメント

双極Ⅰ型障害の患者にとって症状管理マネジメントとは、リズムの安定化と気分調節に焦点をあてた薬物療法および行動療法的介入の両方を含めた治療計画をさす。この原則の唯一の例外は妊娠中の女性（それもおそらく妊娠初期の数カ月）か、あるいは非常に長期間にわたって躁病エピソードを経験していない患者の場合であろう。そうでない限り、薬物療法が双極Ⅰ型障害の症状管理マネジメントの根本となる。双極Ⅱ型障害や、他のさほど重度でない形の双極性障害患者にとっては、症状管理マネジメントとは専ら行動療法的介入によるものである。

薬物療法的な症状管理マネジメント

薬物療法的な症状管理マネジメントの最近の治療選択（オプション）については、第3章において議論されている。患者の処方医であろうとなかろうと、あなたは服薬や薬剤の副作用について患者に教育して、患者の薬物療法に対する反応性を観察し、患者が薬物療法から最大限の恩恵が得られるように支援する重要な役割を担っている。もしもあなたが処方を担当していなければ、患者の処方担当医との協調的な関係を確立することが大切である。理想的な状況であれば、あなたと処方担当医が協調して患者をみていくことになる。しかし、これは明らかに、常に可能で実際的であるとは限らない。患者の気分が不安定であれば、最低限あなたは患者の状態の進展や増悪の可能性について薬物処方医と頻繁に話し合うべきである。顕著な増悪あるいは、やっかいな副作用が観察されたときには即座に医師と連絡がとれることが望ましい。ほとんどの薬物処方医は、あなたから提供される情報を快く受け入れる。患者の経過

に注意が払われる、もうひとつ別の眼差しがあることを喜ぶであろう。しかしながら、自分の患者の治療に「干渉してくる」権利などはない、と考えている医者に時たま出くわすこともあるだろう。そのような場合、あなたの患者を治療ケアするうえで、いくらか協力を得るべく交渉可能ないかなる社交・外交上のスキルでもあなたには必要とされる。

　患者に服薬指導する際、あなたは気分エピソードを治療するうえで利用可能なすべての薬剤についてざっと見返してみる。そして、これらの薬剤がどのように作用するかについて、わかっていることを患者に手短に説明することになる。しかしながら、薬剤治療教育の大部分の要素は、個別の患者に処方された特定の薬剤に焦点を当てる。もしも患者の薬物計画が、将来的に今後いつの時点でも変化する可能性があれば、あなたは患者に新しい薬物療法についても付加的な教育を提供すべきである。向精神薬について患者に治療教育する際に非常に重要な側面は、経時的な治療経過において起こりうる改善がどのようなものであるかを教育する。そして、症状がいつ正常な機能に戻ると期待できるかを患者に明確に（かつ現実的に）情報提供することである。最後に、あなたは患者（と家族）に対して、単に薬剤に対する反応を期待するのではなくて、患者の症状の完全寛解を期待するように促すべきである。

　躁病相の治療の場合には、確実に躁症状を迅速にコントロール下に置いて、かつ患者を過鎮静にさせることなく他の好ましくない副作用を体験させずに治療する必要がある。新規の非定型抗精神病薬を使用すれば、これはまずまず期待がもてる。もしも患者が体重増加し始めたら（リチウムやバルプロ酸と同様、これら抗精神病薬のいくつかの薬剤化合物でざらにみられる副作用である）、それが手に負えなくなる前に、この問題を制御できるような方法を患者に提案してみてもよい。この点に関しては、従来の何らかの慣習的な体重調整プログラム（ウェイト・ウォッチャーズ（Weight Watchers）やジェニー・クレイグ（Jenny Craig）のダイエット法など）が有用であることを示唆するいくつかのエビデン

スがある（訳注：それぞれ全米で当時からよく知られている減量法）。非定型抗精神病薬を製造している製薬会社の中には、患者に無料で個別プログラムを提供しているところもある。これについては、あなたが患者と検討してみてもよい選択オプションのひとつである。もしも患者がより旧式の定型的な向精神薬を服用しているならば、双極性障害の患者は錐体外路系の副作用の発現に対して特に脆弱であるために、あなたはこうした問題について入念に注意して観察しなければならない。これらの副作用を統制するうえで、時には減薬が有用となるだろう。

　うつ病相の治療では、あなたの患者から気分安定薬に加えて抗うつ剤の追加投与を要求されることが多い。リチウムまたはバルプロ酸のみで双極性うつ病が完全寛解にまで至る患者はほとんどいないのだが、**それでも完全寛解を治療目標とすべき**である。多くの患者は、完全寛解に向けた治療を受けると、それが時に軽躁症状の始まりのようにもみえる。むしろ患者が躁病相のときに引き起こしかねない損失を臨床家がひどくおそれるために、閾値下うつ症状がぐずぐずと遷延したままの状態におかれる。うつ病の治療は、躁病治療よりも遥かにゆっくりとすすんで時間がかかる。完全寛解に到達するまで数カ月はかかると考えても無理ならぬことである。それゆえ、あなたの仕事のひとつは、症状改善がいくらかはっきりしてくるまでは辛抱強く希望を捨てないよう患者を勇気づけることである。さらにまた、あなたは患者が悩まされる副作用について調べ、これらを患者が症状管理できるよう支援できることは何でもすべきである（副作用に関するいくつかの提案については第10章を参照のこと）。あなたの患者がもしも改善に向かわず、副作用が本当に耐え難いものであるならば、薬剤変更を考慮すべきである。

　あなたが役に立ちうるもうひとつの方法は、患者のうつ病相が寛解したあとに、抗うつ薬治療を中止すべきかどうかを判断する過程において患者を支援することである。かつて双極Ⅰ型障害の患者では、これらの薬剤が実際に躁病を引き起こす懸念があるために、抗うつ薬はできるだ

け短期間の投与で治療すべきと考えられてきた。しかし現在では、寛解して数カ月経過した後でさえも抗うつ薬治療を中止すると、うつ病の再発リスクは有意に増大する一方で、躁病の再発リスクには有意な影響がみられないことを示唆する研究がいくつかある[1, 86]。それでも患者によっては、抗うつ薬によるリスク／ベネフィット比率の計算式に加えられるような望まない不快な副作用（特に性機能不全や体重増加）がみられることがある。

　あなたのできるもうひとつの役割は、患者が確固たる判断で、薬をいわゆるレスキュー（救助）的に使用できるよう支援することである。ただこれは、あなたや処方担当医が、この類いの薬を患者にすすんで処方できるか、または医師の通達により数時間以内に患者がその処方薬を利用できると仮定した場合である。我々は、睡眠困難が一晩又は二晩続いた（あるいは、まるで眠る必要などないと感じ、睡眠欲求の減少を自覚している）ときに、低用量の向精神薬またはベンゾジアゼピン系薬剤を夜間に数日服用してもらったことで、これまでに多くの躁病エピソードを防ぐことができたと考えている。レスキュー（救助）薬の使用法に関するさらに詳しい考察については第10章を参照してほしい。

行動面の症状管理マネジメント

　治療の初期段階のうちに、あなたはソーシャルリズム・メトリック（SRM）の17項目版または短縮版いずれかの記入を始めるよう患者に求めることだろう。あなたの患者がもしもひどく抑うつ的であるか、病態が解体して非常に混乱しているか、「宿題（ホームワーク）」をやってくるという考えに抵抗を示すようであれば、5項目の短縮版（SRM-II-5）から始めてもよい。ただそうでなければ、通常の項目の多い17項目版のほうが患者のライフスタイルをより完全に描写してくれるため、原版のSRMで始めるのが最善である。

　患者がSRMの記入を3、4週分完成させたら、あなたと患者は、こ

の最初のSRM記録を振り返って検討し、特に不安定にみえるリズムを探してゆく。例えば、患者はある日の晩は夜10時に寝ていて、次の日の晩は午前2時、3夜目は深夜0時に就寝しているのか？ 平日は就寝が規則的であっても、週末は極端にずれて乱れていないか？ もしも週末がずれていれば、これはリカバリー睡眠（つまり週末の寝だめ）として機能するのかどうか？ 食事時間は規則的か？ あるいは患者は全くバラバラの時間帯に食事しているだけなのか？ そうなっているのは患者が空腹を感じていないからか、それとも患者は規則正しい食事時間を確保する余裕すらないのだろうか？ 患者は（SRMで）「3.他人が非常に刺激的であった」と感じる状況をどのくらい頻繁に指し示しているか？ そうした対人相互作用のあとに患者は眠りにつけているのか？

対人関係問題領域の選択と契約

その他の個別化された治療計画パートとして、対人関係問題領域に焦点を当てる必要がある。対人関係問題領域の選択は、通常IPSRTのどの問題領域が患者の現在の（または最も直近の）エピソード発症と最も緊密に関連していると判断されるかによる。この経験則に関するひとつの例外は、我々が「健康な自己の喪失という悲哀」と名づけた問題領域の選択である。この問題領域は、概して患者が病気に対して気持ちが萎えている度合いが強かったり、患者の病気の苦痛あるいは否認の程度がひどくて治療アドヒアランスに干渉しかねないと懸念されたときに選択される。

主要な対人関係問題領域が何であるかについて、あなたが明確な考えを持てていれば、それを平易かつ軽蔑的ではない言い回しで患者に説明する。いくらか話し合いをして、おそらくは患者が理解するような形で問題を再定式化すれば、あなたと患者は、その領域をIPSRTの対人関係面パートの焦点とすることで一致できるはずである。それから続けて、

あなたは大まかにでも、あなたと患者がどのようにその問題に取り組んでいくのか、患者はこの治療過程において、あなたから何を期待できて、またあなたは患者に何を期待するのかを説明していく。

　こうした対人関係問題領域の問題のひとつが、患者の現在の苦悩のレベルに与えている否定的な影響についてである。あなたからみると影響が明白であっても、患者の方はその問題をそのようには理解しないということが起こりうる。こうしたことは、患者が認めたくないような婚姻上の役割をめぐる不和がある場合に最も頻繁に生じる。賢明なIPSRT治療者であれば、治療の焦点化の選択を通して患者と権力争いをする──それは結果的に患者が治療から落伍するか、そうでなくとも治療の過程で満足に取り組まなくなる──ようなことは避けるだろう。それよりもむしろ、患者が治療作業を続けたがるように問題領域を再定式化する方法を見つけ出して、いずれは患者の困難さの本当の原因と治療者が考えている問題領域に取り組む方向へと治療がすすんでいくことを期待する。以下に示すマリリンの事例では、患者は非常に抑うつ的になって治療に訪れたが、自らのうつ病の責任が夫にあるとは彼女は決して考えようとしなかった。彼女の母親や姉妹との関係は温かくて絆が強かったために、彼女は自分の結婚が如何に空虚なものになっていたかを認識していなかったのである。母親や姉妹と離れるまで、彼女の情緒的欲求は、この元来生育した家族の中で満たされていた。そうであっても、もしも仮に彼女のIPSRT治療者が、治療の焦点として即座に婚姻上の役割をめぐる不和を指摘してしまっていたら、この患者は1、2回受診しただけで治療から脱落してしまったのではないかと考えられる。

事　例

　マリリンは最近、米国中西部の都市に転居して、そこから自分の双極性うつ病の治療のため受診に来ていた。夫が転勤を受け入れて、彼らの育ったニューイングランドの小さな町から引っ越してきたとき、マリリンの気

分障害はかれこれ10年ほど寛解状態にあった。彼女は幸せな結婚をして、2人の小学生の母親になっていた。緊密に結びついた家族の5人姉妹のひとりとして、マリリンはそのなかで生まれながらの社会的・支持的なネットワークを築いていた。彼女と母親や姉妹たちは、いつもほとんど一緒に買い物や料理をしていた。それ以外にも、子どもをサッカーの試合に連れて行く、教会に通う、などのすべての行動をともにしていた。夫のマークが家をほとんど空けていても、実際のところそれほど問題は生じなかった。

しかし、転居した今は非常に問題化していた。マリリンは、新しい環境の中で全く途方に暮れていた。彼女は新しいホームタウンの地理がわからず、ひどく苦労していた。マークは新しい仕事で多忙のため彼女をどこにも連れて行かれず、行き方を教える暇さえなかった。そのうえ、彼ら夫婦のセカンドカーの調子は全く当てにならなかったのだが、それもかつてニューイングランドに住んでいたころは問題になっていなかった。というのも、マリリンの車の調子が悪いときには、いつ何時でも母親や姉妹の車で用が足せたし、義理の兄弟たちは厭わずに家にやって来て車を修理してくれていたからであった。引っ越して数カ月も経たないうちに、マリリンはほとんど何もできないうつ状態に陥った。彼女は昔の症状についての認識は十分にあっても、自分の生活上で今何が起きているのかについてはわからなかった。マリリンは、マークという幼なじみの恋人と結婚していたにもかかわらず、夫の無頓着さと思慮不足のせいで自分がどうして今の状態に至ったのかが理解できず、また実際わかろうともしなかった。マークは本当のところ、転勤を受け入れるか否かについて一度もマリリンとは話し合わなかったし、引っ越しが彼女の生活に、さらに重大なことに双極性障害の経過や予後にどれほどの衝撃をあたえるかも全く想定していなかった。そのうえ、マリリンが今こんなうつ状態に陥っていても、どのようにして彼女がそこまでに至ったのかが夫には理解できなかった。というのも、マリリンには綺麗な新居があって申し分のない隣人が住んでいる。彼女には望むだけの十分なお金が用意でき、元気に育っている子どもたちと妻を愛

する夫がいるというのだ。それで一体全体、どうして彼女がうつ病にならなければいけないというのだろう？

あなたはマリリンのIPSRT治療者として、たとえマリリンとマークとの間で大声で叫んだり金切り声が上がっていなくとも、彼ら夫婦間の役割をめぐる期待に関する非相互的な性質を認識することだろう。あなたはまた、これらの非相互的な期待が――マリリンが実家の家族の支援に囲まれてマークに頼る必要のないときは役割をめぐる不和が表には現れず隠れているとしても――、彼女のうつ病発症の中心的要因を占めていることを認識するだろう。ただ、つまるところ、マリリンは今あまりに脆弱なために、現時点では自分の状況をそのようにみることができない。役割をめぐる不和に焦点を当てるべく実態を指摘しようとすれば、彼女はおそらく治療をやめてしまいかねないことが認識できるだろう。あなたの最初の課題は、患者に関与して治療に引き込むことである。それゆえ、マリリンが受け入れられるような彼女の現状を伝えるやり方を考えて、あなたが彼女のうつ病治療を始められるようにすることが望ましい。マリリンがもっと力強くなれば、彼女とマークとの間に存在する役割をめぐる不和について取り組めるだろうとひとまず考えておけばよい。経験豊富なIPSRT治療者であれば、おそらくはマリリンに対して問題が役割をめぐる変化であると提示して、まずは新しいコミュニティーに溶け込むという、彼女にとってやりがいのある治療過程へと引き込むようにするだろう。それがひとたび達成されれば、マリリン自身が現在おかれている状況に至った結婚生活という側面に取り組むことができる。おそらくは、今後のうつ病の再発を防ぐうえで役立ちうる将来的な問題解決に向けて、より相互的なアプローチを構築する必要がある。マリリンとマーク双方が、一緒に治療作業を行っていくことも十分可能となるはずである。

IPSRTの治療契約はどのくらいの期間であるか？

　IPSRTの治療契約の期間は非常にさまざまである。それは患者が苦しむ双極性障害の形態（Ⅰ型、Ⅱ型、特定不能の双極性障害、など）や治療開始時の患者の状態像、患者の感情障害の病歴、それにおそらく家族歴などによっても異なってくる。患者病歴を聴取するなかで、発症が早期で遷延性・消耗性のうつ病や重篤で人格を損なうほどの躁病に一致するような家族歴を報告する患者は、間違いなく、いくらか長期的な治療プロセスを考慮すべきである。治療を受けていくことに両価的な感情（アンビバレント）を示す患者は、まずもって、この点に関して患者が必要としていることを判断する際にも、あまり協力的ではないだろう。しかしながら、我々の経験では、動機（モチベーション）の高い患者はしばしば、彼らがどれくらいの治療（つまり、どれくらいの頻度や期間）を必要とするのかについて非常に分別がある。このような患者は、治療契約を結ぶうえでも鍵となる役割を担えるはずである。

　我々の唯一終了したIPSRT研究の結果によると、IPSRTの急性期治療コースのみを受けた動機の高い患者はしばしば、治療者と一緒に問題解決する機会や治療者からの定期的なフィードバックがなくとも、患者は新たな病相エピソードから自分自身を守っていく一種の社会リズム調節を継続することができていた。また、比較的短期間と考えられる（おおよそ16～20回セッション）IPSRTの治療概念への曝露であっても、多くの患者が活動と休息のバランスを維持することができ、彼らの日常ルーティンの変化に適応できるようであった。

　おそらく比較的重度で頻回に再発する双極Ⅰ型障害の患者が対象であれば、急性期として16～24週にわたり週1回ペースの治療を続けた後、2、3カ月間は隔週での継続治療を行う。その後に、少なくとも1年間は毎月ごとに維持治療を続けるという治療コースを提供すれば最大の恩

恵が得られるであろう。そうすることで、あなたと患者の双方にとって、比較的気分の安定している時期と躁病・うつ病の症状が再燃しかけた時期、または症状が完全に再燃した時期との間で、症状管理マネジメントの個別計画がそれぞれどのように機能するかを理解する機会が与えられる。それはまた、さまざまな臨床状態において、患者があなたの指導のもとで症状管理マネジメントを利用する実践練習の機会を与えることにもなるだろう。

　対照的に、十分に症状コントロールされた双極Ⅰ型または双極Ⅱ型障害で、すでに割と良好な対人関係と社会的役割の機能をさらに改善したい、将来的なエピソードを予防したいという要望をもって主として治療に参加する患者たちもいる。この場合には、12～16回セッションでIPSRTを実施すると、彼らは必要とされる内容がすべて得られるだろう。しかし、たとえこの短期的な治療コースを採用するにしても、おそらくは治療の終結に向けて面接の頻度を減らしていく中で、最終セッションは2～4週の間隔をあけてスケジューリングし、いくらか余裕を持って実地で試みる時間がとれるよう配慮することが最善である。

　結局のところ、双極性障害とは生涯にわたって見かけ上も常に変化しうる病態であることから、我々は将来的に患者からの再連絡があっても大丈夫なように常に門戸を開いている。実際のところ、しばしば我々は公式には治療が終了した後でも、3、4カ月毎に一度といった特定の頻度で連絡をとり続けるという治療契約を結ぶことがある。我々はまた、治療の終結が新しい地域への転居に伴って生じたときには、たとえ付加的な治療がその時点では想定されていなくとも、患者がその地域に行っても確実に治療的コンタクトをとれるようにする。双極性障害の実体というのは、適切な薬物治療計画を注意深く遵守していても、典型的な患者であれば生涯のうちに数多くのうつ病、躁病相または軽躁エピソードを体験することになる。そのようなエピソードがもたらす破壊を最小限にとどめる良い方法がある。それは、エピソードが発生するときにはい

つでも治療を再開できる用意の整った臨床家との、力強く首尾一貫した関係性を患者が備えていることである。

第8章

症状管理マネジメント：
社会リズムの安定化と行動活性化

　対人関係社会リズム療法（IPSRT）における症状管理マネジメントの治療介入は、そのほとんどがソーシャルリズム・メトリック（SRM）を基にして行われる。その明白な最大の目的は日常ルーティンの安定化であるが、患者が従事している活動の総量と、その気分への影響を指し示す方法としても役に立つ。IPSRTでは、患者の臨床状態および患者病歴におけるうつ病／躁病の相対的頻度に応じて、患者を低活動（活動不足）と過活動性の双方から守ることに関心が向けられる。

　患者にこうした変化を促すうえで、あなたは改めて概日システムの気分障害への関連性や、概日ルーティンの破綻による気分エピソードの発症や持続性との関連性について振り返って検討することになる。この心理教育的介入の最も基本的要素は、良質の睡眠衛生教育の範疇に属するものである。すなわち、患者に規則的な起床時間を確立させる、睡眠がもしも阻害されているか短縮しているならカフェインや他の刺激物を控えさせる。（運動が睡眠を促進させる効果よりも、むしろ刺激を与えてしまうなら）寝る前よりも昼間に運動させる。そして、寝室を眠るためだけの場所として使用する（余分な夜更かしの時間となるテレビ鑑賞や宿題、読書をしない）ことで睡眠と寝室との良質な関連性を創出する、といった睡眠衛生指導を行う。

あなたと患者が社会リズムを評価する際に、観察される社会リズムの不安定性が双極性障害の症状としての機能であるのか、それとも不安定性は患者自らが課した生活スタイルの特徴を反映しているのか（あなたの能力の及ぶ限りで）判断しなければならない。リズムの不安定性の原因にかかわらず、リズムを安定化させる方向に向けて患者が治療作業すべく支援することが大切である。しかし、それらを調整して規則的にする重要性の背後にある理論的根拠はさまざまである。患者が急に調子を崩しているときにIPSRTを開始する場合は、しばしば以下のようになる。リズムの不安定性がもしも症状と関連しているならば、あなたはリズムの安定化に向けた治療作業を行うことが、これらの症状を患者が管理マネジメントするうえで役立つと主張するであろう。そうではなく、患者のリズム不安定性の主要な要因が、患者が自らに課した生活スタイルにあると判断されるなら、リズムの不安定性が完全な回復を妨げている原因かもしれないと説明することになろう。いずれの場合でも、あなたは社会リズムの安定化が、症状の軽減という即時的な恩恵に加えて長期的な予防的効果をもつこと、それが状態の良い病間期においても患者の健康感（ウエルネス）を長く延ばして患者の機能を改善させる役に立つことを患者に納得させるよう心がける。

　我々は必ずしも、特に患者が急性期エピソードの病相にないときは、気分障害の患者が体験する社会リズムの安定性の標準的レベルが、気分障害のない人々とは量的に異なると想定していない。むしろ我々は、この治療アプローチを最大限活用するために、**双極性障害の患者は、感情障害の病歴のない人に「必要とされる」よりも、より高いレベルの安定性から恩恵を受ける**ことを主張したい。いわば、喘息を患っている人は自らを守るべく、喘息のない人にとっては必須でないやり方で自分の住環境や行動を修正しなければならないだろう。それと同じように、双極性障害のある人は、感情障害のない人にとってはほとんど無価値にみえるような生活スタイルの変化から恩恵が得られることになる。

あなたはそれから、リズムが安定化するプロセスをどのように進めていくかを患者と話し合い、リズム安定化を妨げるような対人関係上の苦痛の原因を探求する一方で、患者に支持的（サポーティブ）な人たちを同定していく。それから、あなたは患者の社会的相互作用（社会的交流）の頻度と強さ、他の潜在的な過剰刺激、睡眠のタイミングと規則性、他の社会リズム（例えば、仕事のタイミング）など、患者が重要だとみなすことについて話し合う。治療が進むにつれて、治療計画を再修正する必要がでてくる可能性について認識しておく。あなたと患者は、こうしたプロセスが終了する前に、患者の日常ルーティンを変化させるプロセスを始めるにあたり試験的でも明確な計画を立てておくべきである。

このプロセスを管理するうえでの最初の試験的計画は、間近の週向けに作成された社会リズム安定化スケジュール（Social Rhythm Stabilization Schedule；付録7）や将来的安定化目標チャート（Future Stabilization Goal Chart；付録8）上に配置される。この計画は、患者に最も直近の目標と、より先の目標という感覚を与えるとともに、それらが達成可能であるという自信を多少もたらすことになる。患者はそこから、将来的にあらゆる躁病、うつ病エピソードを予防するという一見途方もない目標に圧倒されてしまうよりも、例えば翌週7日間は朝9時までに起床するといった、むしろ比較的控えめな課題に焦点を当てることができる。

リズムが破綻する引き金（トリガー）を探索する

社会リズムを規則的にする計画が始まると、あなたと患者はSRMのデータと他の最近の病歴・生活史の情報を振り返ってみる。再検討してみて、この固有の患者の生活において睡眠の増減、社会的刺激の増減などをもたらしているのは何であるかを判断（または少なくとも、それらを推測）しようとするだろう。患者の生体リズムに影響を与える外部入

力（生理的・社会的同調因子［ツァイトゲーバー］）に加え、コンサートや展示会、演劇や講演会といった状況のなかで患者自らが内的な認知、知的、情緒的覚醒もしくは過度な社会的相互作用の結果として過剰に刺激されていないかを同定することが重要である。そのような状況が同定されると、あなたと患者は、患者の生活における過剰刺激の頻度と強度を調整するための戦略を開発すべく治療作業に取り組める。

事 例

　42歳の独身女性であるタミーが治療を始めたとき、彼女は自らのほとんどの躁的エピソードの発症と社会的・知的な過剰刺激との関連性について熟知していた。精力的な女性販売員であるタミーにしてみると、ほぼすべての躁病エピソードは、刺激的なセールス販売促進研修会に参加した後に決まって発症していた。しかし、ただひとつの発症だけが、タミーの頭を悩ませたままでいた。

　数週間にわたってIPSRTを受けた後で、タミーは特に多忙だった勤務の日に発症した問題の躁病エピソードがどうして引き起こされたのかを、いくらか理解しつつあるように感じた。その当時、タミーはウエイトレスとして働いていた。ちょうど生理周期が始まったところで、彼女は前日あまり眠れず、昼ごろに仕事場に着いたときにはすでに疲れていた。レストランは混雑していた。彼女は8時間フルタイムのシフト勤務であったが、そのときもうひとりのウエイトレスが病欠していたために普段の倍の接客をこなしていた。さらに彼女の上司は、追加で4時間残業することを要求した。この時間帯にレストランはさらに混雑して回転ペースも速くなった。12時間の勤務が終わるころには、タミーは肉体的に疲弊していながらも、ひどく「回転が増して」いた。おそらくそれは、単純にタミーがたくさんの接客をしてきて注文を数多く覚えておく必要があったためで、また超過勤務に関して上司とちょっとした諍い(いさか)いをしたせいであろうと思った。タミーは、自宅から2、3時間ほどの距離にある両親の実家に週末帰る予定

であった。けれども、仕事を終えたときにはあまりにも疲弊しており、とても遠出できそうになかった。それにもかかわらず、自分でも驚いたことにタミーはアパートに戻っても寝つけず、夜中ほとんど室内を歩き回っていることに気づいた。翌日の昼には、タミーは躁的興奮状態を呈して階下に住む隣人らによって救急ER病院に運び込まれていたのだった。

この出来事について、IPSRT治療者と話し合った後の、この躁病エピソード発症に関するタミーの理解は次のとおりである。たとえ相互作用が情動・知的レベルでは刺激的でなくとも、肉体的ストレスと過度の社会的相互作用が組み合わされればエピソードが引き起こされうる。この発症について、さらに詳しく検討していくにつれて、タミーの月経前および月経初日、2日目というのは、あらゆる病気の発症や増悪、特に感情障害の発症に対してどれほど脆弱であるかがわかった。そして以前のエピソードに関連するほんのわずかな引き金でも避けるうえで、患者が特に注意すべき周期であろうと話し合えるようになった。

活動性 対 不活動性

適正なバランスを見つける

このプロセスの前半部分（第1；リズム安定化の計画を立てる、第2；リズム破綻の引き金を探索する）は比較的短期間で成し遂げられるとしても、後半部分の第3、第4のプロセス（バランスを見つけ、変化に適応する）には長期間の試行を必要とする。この社会リズムの安定化という側面は、相当に時間をかけた努力を要することになろう。巻末のソーシャルリズム・メトリック（SRM-Ⅱ）を用いて活動性と相互作用を再検討することで、あなたはIPSRTで治療しているそれぞれの患者と、個々の患者にとって最もバランスのとれた気分状態と関連する睡眠や社会的相互作用、知的刺激の総量を判断していくことになる。

事 例

　ジムは7年前から双極性障害に罹患している35歳の男性販売員である。睡眠不足と自分のエピソード発症との関係性に気がつくと、彼は将来的に起こりうる眠れない夜を予防できるよう自分の睡眠をモニターして活動を調節することに非常に意欲的となった。6回目のセッション中に、ジムは片道4時間近く運転する必要のある出張計画について治療者と話し合った。ジムは、昔だったらそのような出張について何も考えずに往復日帰りで運転していた。出発前夜は睡眠をかなり削って、おそらく帰路も同じように運転したであろうと気がついた。それからジムは、こうした出張から車で帰宅した後に、しばしば寝つきが悪くなることを認識した。いまや睡眠を調節して整えることを重視するようになったため、ジムは出張を往復で分割してモーテルに一泊することに決めた。ジムは現在、転職を考えているところである。さまざまな職種の可能性を探し求めつつも、ジムにとっては睡眠不足（睡眠剥奪）に脆弱なままで自分が晒されないことを保証された仕事をみつける必要性について常に留意している。

　適正なバランスをみつける試行プロセスが長期にわたることは避けられない。その理由のひとつは、気分の季節変動性がしばしば気分障害、おそらくは双極Ｉ型障害の患者において生じることである。時には、こうした気分変動が、感情障害エピソードの自然経過に重畳することもある。それゆえ、ある患者にとって夏季にうまくいくようなことが冬季にはそうはいかなかったり、または、その逆のこともある。女性患者の場合にはまた、生理周期と関連した気分変動によって、患者に（そして治療者に）実際はそうではないのに新たな気分エピソードが始まっていると思い込ませてしまうこともある。そのような患者では、気分の変化と月経周期との関連を注意深く観察することが本質的に大切なことである。

事 例

　ボニーは 6 年前から双極 I 型障害に罹患している30歳の既婚女性である。彼女の既往歴として、うつ病エピソード 3 回と躁病エピソードが 1 回みられた。IPSRT治療を始めて 4 カ月が過ぎて、どうやら彼女の生理サイクルの黄体後半期中にうつ症状が増悪していることがわかってきた。ボニーの症状を 2 カ月にわたり日常評価尺度でたどってみると、彼女の気分やエネルギー、興味や関心、モチベーション、物事を楽しむ能力は、実際に生理前の週により低下することがわかった。ボニーとIPSRT治療者は、こうした毎月ごとの症状変化を予測する治療作業に取り組んだ。SRMを用いることで、ボニーは月経前の週は自分自身への期待度を下げていった。彼女は、日常の活動と対人関係から受ける喜びと刺激の量が、この「より高リスクの」期間中は減少することを認識している。それに加えて、ボニーとIPSRT治療者、担当の精神科医らは、薬物療法の変更やIPSRTアプローチの症状管理の変更などに関して、生理前の週にあえて治療的な決定をしないことを心がけるようになった。

　SRMを記入し完成させて患者のルーティンに最初の安定化をもたらす努力は、IPSRTにおける最初の実際的な治療的課題のひとつである。その安定性を増大して維持させることは、この治療法を通じて強調されている。もう長いこと予防的な維持治療で外来フォローされている患者に対してさえも、我々は絶えず患者の社会リズムの規則性を振り返って検討している。ルーティンを不安定化させそうな最近または近々に起こりそうな出来事について患者の話に耳を傾け、スケジュールが剥ぎ取られるほど多様な家族的、職業的、社会的要因に直面しても患者が規則性を保てるように問題解決しているのである。

バランスを維持する

　適正な量の睡眠、日常ルーティンの規則性、対人関係の相互作用などを明確化する治療作業の最初の数カ月の経過を通して、あなたと患者は、どのような物事によって患者が脱線、頓挫させられるのかを学び始める。例えば、患者が気楽に処理できないほどの活動を計画したり、過剰に刺激されていなくとも、患者がエネルギーを取り戻すか「興奮を冷ます」ために割と非活動的な日が数日必要であることに気がつくかもしれない。しかし、このようなリカバリー（回復）日は、患者の調子が下方に向かう悪循環の始まりを導く可能性がある。患者の気分を注意深く（おそらく電話などを通じて）評価することが、こうしたリカバリー日が実際に有益かどうかをあなたと患者が判断するうえでの助けとなる。もしも有益なら、患者の高活動的な期間の後に続けてルーティンの一部としてリカバリー日を保持できる。しかし、それによってうつ症状が悪化するのであれば、リカバリー日を必要としなくとも許容できる活動量をもっと注意深く調べて、活動領域における限界を明確に設定する必要がある。あなたも患者もともに、双極性障害が生涯にわたる障害であり、個々の双極性障害患者にとって最もうまくいくやり方を発見すべく試行するのに数カ月は要するものと留意しておくことが肝要である。

　その患者のことをまだよく知らないうちに、何が最善であるかをあなたが判断しようとする際の重要な手がかりは、患者が過去に経験してきた躁病／うつ病エピソードの相対的バランスと各エピソードの始まる相対的速度である。これは、あなたが病歴年表から得ておくべき情報である。患者の急性期エピソードが消退すれば、あなたは改めてそこに立ち戻り治療の重点を再発または再燃予防へと移行させる。

事 例

　マリアは地方の病院に清掃スタッフとして勤めていた36歳の別居中の女性である。最初にIPSRT治療を始めたとき、彼女は前回の躁病相を過ぎてから6カ月以上も続く重度で遷延性のうつ病相にあった。マリアを既婚女性から別居中の女性という役割へと変化させる支援には、何カ月もの治療作業を要していた。カトリック教への信仰心が、マリアから離婚の可能性を除外しており、彼女は当初、自身の家族と社会生活に関して、自らを果てしない辺獄（訳注　limbo；地獄と天国の間、洗礼を受けない異教徒の霊魂の住む場所）にいるとみなしていた。IPSRT治療者は、マリアを別居状況に変化すべく上手に導いて、他の多くの社会的支援に彼女を再びかかわらせて比較的満ち足りた生活を送れるように支援しようとした。治療者はこの時点で、マリアが最初に治療を開始したときに作成していた患者病歴年表に立ち戻った。すると治療者は、マリアにちょうどいま出現しているうつ病が、彼女の15年の双極性障害の病歴の中で唯一の有意なうつ病相であることに気づいた。対照的に、今回の遷延したうつ病に先立つ躁病以前にも、マリアは4度の重度な躁病相を患っていた。したがって、マリアが教会の活動や高校時代の友人たちと再びかかわりだし、職場の同僚たちとの社会的接触がより増えるにつれて、治療者はマリアが過剰に刺激を受けて躁病を再発する危険性のある徴候を入念に注意し始めた。マリアと治療者は、1日や1週間の中であまりたくさんの活動をしないよう、週や月単位で彼女の社会的活動をどのように分散させるかについて徹底的に話し合った。マリアが物事に興奮してのめりこんで没頭する生来の性向に拮抗して、十分な「休止時間（downtime）」を設けるように話し合ったのである。

　これまでに数多くの、特に破滅的な躁病を呈してきた患者や、躁状態への上昇（躁転）が通常、数日以内で生じる患者については、あまりにも過剰な活動性、睡眠の欠如、刺激から患者を保護することを重視すべきである。主としてうつ病エピソードで特徴づけられるような双極性障

害患者は、おそらく睡眠の欠如、活動性、刺激に関する患者の許容範囲にまだゆとりがみられるだろう。

しかしながら、患者が軽度に抑うつ的であるときは（それは多くのコミュニティ研究が示唆しているように大多数の双極性障害の患者のベースラインの健康状態である）、患者の**機能が乏しくて活動計画もほとん**ど立てられない傾向にある。その場合、大うつ病エピソードに陥ることを防ぐような十分な刺激もモチベーションもないままとなる。こうした患者に対しては、いくらかより細やかに、活動スケジュールと気分の改善との関連性を理解できるよう丁寧な援助を行うべきである。SRMを毎日の気分評価と組み合わせれば、十分かつ満足に楽しめる活動を取り入れるよう指導するうえで非常に役立つであろう。

事 例

あらゆる面で、アンの問題はマリアの事例で提示された問題と正反対であった。いつかまた躁病になること、再入院すること、また再び電気けいれん治療（ECT）を繰り返し受けることに恐怖を感じて、アンは常に自分を「少々抑うつ的」に保っていたいと願っていた。55歳の彼女は、これまでに何度も躁病を経験してきた。家族もそれにつきあってきたために、軽度のうつ状態のままでいたいというアンの欲求に対して家族もそれに共謀しようとしていた。けれども、アンにとってこの戦略の代償は、文字通りベッドから長椅子、そこから食卓テーブルに行き、また長椅子に戻って再びベッドに戻る動き以外に何もしないということであった。アンは、すばらしい社会的技能を備えた高い知性をもつ女性であり、彼女の現状の生活スタイルで表されるよりも、はるかに多くのことを自分や他人に対して提供できる資質を備えていた。アンのIPSRT治療者は、彼女の気分評価スコアが常に軽度から中等度の抑うつの数値で一貫して続いていることに気づき、彼女に理想的な気分状態は何であるかを尋ねた。この問題の核心に直面すると、アンはもしもまた躁病になるという恐怖さえ克服できるのであ

れば、自分は完全な正常気分でいたいことを認めざるをえなかった。アンの社会リズム原則についての理解のよさを活用して、治療者は彼女に、試しにもう少し生活に活動を取り入れてみるよう説得できた。アンも治療者もどちらも、アンがかつて従事していたような常勤の仕事に戻ることが現実的に可能とも、またそれが良い考えであるとも思ってはいなかった。アンはその他のいかなる種類の活動の可能性すらほとんど全く考えようとしなかったのだが、治療者は必ずしも同意見ではなかった。この女性治療者は、アンに週1、2回やれることとして、地方の子ども博物館でボランティアとしての訓練を受けてみるよう勧めた。治療者はまた、アンにこれまでの躁病の経過中に交流を絶ってしまっていた昔の友人たちと再び連絡をとることも勧めた。アンは、子ども博物館での奉仕活動がとても面白いうえ、それほど過度に刺激されないことに気づいた。また驚いたことに、もう二度と口もきいてくれないと彼女が思いこんでいた何人かの昔の友人たちが、実際にはアンからの便りを非常に喜び、すすんで彼女と一緒にお茶やランチに出かける都合をつけてくれたのだった。アンの活動レベルが上がって数カ月が経過したころ、治療者は彼女に対して、毎日の気分評価スコアに顕著な改善がみられていても躁病または軽躁の徴候はみられなかったことを指摘した。それとともに、アンの過去のすべての躁病エピソードが重篤なうつ病の直後に続いて発症していたわけであるから、この程度のレベルの活動性と社会参加は安全であるばかりか、実際にいくらか予防的効果をもつという結論に至った。アンの活動レベルと生活上の楽しみを増やすことは、より重度のうつ病に陥ることの予防につながる。アンも治療者も、自分たちが将来起こりうる躁病の予防に役立つような道筋に向かっているのだと結論づけた。

似たような種類の不活動性は、より若年の患者でもみられるが、以下の事例のように同様の治療アプローチに反応する。

事 例

　スタンシーは20歳の学生で、IPSRTを始めたときは双極性障害の初発エピソードを患っていた。彼女は上流階級の家庭で育ってきた生い立ちについて語った。両親は彼女に支持的で、活発な生活を送るように励ましていた。スタンシーは平均3.5点の評価を維持する成績優秀な学生であった。学校で彼女はサッカー部とラクロス部に在籍して活躍し、クラブでもリーダー的役割を担っていた。彼女の両親は成功した人物で、仕事でも家庭でも活動的な生活を送っていた。スタンシーのエピソード発症は、別の単科大学に転学したことが契機であった。彼女は小規模の一般教養学部に在籍して、そこでスポーツや学生自治会活動に参画していた。大学2年次が終了して彼女はより規模の大きい学部に移り、そこで躁病を発症して入院が必要となった。スタンシーの病気は循環性で、6カ月に及ぶ重度のうつ病相に転じたため春学期までに復学できなかった。彼女は気分が落ち込み、無気力、倦怠感がみられ、家族や自分自身への期待に答えられないことへの怒りなどを語った。スタンシーは活力エネルギーを欠いて自尊心も低下し、あらゆる活動に従事する興味をすべて失った。うつ病を患ったことや、授業や活動に参加できず周囲の人たちとの交流を楽しめないために、スタンシーは友人から孤立して自分の価値観についても混乱していた。治療を始めた当初、彼女の日常ルーティンは午後1～2時にベッドから起き上がり、1日の支度をするのに2、3時間（症状の影響もあれば、一部は薬の副作用のせいで）かかり、テレビを眺めながら寝椅子に横になっている、といった生活であった。夜になって両親が帰宅すると、両親はスタンシーをいくらか社交行事や家事に従事させる手助けをしてくれたため、彼女の気分はいくらか改善した。両親が彼女に起きて一緒に何かするように促してくれたので、週末になると少しだけ活動的になった。スタンシーは、家族で一緒にお使いやレストランや映画に出かけると、気分や自尊心が改善することに気がついた。

　スタンシーと彼女のIPSRT治療者は、「生産性」という家族的価値観と

第 8 章　症状管理マネジメント：社会リズムの安定化と行動活性化　173

彼女の低い自尊心とをつなげて理解すべく治療作業を行った。彼女は、自分の貧弱な自尊心が、自分の不活動性と「何もできない役立たず」という気持ちから生じていることを理解できた。この関連性が、彼女のうつ病を遷延させていたのである。スタンシーは臨床家とともに、自分の時間をもっと効率的に構造化できるよう治療作業した。治療は最初に、彼女が午前中もっと機能的になれるよう服薬のタイミングと睡眠覚醒サイクルに焦点を当てた。スタンシーと治療者が取り組んだところ、彼女が毎日従事できそうな活動を 1 つ 2 つ同定できた。スタンシーは、かつて熱心なアスリートであったことから 1 日 10 分の散歩（ウォーキング）を選び、それを 4 週間後には 1 時間に延ばしていった。彼女と治療者は、毎日決まった時刻に散歩の予定が立てられるよう構造化に取り組んだ。スタンシーが散歩する約束を遂行できるようになると、彼女は自分が楽しめて、かつ管理マネジメントできると考えた第 2 の活動として動物救済連盟（Animal Rescue League）でのボランティア活動を同定した。月・水・金曜日という定期的ボランティアの約束をいれることで、彼女の週間予定はさらに構造化された。彼女は次第に、この 2 つの活動予定に、さらにまたもうひとつ別の活動を組み入れられるようになった。スタンシーは単科大学の秋学期への準備に向けて、夏期の地元コミュニティ・カレッジに登録して授業を受けた。そして、夏期に帰省していた高校時代の数人の友人たちと再び交流するようにもなった。スタンシーがより生産的になるにつれて、彼女の自尊心、モチベーション、活力エネルギー、興味や関心なども次第に改善していった。家族や友人たちと談論する経験をたくさんもてるようになり、それが彼女の回復の進歩を増強した。スタンシーのうつ状態は徐々に上向きとなり、在籍していた単科大学の秋学期に復学する前には寛解したのであった。

毎回のセッションで、あなたは患者のルーティンがどれだけ安定しているか、患者がどのように活発あるいは不活発であったか、患者の気分評価スコアはどうであったか、などを評価する。そのためにも、前回の

受診以降に患者が記入したSRMや気分評価スコアを振り返って検討すべきである。もしも患者がSRMや気分評価スコアの記入を完成させていなかったら、あなたは記入されていないSRM用紙を受け取って患者の記憶をもとにセッション中にそれを完成させるようにする。臨床的に必要とされるならば、こうした自記式評価を定期的にきちんと記入完成させてくるよう患者に指導すべきである。

事 例

　ナンシーは58歳の離婚歴のある女性で、34年前から双極性障害を患っている。彼女の初期のエピソードの大部分は躁病であったが、IPSRTを始める以前の10年間は主として、かなり強い不安感と時折、広場恐怖を伴ったうつ病を経験していた。彼女の日々の気分の基準ラインは軽度〜中等度の抑うつ状態にあった。ナンシーは社交不安によって対人交流が極端に制限されており、自分の住むアパート内か近所に住む友人のアパートぐらいしか社交づきあいができなかった。まず初めに、治療者はナンシーに追加でひとつ戸外活動を週間予定として加えさせることに焦点を当てた。治療者はそれから、活動する前日（彼女がその活動を心待ちにしているとき）、活動当日、活動翌日を比べてみて彼女の気分がどれだけ晴れやかになっているかを指摘した。そこから戸外活動と気分の改善との関連性について話し合った。極めてゆっくりとした推移であったが、IPSRT治療者は、次に2つめの戸外活動を隔週で行うことを提案した。ナンシーに余計な不安が付け加わることもなく、これらに耐えうると本人が認識したときに、彼女と治療者は、この2つの定期的な戸外活動を毎週行うことで同意した。数カ月にわたる治療経過を通じて、ナンシーは、しばしば週5、6日は社会的活動を計画するまでにスケジュールを拡大していった。この治療介入に対するナンシーの反応は、彼女の気分と自尊心の顕著な改善として示された。

ルーティンの変化に適応する

　患者のルーティンにおける大きな変化は、予測しうる（例えば、休暇をとる、新しい仕事に就く、など）こともあれば、全く予測できない（例えば、予期せぬ解雇、死、離婚・別居、など）こともある。予測しうる変化には、リズムの安定化と関連しそうなさまざまな変数について念入りな評価が必要となる。長期休暇の場合には、あなたは次のことを知っておくことが望ましい。——患者はどのくらい遠方まで旅行する計画なのか？　標準時刻帯をまたいで旅行するのか？　もしもそうならば、東回りと西回りどちらの方角か？　長期休暇がもしも複数の標準時刻帯をまたいで移動することになるなら、患者はどのように服薬タイミングを調整するのか？　目的地に着いたら患者はどのような日程を過ごすつもりなのか？　長期休暇中は患者自身が制御できないほど目いっぱいの予定やスケジュールになっていないか？　それとも患者が自由にスケジュール調整できるのか？　休暇中の対人関係上のストレス因子（ストレッサー）は、もしあるとすれば、どのようなものになるか？

　患者が新しい仕事に就く場合、あなたは患者の就業時刻が同じままなのか、それとも変わるのかどうかを知っておくことが望ましい。すなわち、患者が新しい職場に行くのに、さらに遠くまで通勤しなければならないのか？　その仕事は、以前の仕事よりもいくらか郊外まで出張することになる仕事か？　新しい仕事での患者の責務はどのようなものか？　その地位は、前の仕事よりも実質的にストレスが多いか少ないのか？　新しい地位で能力を発揮するには数多くの技能や知識を新たに習得する必要があるのか、もしそうなら、どれくらい速やかに身につける必要があるのか？

　予定された休暇または出張をする場合、あなたと患者は規則的な睡眠スケジュールと食事パターンを維持するための方策を計画立てておく。

そうすれば、患者が退屈で孤独になったり、逆に過剰に刺激されないよう不慣れな環境下での社会的相互作用を調節することができるだろう。

事　例

　第1章に登場したジルの病歴年表をざっと振り返っただけでも、休暇をとることと気分の乱れがどれほど関連しているかが示唆されるだろう。IPSRT治療を始めるまで、ジルは明らかに「長期休暇」恐怖症になっていた。それでも、治療を始めて数カ月が過ぎると、ジルは自分の精神状態にとって良かれと思われたものがなぜ、しばしばあまりに良すぎた末に悲惨な結果に変わってしまうのかを理解し始めた。ジルの気分がかなり改善して脆弱ではなくなるにつれ、彼女は情況の変化や、四六時中、息子たちや家事に気をとられることからわずかでも息抜きすることで、どれほどの恩恵が得られるかを認識するようにもなった。経済的資源は非常に限られていたが、ジルの夫は子どもの面倒をみることをかえって喜び、彼女の弟夫婦はシアトル行きの切符をジルに送り届けることを再び申し出てくれていた。けれどもシアトルでの休暇計画は、ジルにとって魅力的に映るとともに、ひどく怖がらせもした。

　ジルはIPSRT治療者に、今回のシアトル休暇をとる可能性について相談した。その男性治療者は、いくらか危険性はあるけれども、ジルが念入りに計画を立てれば、そうしたリスクを最小限に抑えられるはずであると賛同した。彼らは、昼間の何時頃に3つの標準時刻帯をまたいで西方に向かうのがよいか（日中の早い時間帯の便にすれば、ジルはいつも通りに過ごせ、16時間以上起きていなくともすむ）、日中何時に戻るように復路を計画すべきか（「機中泊」以外の便ならどの時間帯でもよい）を話し合った。彼らは、弟夫婦宅に滞在する週の間、彼女専用の寝室が（それは必須である）提供されるのかどうか、またどのような活動をどの程度行う予定でいるのかを話し合った。ジルはそれから義妹に電話をして、どうすれば旅行中の不安を減らせるか話し合うことができた。当然ながら、義妹はジルの

訪問を安全で楽しいものにするために何でもすすんで（弟夫婦の子どもたちを祖母の家に預けて寝かしつけることも含めて）整えてくれようとした。弟夫婦はジルが興味をもちそうな活動予定を適度な範囲内で計画した。もしもそれがあまりに彼女に負担であれば、一日休みを取って自宅でのんびり過ごすことにも賛同してくれた。

　旅行計画を立てることに多くの労力を注いだおかげで、ジルは彼女の日常の規則的ルーティンから小休止をとることができた。それは、極めて必要とされた息抜きであった。ジルが数カ月ぶりに大切に思う人たちとの付き合いを楽しみ、リフレッシュして戻ってくると、彼女は自分の病気を管理マネジメントする能力により自信がもてるようになった。

　死別や離別といった大部分の予測しえない人生の変化は、社会ツァイトゲーバーの劇的な変化であることに加え、しばしばそれらに付随した多くの心理的意味づけをもつ。そのため、そうした変化に適応させていくことに充てるべく、かなりの治療期間を要する。IPSRT治療者は、患者の対人関係とリズムの安定化という**両方**のニーズに取り組まなければならなくなる。もちろん、まずは患者への十分な共感と関心を示すことが先決であるが、IPSRT治療者がまず最初に重視することは、患者に主要な役割の変化や喪失があっても社会リズムの安定性をできる限り維持することである。対人関係上のニーズを切り捨てるこの治療アプローチは、一見冷淡にみえるかもしれないが、実際のところ「困難なときにすがりつく錨を投げ与えられた気がした」と患者たちから非常に評価されていることが後にわかった。社会ルーティンを安定化させる治療作業をすることは患者にとって馴染みやすく、情緒的意味あいが負荷されることもないために、直近の出来事によって患者が落胆して、やる気を失っていても達成できそうであると普通は感じられる。リズムの安定化に取り込んでおけば、あなたは社会リズムの規則性を維持することの重要性を強調し続けながら、古典的な対人関係療法（IPT）の技法を用

いて悲哀や役割の変化という治療作業に焦点を当てることができる。

事例

　スタンは、IPSRT治療を始めてから数カ月後に、主として彼の気分症状が原因でシステムアナリストとしての職を解雇された。スタンが躁病を発症した当初、上司らが気づいて配慮してくれたおかげで、仕事には否定的影響を及ぼさなかった。解雇されたのは、躁病の後に続いて何もできなくなるほど重篤なうつ状態に転じたせいであった。スタンは40代半ばであった。家族はみな、彼の心身の安全と残りわずかな貯蓄を保持するためにも両親の実家で生活することが最良とする意見に賛同した。けれども、彼は失業がひどくストレスで、だんだんと欲求不満が募ってイライラして絶望的に感じ、それが彼の気分をますます落ち込ませていった。スタンが仕事に就くことを切望したのは経済的理由のためだけではなく、彼の生活を構造化して人生の意味づけや満足感をもたらしてくれるからであった。IPSRTの治療者は、スタンが失業という状況に適応すべく援助することに焦点を当てながら、彼のうつ病の回復を待った。スタンはその当時、求職面接にも何ら応募していなかった。

　初期の面接セッションでは、スタンの一日の生活を構造化することと、過剰・過小刺激をともに避けることの重要性についての教育に焦点が当てられた。スタンと治療者は、母親の日常の家事を定期的に手伝う、ボランティア活動をする、社交活動をする、などといった生活を構造化するうえでのさまざまな方法について話し合った。求職活動を始める準備が整ったときには、スタンは失業が彼の自己感に及ぼした衝撃や、自分の健康を維持するうえで重要となってくる仕事の要素や条件についても語ることができていた。

　あなたが社会リズム調節に関する治療作業をしているとき、社会リズムの破綻**のようにみえる**ものが、実際には新たな躁病またはうつ病エピ

ソードの早期徴候かもしれないことに留意することが大切である。ある男性患者が徹夜して仕事プロジェクトを終わらせていたのは、それを翌朝9時までに仕上げるよう上司に命令されたため（社会リズムの破綻）なのか、それとも患者がそのプロジェクトにひどく入れ込んで熱中してしまい、時間感覚を完全に見失った（躁転の発端）せいなのか？　また、ある女性患者が昼頃まで寝ていたのは、その日は夫が家にいることになっていて、すすんで子どもたちに朝食をとらせて学校に行かせてくれたから（社会リズムの破綻）なのか？　それとも、患者がひどく無気力でベッドから起き上がれない状態にあり、夫はそれを知っていて、子どもがちゃんと学校に行ったかどうか確かめるため家にいただけか（うつ病）？どちらの場合でも、あなたの患者を普段の規則的ルーティンに戻すように努めることが、新たなエピソードの予防またはエピソードの発端となる兆候を改善、回避するうえで有益であろう。

行動活性化

　行動活性化には、うつ病治療、特に無気力型（anergic type)のうつ病に対して長く否定しがたい治療履歴がある。1967年にベック（Beck)[14]は、うつ病についての彼の最初の著書のなかで、行動活性化の抑うつ気分や他のうつ症状へのポジティブな効果に言及した。その後、ベックは自己統制感や喜びと関連する活動の数や頻度を増すことを重視することによって、行動活性化を単極性うつ病に対する彼の認知療法の中に組み込んだ[15]。後年になってヤコブソン（Jacobson）と同僚ら[81]は、認知療法の行動活性化を**単独**で用いた効果を、完全な認知療法セットと比較して検討した。多くの認知療法の信奉者たちが驚いたことに、単極性うつ病を消退させるのには、行動活性化を単独で行っても完全な認知療法セットと同等の効果がみられることが明らかになった。
　IPSRTにおける社会リズム・モニタリングおよび社会リズム介入では、

行動活性化要素(より正確にいえば行動・活動量を設定する要素)が暗黙のうちに構成されている。しかし、IPSRT治療が予防的な維持段階に移って患者の対人関係上の生活のほうがより強調されるようになると、行動活性化の潜在的価値が見失われてしまう可能性がある。それゆえ、それまで調子が良かったのが今はうつ状態に落ちだしているような患者に対して、生活面でどの程度十分な活動性がみられるかを評価させて、患者にもっと活動的になるよう促すことは非常に有用な治療介入となりうる。あなたは、ここ最近の週間予定を患者に尋ねて、期待される活動レベルを評価するくらいはやってみてもよい。それが不十分にみえるなら(または気分が高揚して易刺激的になっている患者の場合には)、あなたが正常気分状態に達するか維持するうえで有用と考える週間予定中の具体的な行動変化について患者と治療契約をかわすことが望ましい。

　IPSRTの治療経過を通じて、あなたと患者は規則性を維持して最適な感情症状の管理マネジメントができるバランスを保つべく一緒に治療作業を行う。しかし、数多くの要因によって、このシステムがうまく働かなくなることがある。そこで次のような疑問が生じてくる。すなわち、あなたと患者はどのような種類の変化に対して反応する必要があるのか？　表面上は最も分別あるアプローチにみえるのとは相反するが、我々の経験によると、患者の大部分において危険とされるのは、うつ病の指標に対する過少反応と軽躁の指標に対する過剰反応(顕著な睡眠の減少という明らかな例外はあるが)であった。これはもちろん、躁病エピソードが多くてうつ病エピソード体験の比較的少ない患者には当てはまらないかもしれない。しかしながら、我々の経験によれば、抑うつ症状が出現したら、あなたと患者は症状管理マネジメントをすぐに計画変更することが避けられない。その一方で、軽度の軽躁エピソードについては、患者が十分に睡眠のとれていることが明らかである限り、そのままにしておいても大丈夫であろう。

第9章

対人関係問題領域における治療介入

　先述したように、対人関係社会リズム療法（IPSRT）は2つの鍵となる要素で構成されている。それはすなわち、1)気分症状の管理マネジメントと、2)患者の感情障害エピソードの発症と関連した対人関係問題における治療介入である。

　単極性（うつ病性）障害における対人関係療法（Interpersonal Therapy：IPT）と同様に、対人関係上の治療介入は、いくつかの主要な問題領域に焦点が当てられている。それは、①悲哀、②健康な自己の喪失という悲哀、③対人関係上の役割をめぐる不和、④役割の変化、⑤対人関係の欠如という5領域である。IPSRT中期の多くのセッションでは、IPSRTの初期に定式化されて治療者と患者との間で合意された対人関係問題領域への焦点化が含まれている。とはいえ、あなたは対人関係上の望ましい変化が社会リズムにどれだけ良好な影響を与えるかを指摘しつつ、社会リズムに悪影響を与えうる対人関係変化から常に患者を守るべきである。少なくとも、望ましい対人関係上または社会的役割の変化が築くルーティンに対して、潜在的な対人関係上の悪影響をどのように最小限に留めるか、患者と治療戦略を練り上げていく。すなわち、社会リズムの変化とともに対人関係領域の変化に対しても継続的に精力を傾ける必要がある。

①正常な悲哀と未解決の悲哀

　愛する者の死は、双極性障害の患者にとっては極めて脆弱な時期となりうる。それは、強烈な悲しみと過度の心理的ストレスのかかる時期であるとともに、ほぼ決まって社会リズムもひどく破綻するときでもあるからだ。そのため、正常で適度な悲哀でさえも、双極性障害の人にとっては新たな気分エピソードを突然に引き起こされる力が備わっている。我々の社会リズム仮説が明確化されるよりもずっと以前には、記述精神病理学分野において「葬式躁病」はよく知られた現象であった。正常な悲哀は、悲しみ、睡眠の障害、焦燥感、集中力低下、食欲低下、正常な活動遂行能力の低下、アンヘドニアといった抑うつ症状とパラレルである。こうした正常な悲哀の症状は、双極性障害を抱えた人にとって非常に恐ろしい体験となりうる。悲哀のプロセスを経ている患者は、自分がひどい病的エピソードにあるのではないか、と恐くなるのだ。その症状が悲哀反応なのか、うつ病であるのかを判断することは困難であろう。最適な環境下であれば、あなたの支援サポートは患者が喪の作業というプロセスを経るうえでの手助けとなるだろう。しかしながら、あなたの支援があっても、心理的そして概日（リズム）ストレスというのは患者の管理マネジメント能力を越えたインパクトとなりうる。そのような場合、臨床病像が明らかになり次第、すみやかにうつ病の鑑別診断がなされ、適切な（薬物および心理療法的）治療介入が提供されることが大切である。

　あなたがもしも、大きな喪失を体験した患者の治療を手がけるならば、患者はまず最初に、感情を表現して正常な悲哀のプロセスについて学ぶことを、そして悲哀という経験を認められるような援助を必要とするだろう。それに加えて、治療作業の大部分は、患者ができるだけ自らの社会リズムを保てるよう支援することに焦点を当てるべきである。喪失で

悲嘆にくれる患者は、その脆弱な時期に、できるだけ睡眠が固定化されて規則的な状態が保たれる必要がある。悲哀のプロセスにある双極性障害の患者にとって、治療者であるあなたが感情にまつわる教育、支援、表現上の探求を手伝うことは大きな支えとなるだろう。

　治療のなかで双極性障害患者はしばしば、かつての喪失を上手に解決して消散させることに困難を伴っている。遷延するか未解決のままの悲哀反応は、およそ次のようなときに引き起こされる。すなわち、愛する人の命日や、より直近の死別、患者が喪をすませていない愛する人の亡くなった年齢に達したり、患者本人や知人が、亡き愛する人と同じ病気を患ったことを知ったときである。挙句の果てに、もしも愛する人が亡くなったときに患者が躁病エピソードの状態にあったならば、彼らは悲しむ機会を全く持てず、悲しまなかったことに対して非常に罪悪感を感じるであろう。さらに、重大な喪失の際に躁病エピソードを呈していたら、患者はその人の死ぬ間際や葬儀の際に不適切な行動をとっていたかもしれない。こうしたこともまた、深い罪責の源となる。時には、あなたや患者が病気エピソードと重大な喪失とを関連づけることもできようが、未解決の悲哀というのは、しばしば対人関係インベントリーを記入し完成させるまで同定されないことがある。亡くなった親族身内との関係や死への反応について、患者の詳しい病歴を聴取することが大切である。以下のような、場にそぐわない悲哀または悲哀のなさ、愛する人が亡くなった前後の回避性、そしてまた死別の際や葬式やそれに関連した活動の間や死後数カ月間の家族または重要な他者（キーパーソン）の不在、社会機能の低下、躁やうつ症状の発症、などといった因子については十分に調べて患者と話し合っておくべきである。こうした因子は、患者が異常（病的）な、または遷延した悲哀を経験していないかどうかの手がかりを与えてくれる。未解決の悲哀を呈した患者との治療作業に関する具体的な技法は、Klermanとその同僚ら[88]の著書のなかで詳細に説明されている。しかしながら、死別の際に躁または軽躁状態を呈して

いた患者に対しては、おそらくその当時の患者の行動にまつわる罪責感情と関連して特殊な治療介入を加える必要があるだろう。

事 例

　テレサは3人の息子をもつ50歳の未亡人で、常勤の仕事を続けながら単身生活している。彼女は18歳のときから双極性障害の病歴があり、初回はうつ病エピソードを呈した。それ以降、テレサは3度の躁病と2度のうつ病エピソードを患ってきた。テレサは信仰深い厳格な家庭に育った。彼女は、両親が自分に対してあまり支持的(サポーティブ)ではなかったとみなしている。早くからテレサは、自分が両親から受けていないと感じていた支えを求めて教会に傾倒していた。信仰によって癒されたと感じてはいたが、彼女はまた全能の神の眼差しからも善良な女性とみられるように完璧な生活を送らなければいけないと信じるようになった。テレサは教会で出会った男性と結婚し、20歳のときに最初の子どもをもうけた。結婚しても、彼女は隣人愛に値するよう他人を喜ばせなければならないと信じ続けた。結婚生活を通じて、夫が次第に惨めに引きこもって酒に溺れるようになるにつれて、いつしか子どもたちにとってテレサは母でありながら父親的存在にもなっていった。

　テレサの最近のうつ病エピソードは、夫の突然の自殺をきっかけに生じた。夫は亡くなる前に、普段にもまして妻や子どもたちを避けて引きこもるようになっていた。夫の家族との関わりは、しばしばネガティブなものであった。彼は妻やすでに家を出ていた息子たちについて、一見ささいな落ち度であっても批判がましかった。テレサは自分に関係のありそうなあらゆる落ち度で自らを咎めるだけでなく、息子たちの失敗ですら自らを責めた。驚くなかれ、夫が死ぬ直前でさえも、テレサは夫を喜ばせようと懸命に努力していたのであった。夫が自殺した後、テレサはすぐに再び表面上の生活や夫の喪失に適応してみせたが、正常な悲哀の兆候を示さなかった。テレサは半年後に重度のうつ病を呈するまで、彼女を慰めようとする友人の努力にも抵抗を示し、夫の喪失にも動じたようにはみえなかった。

テレサは自らのうつ病を、良妻賢母でなかったことへの罪を背負ったとみなしていた。夫が自殺の理由について何の遺書も残さなかったために、テレサは夫の不幸についての責任を引き受ける形で、その空白を埋めたのだった。日中持続して覚醒していることが困難となり、日常の簡単な作業すら遂行するのが難しくなるにつれ、以前のテレサの秩序だった生活は崩れ始めた。ついには、抑うつ症状によって家庭や仕事上の責務を遂行する能力が妨げられるほどとなり、テレサは入院が必要となった。

　退院して外来通院でIPSRTを受けるうちに、テレサは、自分が子どものころから他人の感情に対して責任を背負ってきていたことを理解するようになった。自分が良き妻ではなかったことに対してひどく罪責を感じるような形で、テレサの信仰心は対人関係様式のなかに織り込まれていた。自分が夫を幸せにできていたら、夫は自殺しなかったであろうと彼女は信じていたのだ。IPSRTの文脈のなかで、治療者がテレサのこの信念に問いかけて疑義をはさむことにより、正常な喪の作業を遮ってきた彼女の罪責感は変化し始めた。テレサは、初めは飲酒によって、それから次に自殺することで夫が家族を「放棄」したことに怒りを覚えられるようになった。彼女はまた、夫の喪失を悲しめるようにもなった。テレサは残りの治療プロセスを通して、より正常なやり方で悲しむことを続けながら、興味や関心、人間関係を新たに広げていこうと懸命になった。テレサは3人の成長した息子たちともっと仲良くなり、子育てというすばらしい偉業を自分は成し遂げたのだと感じられるようになった。テレサは、「成人した子どもの母親」という自分の役割に非常に満足を感じるようになった。彼女はようやくのこと、自分の通う教会を社会的活動と支援が満たされる源泉として適切に利用できるようになった。

②健康な自己の喪失という悲哀

我々は、専ら反復性の単極性うつ病に苦しむ患者たちとの長年の治療

作業を経験してから、続いて双極Ⅰ型障害の患者を含めた大規模な臨床研究プログラムを開始していた。すぐに我々は、双極性障害の患者にみられる、自らの人生を2つに分ける傾向（それは我々がそれまで治療してきた単極性うつ病の患者では決して観察されなかった）に衝撃をうけることとなった。それは、患者の診断前の人生と診断後の人生という二分化である。我々は直ちに、この新たな患者グループでは、患者がしばしば自らをほぼ2種類の別様の人物に、すなわち双極性障害の発症以前の自分と現在患っている自分としてみなすことに気がついた。我々は、この「健康な自己の喪失」に対する悲哀を、双極性障害の患者にしばしば認められる別の形の未解決の悲哀であるとする見解についての議論を始めた。単極性うつ病の対人関係療法（IPT）の専門家である同僚の中には、この問題領域はむしろ役割の変化の領域におけるサブセットのひとつとして考えるのが適切であると主張する者もいた。けれども、我々はこれを悲哀のひとつの形式として提示することが患者に非常に深いインパクトを与え、役割の変化としてだけでは扱えないやり方で、患者にこの問題についてより治療に取り組ませる動機づけができることに気がついたのである。これはおそらく、「双極性障害の患者になる」ということが、失職や離婚といった喪失よりも、より死刑宣告に近い一種の不変性をもつからであろう。

　多くの躁うつ病（双極性障害）の患者は、自分や家族の人生における病気の不安定性、双極性、それに派生する弊害によって、自らの病気に対処するうえで非常な困難を伴う。しばしば患者は、病気が自らに課す（または課しているようにみえる）制限に対して特に不満を感じている。双極性障害の患者は、生涯を通じて何度も、表面上または実際に明らかな社会的スキルの低下を体験する。家族や配偶者、友人、同僚たちとの関係は、しばしばぎくしゃくする。前章のアンの事例（p.170）では、躁的行動によって、それまでの友人たちや家族とさえも疎遠になる結果となってしまった。IPSRT治療者としてのあなたの任務は、その際、

患者が健康な自己（の喪失）を悲哀できる手助けをすることになるだろう。健康な自己とはすなわち、気分をもっと上手に制御できて、大学に入学したときから計画していたキャリアを重ねていたはずの自分、あるいは重要な他者（キーパーソン）や家族との安定した有意義な関係を保持することができたであろう自分自身のことである。

　双極性障害の患者は頻繁に、自らのニーズを病気によって決定づけられたレベルに確実に合わせるべく理想を妥協せざるをえない。例えば、もうすぐ母親になろうとする双極性障害の女性が、「理想的な」母親がやるようなことをすべて行っていては、自分自身の十分なケアまではとてもできないだろう。親になるといった人生の変化は、それまでさまざまな場面での症状管理について治療を第一に熱心に取り組んできた患者でさえも、しばしば病気を否認したい欲求に強くさらされる。新たに母親となる患者の場合、「健康な」自己の喪失とは、自らの健康を損なうことなく乳児の保育のために一晩に何回でも目を覚まして起きられたであろう女性には、もはや自分がなれないことを意味する。そうしようとするのが新たな再発リスクとなることを患者が認識できるなら、あなたの次の課題は、患者が自らをケアするうえで良識ある判断を下せることである。そうすることによって、新生児のケアもできるようになるという視点のもと、患者の「健康観」や「理想像」を再定義しなおせるよう支援することである。

事　例

　ジニーは38歳のときに最初の子どもを妊娠した。彼女は10代半ばごろから双極性障害を患っていた。ジニーはこれまでに何度か重度の躁状態となり、そのために入院と外来での治療を受けてきた。いつもリチウムが彼女の症状コントロールにうまく作用して、内服治療中は極めて社会的機能が良好であった。けれども、ジニーには数年毎にリチウム服用を中断してきた病歴があった。中断すると彼女は大抵、短期間でも入院が必要になるほ

ど激しい躁病またはうつ病エピソードを経験していたのだった。

　IPSRT治療に紹介されてきたとき、ジニーは妊娠約3カ月で、6カ月ほど前から全く内服をしていなかった。かかりつけの精神科医のサポート支援のもとで、妊娠を望む間はリチウム治療を中断していたのだった。リチウムをやめてから5カ月間は、まずまず調子はよかったのだが、そのあとから彼女はうつ病相に転じていた。妊娠中、ジニーは内服しないことを望んでいたが、産科医、IPSRT治療者、精神科医はみな、胎児に大きなリスクを生じる時期は過ぎたとみなした。ジニーの病状が急速に悪化していることは彼女自身ですら理解できた。ジニーは内服を再開することに同意し、妊娠3カ月から出産まで処方通りリチウムを内服した。妊娠40週で、ジニーは体重7ポンド5オンス（訳注：約3300グラム）の全く健康な男児を出産した。

　出産後、ジニーは赤ん坊を母乳保育するかどうか決めなければならなかった。母乳保育について、良い母親ならばみなそうするものだと彼女は考えていた。ただ母乳で育てるということは、彼女が再びリチウムを中断して、授乳のために毎晩何度も起きることを意味する。ジニーは当初、この意思決定プロセスの中で理想的な母親像を構成している自らの考えに頑として固執していた。にもかかわらず、IPSRT治療者とともに新生児保育と関連したすべての良い点と悪い点について綿密に系統的な分析を行っていくうちに、彼女はこうした育児が現実として新生児にネガティブな影響を与えうることを認識するようになった。なぜなら病歴からみると、リチウムを中断することは、ジニーが双極性障害の再発を経験することを意味している。母乳保育による睡眠の破綻が、彼女にもうひとつの重大なリスク因子として加わることになるからだ。ジニーと子どもにとっては母親が安定した状態を維持して入院しないことが、母乳保育よりもずっと重要であると判断した。ジニーと子どもとの絆を形成する特別な情緒体験をもてる時期に、母親が入院して何週間も子どもと完全に離れてしまうことになったら一体何の恩恵があるだろうか？　IPSRT治療者の支援によって、

ジニーは自分にとって良い母親とは、母乳保育を犠牲にしてもリチウムを内服して自身の双極性障害のケアをすることだと判断できた。実際のところ、この治療プロセスの終局になっても、その判断が決して犠牲を強いている感じにはみえなかった。ジニーは治療者と夫とともに、ジニーが内服治療の計画を維持して確実に適切な睡眠がとれるようにしながらも、彼女が新しく生まれた子どもとより親密になれるような他のいくつかの方法を模索すべく治療作業に取り組んだのであった。

③対人関係上の不和

軽躁、うつ状態ともに中心となる特徴がおそらくは易刺激性（いらいら、苛立ち）であることや、「双極性気質」の特性にはクレームをつけるといったある一定の権利意識や態度がみられる。このため対人関係上の不和は、この患者集団では普通にみられることである。我々の経験では、特に肉親や家族から完全に独立して離れている双極性障害の患者は、単極性うつ病患者の場合よりも家庭外での対人関係上の不和が明らかに多くみられる。それゆえ、我々は以下に、こうした一連の対人関係上の不和を示すような事例を含めて検討していく。なぜなら、家族メンバーに期待されるのと同じレベルの理解力や応答性は、同僚や上司、隣人からは期待できないからだ。従って、IPSRTにおいて家族以外の相手との役割をめぐる不和の治療作業をするうえで用いる戦略は、患者と家族との間の不和を解決する支援とはいささか異なってくる。職場や隣人との間で生じる対人関係上の不和というのは、概して、より寛容で辛抱強くなって自分自身や他人における互いの限界を受け入れることが求められる。つまり、世の中が常に公平で理性的な場所だとは限らないこと、関係性の変化はしばしば望んでいる以上に時間がかかること、優れた人間とは、しばしば自分の限界をわきまえた人であること、などをIPSRTを通じて理解させるべく治療作業する。そうすれば、とりわけ

患者が、そうした非難や論争が彼らの仕事上の発展や友情、経済状況にさえも及ぼすマイナスの弊害を理解できるようになると、しばしば自らの内面に抱えた最も危険で闘争的な本能を抑えられるようになる。

事 例

　IPSRT治療を始めたとき、ハルは29歳の独身の大学院生だった。ハルは5年前から双極性障害を患っており、うつ病、躁病のどちらの病相でも苛立ち（易刺激性）が病像の顕著な特徴であった。ハルの病像は、薬物療法的に安定化させることが非常に困難であった。気分を制御するために十分量の投薬をすると顕著にひどい副作用が出現した。逆に、副作用を忍容できる程度まで減薬すると、かえって苛立ちが強まって落ち着かなくなった。ハルは、大学院課程を修了することが極めて難しい状況にあった。それを困難にさせていたのは、短期間でも彼を無能力化させる急性期エピソードと、比較的に正常気分の状態に戻っても自分の危険な衝動性を抑えられないことが原因だった。

　ハルは、疑いようもなく大学院プログラム課程の中で最も知的な学生のひとりであった。おそらくは多くの教授たちよりも優秀で、それがまた彼の問題のかなりの部分を占めていた。ハルは大学院プログラムの一般カリキュラムや、特定の論文や研究プロジェクトを割り当てられることに順応するのが困難で、しばしば指導教授たちに対してさえ、それらを「くだらない」とみなしていた。実際のところIPSRT治療者からみても、ハルの方がしばしば専門的にみれば正論であった。彼に割り当てられたプログラムは厳密なカリキュラムで構成されて柔軟性はほとんど認められず、学生の過去の訓練や経験が考慮される余地などなかった。そして割り当ての多くが、明らかに「ただ忙しくさせるだけの学習課題」といった質の内容であった。しかしながら、治療者にとって同様に明白であったのは、論争好きなハルの姿勢が、そのプログラムに対する敵意や反目しかもたらさないということであった。この態度は、それ自体で非常にまずいことであった

が、とりわけ彼がうつ病エピソードに陥ったときに事態を複雑化した。1カ月前にハルが馬鹿にしていた教授たちは、当然ながら彼に同情的ではなかった。けれども、もしもハルが否定的意見のいくらかを自分の心のうちだけに留めておけていたら、そんなふうにはならなかったであろう。

　IPSRTの治療経過の中で、ハルは「自分が優位な立場にたつこと」が、どれほど学位課程を修了できる彼の能力に干渉しているかを認識するようになった。実際こうした態度上の問題が、ハルにとっては病気の急性増悪よりもずっと彼の困難さに寄与していたかもしれない。治療期間とまたがった2度の学期中に、ハルはIPSRT治療者からの継続的な励ましとコーチングもあって、全般的に価値判断しがちな彼の衝動をひとまず脇へ置いて、単純に割り当てられた課題だけを仕上げられるようになった。ハルの権利意識は相変わらずそのままで、大学の履修状況によっては時折問題を生じ続けてはいた。けれども、彼は学部でこれ以上の衝突を生じることもなく、研究テーマを提案して学位論文を申請できるアプローチが身についたように感じた。興味深いことに、ハルが新たに身につけた落ちついた姿勢は、気分変動性の少なさと関連していた。そのことを治療者が指摘したとき、ハルはこうした葛藤や衝突に費やした感情的な代価が、おそらくは彼が実現してきたこと以上に高くついたことを認めざるをえなかった。

　とはいえ、双極性障害を患う若年成人の多くが、現代の核家族社会の中で問題を経験している。若い双極性障害の患者は、しばしば病気による教育的、発達上の遅れの結果として、同世代の多くが自立して生活するような年齢を過ぎても家族から十分に解き放たれず、両親との年齢に応じた適切な関係をとれずにいる。

事例

　リサは19歳のときにIPSRT治療を受けに訪れた。彼女はちょうど歯科技師として最初の仕事を始めて、アパートで単身生活をしていた。リサには

これまでに何度も躁病やうつ病エピソードが生じていた。そうした体験が彼女の学業のみならず家族や社会的な人間関係にも深刻な影響を及ぼしていた。両親はリサが6歳のときに離婚していた。父親と母親は、それぞれ別々に娘の身の上の安泰にどうにか貢献しようとしてきた。最近になって、ようやく両親が一緒にリサの気分障害と対人関係問題への対処について協力するようになったばかりであった。おそらくはそうした親の機能不全の結果として、リサは大概、権威に対してほとんど敬意を払わなかった。それが彼女の道徳的、職業上の優越感にも反映されていた。特に教師や学校関係者、同僚や彼女の父親に対して、彼らの要求を、自分のことを気づかってくれない、彼女の自由に対する妨害の証左とみなしていた。この姿勢のためにリサはしばしば他人と衝突した。こうした衝突は、相手側の立場をわからせようとする努力をリサが操作的なやり方だとみなすと、しばしばもっと激しくなるのであった。リサは非常に聡明で弁舌もたち、技能的にも有能であった。けれども、彼女はその天性の才能を妥協する必要性を回避するために用いていた。結果的に、リサの人間関係や学業成績は損なわれていた。治療に訪れたとき、リサはこうした古い「ごまかし」をきかせるのがだんだんと困難になりつつも、どうにか歯科補助員の給料で生活していこうと苦労していた。実際、彼女は仕事上では有能であったにもかかわらず、上司は彼女の出勤態度について、欠勤せずもっと安定し、歯科オフィスの他の同僚に対して敬意を払わないのであれば、代わりの人員を探さざるをえないことをすでに宣告していた。

　リサは長らくずっと、急速にうつ状態になったときだけ自分の困窮を両親に知らせるという対人パターンであった。そのようなとき、彼女は自分が懸命に自立して生活していることを強調するために、困窮さが際立ってしまった。両親からどうにか援助をひきだそうとしての行為であったが、状態がよくなると今度は親を遠ざけてしまうのだった。リサが最初の仕事を失いそうになったとき、彼女はこの対人サイクルを再び作動し始めた。しかし、IPSRT治療者は、これをリサが両親とより成熟した相互的関係を

築くための機会として用いた。治療がすすむにつれて、リサはこの対人関係パターンを徐々に認知するようになった。不必要な依存のしかたで両親ともつれた関係のままでいる一方で、困窮を取り扱う自分のやり方が、両親に対するリサの満たされない怒りを含んだものであったことに気づくようになったのだ。リサは他人の劣等感に対する自身の視点を疑問視して、自らの劣等感情そのものについて考えるようになった。彼女は、父親が家族を見捨てたと感じていた絶望と憤りについて見つめ直した。父親が彼女に課す要求を、押し付けではなくて心配からくるのだと考えられるようになっていった。この数カ月の治療の中で、両親の側の親としての行動と、リサの側の成人して自立した子どもとしての行動について一連の相互的な期待を築いていけるようになると、両親との衝突の程度は減ってきた。リサは父親との関係がより身近になるにつれ、職場上司に対する挑むような必然性も同様に減じることに気づいた。治療終結のころには、リサは仕事もうまくいくようになり、ある若い男性との間で相互的な情愛と支えに基づいた長期的な関係を築いていた。

　双極性障害の患者の中には、普段は日常の機能も良くて家族から完全に自立していても、エピソードのために悪化すると結果的に家族がより巻き込まれざるをえないことがある。患者は一時的でも家族により依存的となる必要があるのかもしれない。そうした際には、患者自身の依存性と、自分の生活の中に家族を巻き込むことに患者が対処していけるよう支援することがIPSRTの主要な課題となる。

事　例
　ウォルトは離婚暦のある40歳の男性で、5度目の双極性障害のエピソードをきっかけにIPSRT療法を始めた。彼は1年前から失業していた。その年は躁病エピソードが遷延して、しまいには数週間入院までしていた。妻はすでにウォルトの躁病の初期の頃から別居を主張しており、彼は地方の

建設会社の電機技師としての職も失っていた。退院したとき、ウォルトは安定した仕事をみつけて生活が再び軌道に乗るまでは、しばらく故郷の実家に戻って一時的に両親と同居することを決めた。だがウォルトは18年もの間、独立して自立生活を送ってきたため、これは彼にとって難しい決断であった。実家に戻ってからも、彼と母親との関係は葛藤的でぎくしゃくしていた。父親との関係でも同じく緊張をはらんでいた。ウォルトは両親との衝突の原因を、自分の双極性障害と失業のせいにした。両親ともに息子の病気の理解に乏しくて、不適切に押し付けがましく、また過度に管理的かつ保護的であった。両親からすれば、ウォルトに日々の暮らし方や、毎日どんな活動をすべきかを教えようとしていたのだ。ウォルトは両親のひどい子供扱いに憤慨しつつも、自分が八方塞がりに陥っていると感じていた。彼は積極的に求職活動をして電機技師の職を探したが、両親の住む小さな町には建設業の仕事は実質的に求職枠がなかった。両親はウォルトに職幅を広げて別の仕事を探すようにと主張し続けていた。ウォルトは自分の病気と年齢のために、むしろ求職の幅は広げずに絞ったほうがよいと考えていた。けれども、郷里で安定した職を得るまでに彼がどれだけ長い時間を費やすかまでは危惧していなかった。

　ウォルトはIPSRTを、実家暮らしの欲求不満や、両親の押し付けがましさ（侵襲性）、彼の生活をコントロールしようとすることへの怒りについて話し合うことに用いた。今は両親と同居して経済的に援助を受けているために、両親が彼のことを未成年の子どものように扱いがちであることを認識できた。両親の行為は息子への心配に起因しており、ウォルトの病気や職を得る能力への懸念から生じていたことを理解することが、彼が自分の怒りを消散させるうえでの助けとなった。ウォルトとIPSRT治療者は、両親の押し付けがましさに対処する方法について話し合った。ウォルトは、そのほとんどに「反応しない」という対処を選択したが、それが困難なときには、両親との適切な限界を設定しようと試みた。それでもうまくいかないときは、ウォルトは姉の家を訪ねて両親から距離をとるようにした。

加えて、IPSRTを通じてより学習を続けるうちに、ウォルトは両親になんとか自分の病気についてわかってもらおうと試みた。彼の長期的な目標は、自分に精神症状があるときは両親にむしろ関わってもらい、無症状のときには放っておいてもらえるようになることであった。

双極性障害の患者では夫婦関係上の不和も生じる。一般的に婚姻関係は多くの点で双極性障害という病いによって脅かされることから、双極性障害患者の離婚率は高くなっている。

事 例

　38歳のアレックスがIPSRTの臨床家との治療を始めたとき、彼は既婚で2人の小さな娘のいる弁護士であった。その当時、彼にはすでに10年来の双極性障害の病歴があった。アレックスの最初の2回のエピソードはうつ病相で、最近の2回は躁病エピソードであった。アレックスは2度目の躁病エピソードの最中に治療に訪れたが、それは彼のおかしな行動をひどく心配した仕事上のパートナーたちの強い勧めによってであった。彼の躁症状は、爽快気分、睡眠欲求の低下、多弁、過活動レベル、社交性の増大、性的リビドーの増大、無分別さ、苛立ち、判断力低下などであった。それらは、普段の生活のみならず特別な仕事上での顧客とのつきあいや法廷でもみられた。仕事上のパートナーたちは、アレックスがこのまま何も変わらなければ、彼は弁護士資格を剥奪されかねないと心配した。彼の社交性の増大と無分別さはまた、深刻な夫婦関係上の問題も引き起こした。アレックスの妻は、夫が夜遅く外出することや、見知らぬ女性からの電話の他にも明らかな夫の不実のしるしを当然のごとく怪しむようになり、不機嫌で干渉的となった。妻は夫の行動をコントロールしようとし、妻と幼い娘たちからアレックスが離れて過ごす時間を制限した。妻の要求が増えていけばいくほど、アレックスの怒りは増幅された。彼は妻と子どもたちから離れている時間を増やすという行動を起こした。ついに、妻への怒りと

束縛を嫌う自由への欲求が非常に強まったために、アレックスは妻と離れて別居することを決意した。別居は8カ月間続いた。躁病エピソードが過ぎると、アレックスは自分の躁症状について反省できるようになった。彼は妻から離れた自分の判断を後悔し、妻と和解しようとした。しかし、この時点で、彼らの婚姻関係には多くのダメージが生じていた。妻の方は、夫に見捨てられ裏切られたと感じて傷つき、夫の行動に憤りすら感じていたのだ。

　アレックスの躁症状がひとたび制御されて安定すると、彼は自分が非理性的で無思慮な行動をとっていたことにひどく動揺した。症状が自分の判断や意思決定にどのように影響を与えていたかを理解するのには時間が必要であった。彼にはまた、このことを妻とどのように話し合っていくか解決策をきちんと見つけるうえでも援助が必要であった。もし彼らが婚姻関係を続けていくとすれば、アレックスの行動が妻の自尊心をひどく傷つけたとしても、その行動だけで妻が夫の人格特性を決めつけないでもらう必要がある。それは彼もわかっていた。けれども、妻に多大な苦しみを与えたのが「本来の夫」アレックスではないことを妻にどう理解してもらえばいいのか、彼は途方にくれていた。IPSRTの治療者は、アレックスの妻と2、3回家族セッションを行うことを提案したところ、妻は治療に参加することに同意した。このセッションを通して、治療者はアレックスの妻に対して、躁病がどのように夫の判断に影響を与えたかを家族心理教育しようと試みた。妻は当初、治療者が夫側についているとみなしていた。けれども、治療者が妻の立場の話に時間をかけて多くの注意を傾けるうちに、この夫の治療者が夫婦のみならず子どもたちのことにも心からの関心をもってくれていることがわかった。夫婦の婚姻関係にはすでに多くのダメージが生じており、その修復には多大な時間と努力が必要であることを十分理解しながらも、離婚せずに両者は和解することを決意した。

④役割の変化

　役割の変化という問題領域は、Klermanとその同僚たちが（気分障害患者の治療において）貢献した真に独特で重要な構成要素のひとつである。そのような変化としては、離婚、やもめ暮らし、子どもの出立といった明らかな喪失から、初めての常勤職の獲得、大きな昇進、結婚、出産などの明らかな獲得まで広く含まれる。喪失と獲得いずれの場合でも、そうした変化を経験する者には再適応や修正が必要となる。日常ルーティンのどんなささいな変化に対しても敏感であるゆえ、双極性障害の患者は大抵、役割の変化がとりわけストレスフルな時期に感じるだろう。

　患者の生活上の出来事が、彼らの社会的役割やライフスタイルに大きな変化を引き起こしたか、またはじきに起こしそうなときは、役割の変化をIPSRTの焦点とすべきである。あなたは、①患者の対人関係、②社会リズム、③自己像、の各領域に対する変化の重大な影響について判断することが望まれる。明らかに、役割の変化がこれら３つすべての領域に影響を与える場合もあれば、そのうちの１つか２つのみに影響することもあるだろう。ひとつの役割の変化が、うつ病や躁病エピソードの原因またはその結果として、病気の急性エピソード発症に先立つか、または発症後にひき続いて生じることもある。あなたの患者は、役割が変化する間に自らの人生を構造化するか、あるいは変化に続いて人生を再構築するうえでの支援が必要となる。治療者として、失われた人物や役割についての患者の気持ちや、自らすすんでであろうとなかろうと患者が請け負うことになる新たな役割をどのように担っていくのかを話しあうことも望まれている。しばしば双極性障害の患者では、役割の変化と関連した修正が、とりわけ病気（双極性障害）そのものによって引き起こされる。病気であることの罪責、自己卑下、恨みつらみ、苦しみなど

が役割の変化という作業を複雑化する限り、患者はそうした変化に対処することが極めて困難である。時には、役割の変化が恥の感情や屈辱感を引き起こすために、自己像イメージを深く傷つける。これはとりわけ、躁病やうつ病の症状によって放校や退学、解雇、立ち退き、別居または離婚などを求められた場合にしばしば実際に生じる。そういった喪失という文脈の中では、自立して何年も単身生活してきた成熟した人間が、どうしても実家に戻らざるをえなくなり、再び両親に依存することが多い。この種の変化は、患者の自尊心を劇的かつ急速に低下させることになる。

事 例

　メリッサは、安定した家庭環境の中で生育した38歳の既婚女性である。彼女は実家の家族と非常に親密で仲がよく、3人の妹たちを自分の主要な社会的ネットワークとみなしていた。メリッサはまた母親とも極めて密接で、彼女の人生に関わる決断や自尊心の形成に大きな影響を与えていた。メリッサの母親は、娘のことを非常に誇りに思っていた。メリッサは安定した結婚生活を続け、10歳の長子と5歳の双子の3人の子どもに恵まれていることを語った。彼女は看護師として働いており、優秀な母であり妻、そして医療従事者であることを自認していた。双子が生まれるまで、メリッサは自分の気分ベースが少し軽躁的であったと語った。出産した当時、彼女は軽度の産後うつ病を呈し、それから約3年後に初回の躁病を経験した。2年前に躁病エピソードを呈して以来、気分の波が続いてIPSRT療法を始めるまで安定しなかった。メリッサは常勤で働いていたが、その勤めのせいで妥協せざるを得ず、彼女の他の役割が損なわれていることを認めた。彼女の病気と、以前やってきたようには機能できなくなったことが、自身の欲求不満の原因を増していった。メリッサは自らの強靭さ、家族を養っていく能力、キャリアの蓄積、そして母親や妹たちの頼みにも応じて世話することを自負してきたからだ。急速に気分の波が生じるようになっ

たために、メリッサは自分が信じられなくなった。それで非常に近しい家族から自ら離れるか、または過干渉になって家族のために過剰な活動スケジュールを入れようとしたために、彼女の対人関係はより葛藤をはらむものとなった。彼女は自分の双極性障害の受容と、病気がいかに彼女の対人関係機能に影響を及ぼしているかを受け入れることが極めて困難であった。こうしたすべての変化を治療者と話し合ったことで、メリッサは家族内での「健康な」役割を諦めて、病気に罹患した現実に直面しなければならなかった。治療は妻、母、娘、看護師としての彼女の役割を、双極性障害という見地から評価（アセスメント）する支援に焦点があてられた。彼女は徐々に、これらのすべての自分の役割について、躁病を患うまで維持してきた機能レベルでは従事できないことを受け入れるようになった。治療作業の大部分は、メリッサの自分自身への期待度を低くして、いくつかの役割を犠牲にするか、そうした役割を遂行するやり方について彼女の認識を変化させて、より自分を大事にケアできるよう支援することに焦点が当てられた。メリッサは、ストレスの多い入院病棟の看護業務よりも開業クリニックでのパート勤務で働くことを決め、母親との近すぎる関係からいくらか距離を置いた。自分が無理なときは妹たちに母親の手伝いをしてもらうようにし、メリッサ本人の気分状態が不安定なときは自分のことを家族に手伝ってもらうようにした。そうなるために、メリッサは「スーパーマム（訳注；育児とフルタイムの仕事を両方こなせる母親のこと）」という自己認識を変えることにひどく苦労した。メリッサと治療者は、いまも彼女の気分と役割とをより効果的にマネジメントしていけるよう、双極性障害という病気との付き合い方、生活面での適応についての治療作業を続けている。

　ほぼすべての双極性障害患者は、役割の変化を病気による弊害として経験する。患者の中には、それを受容することができて、一旦エピソードが消退すると、ほぼ全く後遺症を残さずに、そのうち発症前の機能に

戻る者もいる。しかし、なかには病気の帰結として、より持続的な変化や後遺症が残ってしまう双極性障害の患者もいる。あるいは、役割の機能が顕著に減じることなく初期の数度のエピソードを切り抜けられても、それから後にしばしば重度のエピソードと関連して入院や失職、転居といったエピソードが積み重なるにつれて社会的役割が悪化するパターンを示す患者もいる。30代のときはエピソードが毎回生じても3日のうちに復職できた患者が、10年後には同じように振る舞うことができず、40代後半に達したときにはひどく状況が悪化しているか、ホームレスに近い状態にまで陥ったりもする。現実検討の乏しさや無分別さ、浪費、苛立ち、誇大感、判断力の低下といった躁症状の弊害が、患者の人生を台無しにするのであろう。こうした症状のいずれかがあると、想定外の望ましくない役割の変化が生じるのである。

事 例

　52歳のパットには30年来の双極性障害の病歴がある。彼女は離婚歴のある元秘書で、ひどい躁状態からうつ病相に転じたことを契機にIPSRT療法を始めた。怠薬後に生じた初期の躁病エピソードの頃は、誇大感、自信過剰、睡眠欲求の減少、活力の亢進、食欲低下（しばしば食事することも忘れる）、観念奔逸、判断力の低下などが、とりわけ仕事上で顕著にみられていた。彼女は急激に自分の行動に困惑した。その当時、彼女は同じ会社に5年間勤めていた。パットは、会社の雇用主が彼女の復職を望んでたにもかかわらず退職した。それから、さまざまな他の会社で短期的に仕事に従事したが、再び元のようには決してやっていけなかった。パットは常に敬虔な信仰をもち、彼女はそこに慰めを見出していた。普通の敬虔さであったのが、いつのまにか信仰への過剰な帰依へと変わっていった。パットは、自分に起こった事件や出来事を神から送られたメッセージだと解釈するようになった。彼女は教会を通じて、複数の精神医学的問題を抱えた頻回の入院歴のある男性と知り合った。パットは、この男性を「救う」た

めに神様が自分のところに遣わしたのだと確信した。彼女は、その男の世話をするために自分の個人退職口座から8000ドルを引き出し、クレジットカードでさらに5000ドル費やした。その返済ができず、躁状態の間に彼女はアパートから追い出されて、ひどく貧しい地域に転居せざるをえなくなった。

　躁状態が寛解すると、パットはこれまで30年間に経験してきた病相とは違ってうつ状態になった。パットの治療者は、病気によってもたらされた多くの望まぬ変化にパットが対処できるような支援を求められた。彼女は、住んでいるアパートや隣人のことで非常に不幸な環境にいたが、直近の躁病エピソードが引き起こした経済的困窮のために良い場所にはとても引っ越せなかった。かつては秘書として非常に優秀で十分な報酬をもらっていたのが、今は電話セールスぐらいしか仕事を見つけられなかった。彼女は多くの借金を背負い、そこから逃れる明確な手段がみつからなかった。しかも過剰に信仰に帰依していた時期に多くの友人関係を失い、今は社会的にも極めて孤立していた。パットは自らの人生に起きた変遷にひどく落胆していた。そのため、IPSRT治療者は彼女の役割の変化に関して、治療作業の初期の段階ではパットが自らの多くの喪失を悲嘆できるよう支援することに専念した。

　パットが実際のところ、以前従事していた秘書業務のような高水準の仕事に戻れるかどうかは治療者も確信が持てなかった。そのため、パットのIPSRT治療者は、彼女の社会的ネットワークを再構築する支援に専念することに決めた。パットが驚いたことに、再び連絡をとったときに彼女の多くの旧友たちは喜んでくれた。かつて一緒に取り組んでいたいくつかの活動をパットが現在行える余裕がなくとも、旧友たちは喜んで彼女との時間を再び過ごしてくれた。そのおかげで、彼女の気分は非常に改善した。パットの治療者はそれから、借金の減らし方について専門家の経済的アドバイスを受けるよう彼女に勧めた。パットは自己破産を宣言できることを知り、たとえそれが生活環境には全く際立った変化を生じないとしても、

そうすることで借金を完済できない彼女の罪責感をかなり減じることができた。おそらくパットは、以前やっていた水準の役割機能までには決して戻ることはないだろう。けれどもIPSRTの急性期治療が完了すると、彼女の抑うつはだいぶ改善して自分の状況をより受容できるようになった。維持期では、パットの仕事上におけるこれ以上の機能の増悪を防ぐことに治療者は焦点を当てる。すなわち、旧友たちとの社交性が改善するよう援助し続け、彼女の教会への関与や信仰心が常軌を逸さないよう確実にモニタリングしていくことになる。

第8章の感情症状の管理マネジメントの章でも説明したように、IPSRTにおける役割の変化は、単極性うつ病の対人関係療法（IPT）の場合よりも、より一層、統合化された症状管理マネジメントを必要とする。最善の治療環境下であれば、役割の変化は計画通りか、または少なくとも想定内で進むだろう。あなたは、治療計画のなかで患者が新たな役割上の期待に順応する際に、双極性障害という病気がどの程度までその役割を制限することになるか患者に理解させる支援ができる。IPSRTでは、患者を新たな役割の要請に適合させることが、感情症状の管理マネジメントと耐えず相互に影響している。

事 例

　大学の心理相談室から治療を依頼されたとき、ジェンナは5年前から気分エピソードの病歴を抱えた19歳の単科大学2年生であった。感情障害の病気のために、ジェンナは自分の故郷で大学生活を始めていた。大学1年次の間、彼女は実家暮らしを続けた。そのため、大学1年目の生活は高校時代とさして変わらなかった。1年目の終わりに、ジェンナと両親は試しに彼女が実家を出て通学してみる準備が整ったと考えた。だが、この役割の変化は、ジェンナや両親が想像していた以上の深刻な問題をはらむことがわかった。

ジェンナは、実家のルーティンから開放され、(これまで通学していた実家近くの小さな単科大学と比べて) より大きな大学という枠組みの中で自由に授業スケジュールをたてられるようになった。そのせいか、ジェンナは大学2年生になって数カ月もたたないうちに、自分が学業的にも症状的にもひどく困難な状況下にあることに気がついた。彼女は寮の自由と午前中から授業が始まらないよう時間割を調整できることを気に入っていた。けれども、ジェンナとIPSRT治療者がもう少し詳しく彼女のルーティンを検討してみると、午前中に眠り込むことでうつ状態を誘発する傾向がみられていた。以前は生産的な時間であった早朝から午前中にかけて、彼女が勉強できなくなっていることがわかったのだ。

心配したジェンナの両親と数回の面接を行った後に、治療者は彼女の問題が親から自立する若年成人としての新しい役割にあるのではなくて、講義スケジュールをたてて勉強時間を計画する際の選択であったことを明確化できた。ジェンナの1学期の授業スケジュールを変えずに、彼女が最も生産的な時間帯に勉強できる機会を創出するよう睡眠覚醒リズムと勉強時間を調整することは可能であった。その結果、成績はいくらか向上し、彼女の気分状態も大いに改善した。けれども真の変化は、学業に最適である気分と能力を引き出せるスケジュールをジェンナが選択できた2学期中に生じた。2年次の終わりには、ジェンナも両親もともに、彼女が自立して正常気分状態を維持できていることを非常に喜んだのであった。

病気が何らかの役割を遂行できる能力に及ぼす限界に、患者が折り合いをつけられるよう支援することは、しばしばIPSRT治療者としてのあなたの課題である。時には、患者は自らの社会的、仕事上の役割の選択を再考し、ストレスや過剰刺激を減らすべく、いくらか変化する必要がある。IPSRTは、諦める必要のあった役割について患者が深く悲哀して、その役割を**担わないこと**の恩恵に目を向けさせて新たな役割にスムーズに変化できるよう支援できるのだ。

事　例

　キャティは、銀行員としての成功したキャリアを培ってきた41歳の既婚女性であった。12年近くほとんどの間、彼女は双極性障害を患い、不連続的で比較的短期間の気分エピソードに苦しんできた。IPSRT療法を始めたとき、キャティの気分症状はそれまで1年半にわたって変動し、調子が悪くて1年以上も働けない状態にあった。キャティは、自分の社会リズムの治療作業を始めて数カ月も経たないうちに、2カ月ほど気分の安定した状態に達することができたため復職に向けた準備をしていた。けれども予想外にも彼女の気分の波はその後から再び下がり、その時点で仕事には戻れないとわかった。キャティは職場から退職手当つきの一時解雇を提案された。その判断の是非について、治療者と一緒に非常につらい分析をした末に、キャティは職を辞して主婦となる決心をした。

　キャティとIPSRT治療者は、復職しないこと、キャリア上の役割の喪失、彼女の築いてきた同僚たちとの関係の喪失と関連した悲哀に対処するべく治療作業していった。それに加えて、キャティが働かないことの肯定的な側面に気づけるよう支援することに治療を焦点化していった。肯定面とは、気分の波がありながら仕事をやっていけるのかわからない不確定性に対処するなかで、働かなくてはいけない重圧から解放されたことである。そして、常勤で働いている間には決してできなかった、あらゆる「母親」業を行えることだった。キャティは自分の決断を受け入れるようになるにつれ、自分の新しい役割から喜びと満足感が得られ、似たような人生の役割を担った新たな友人サークルを築いていけるようになった。キャティの子どもたちは、自分たちの新しい「お母さん」の姿をみて喜び、そのことが彼女の気分も改善させて、良い決断をしたとより確信できるようになった。IPSRTは、キャティが専業の母親、主婦業の役割へとスムーズに変化していくうえで役立った。彼女はようやく、3人の子どもの育児をしながらキャリアウーマンであり続ける重圧から解放された。それが彼女にとって大変ストレスが強く、おそらく長期間にわたる症状の不安定さの鍵となる

役割を担っていたことを認められるようになった。経済的には確かに生活が厳しくなったが、キャティと夫は、家族として総じてよりまとまって機能するようになったという結論に達した。

⑤対人関係の欠如

　対人関係の欠如という問題領域は、IPSRT治療者にとって明らかに最大の難題となっている。なぜなら対人関係の欠如は、患者の人生の中でもより広汎性であると同時に無定形の問題領域となりがちだからだ。欠如のみられる事例を定式化して治療するのは、明確に定義された役割をめぐる不和や役割の変化が問題となる事例よりも困難であろう。そのため、我々はしばしば対人関係の欠如についての治療作業を後回しにすることを選択している。患者の直近の気分エピソードの発症と関連した対人関係の問題領域が他にない限りは、IPSRTにおける最初の焦点化として最も避けたほうが良い問題領域である。

　双極性障害の患者にみられる対人関係の欠如には、典型的なカテゴリーとして次の2つのタイプがある。彼らの人生の中でほぼすべての重要な人物（キーパーソン）としばしば不和を生じる「慢性的な不満足」タイプか、躁病を患ったことで社会的接触に用心深くなり、「自主的に孤立する」タイプである。我々の経験では、双極性障害の患者は、以前のエピソード中に、ほとんどの社会的接触から遠ざかろうとしてきた人ではない限り、単極性うつ病の患者で頻繁に観察される慢性的な社会的孤立という形の対人関係の欠如は滅多に示さない。より典型的には、対人関係の欠如を抱えた双極性障害患者の人生というのは、付き合いは多くてもほとんどが満足できない人間関係によって特徴づけられる。これはしばしば、他人の良い点（有能さ）も悪い点（無能さ）も等しく受け入れる能力が顕著に欠けていることによる。患者が苛立ったり、他人を理想化したり、けなし（こき下ろし）がちとなる結果として生じるのだ。

患者にはしばしば、この特徴によって、一連の個人の役割をめぐる不和と考えられるものが構成されている。その中で、あなたは治療者として、患者の人生における数多くの不和を織り成してきた縫い糸を見つけていけるように患者を支援しようと試みる。

事 例

　メレディスは高校を卒業して以来、旅行会社に不定期に勤務している30歳の独身女性である。メレディスの場合、彼女の対人関係の欠如が、特に社会的刺激の多い領域における症状管理マネジメントの必要性と相互に強く影響し合っていた。メレディスは孤立しながらも、巨大オフィスという職場集団のなかで働いていた。ひとりで仕事していると、彼女は刺激が欠けているように感じて、集中力を要する細かい部分の注意がおろそかになる傾向があった。それでも、オフィスで他の大勢の同僚たちと一緒に働くと、彼女は同僚たちをすぐに「良い（有能な）」グループと「悪い（無能な）」グループに分けてしまう対人パターンがみられた。目下のところ、どちらのグループとの間でもメレディスは問題が生じていた。彼女は仲間として「良い」同僚たちに魅かれ、彼らとつるんで社交づきあいを楽しんでいた。けれども、しばしば会社内であまりに刺激を受けすぎると自分の仕事に集中できなくなり、時にはその仲間と街で夜遊びをしたあとに帰宅しても寝付けなくなることもあった。一方で「悪い」同僚たちは、彼らの効率の悪さ、細部への注意の欠如や「愚かさ」によってメレディスを苛立たせた。しばしば彼女は、そうした「悪い」同僚らの欠点に煩わされてしまい、自分自身の仕事に集中できなくなった。

　IPSRTではまず、メレディスが双方の同僚グループをもっとバランスよく認識できるよう支援することに焦点が当てられた。「良い」グループのメンバーでも時には細かい部分に注意しなかったり、うまくいかなかったりすることがある。また、いわゆる「悪い」グループの各々のメンバーについても肯定的な面があった。子細に調べてみると、双方のグループの業務

実績の違いは、メレディスが想像していたほど現実には大きく差がないことを認識できた。彼女はやがて「悪い」同僚たちの実績について、あれこれ考えなくなった。同僚らの欠如を自分のできなさと同じようにみなした。最も重要な変化として、彼女自身の仕事に集中できるようになったのだ。それからメレディスと治療者は、より魅惑的な同僚たちとの相互的な影響に制限を設ける治療作業を開始し、その同僚たちとメレディスが昼食に外出したり勤務後の社会活動に参加する回数などを週単位で制限した。メレディスは、自分がそれまで甘受していた非常に満ち足りた社会生活を懐かしんだが、制限と引き換えに気分がより安定化していることを認めた。メレディスはまた、社内における自分の今度の年間業績評価が、改善した仕事遂行能力をきっと反映しているはずだと期待できた。

上述したように、社会的に孤立している双極性障害の患者は、概して社会的スキルを備えていないわけではない。確かに、単極性うつ病の患者の中には、決して多くの社会的接触をもつことなく、ほぼすべての社会的状況において極めて居心地が悪くて、それが幼少期以来ずっとそうであったような人たちがいる。よくみられることだが、社会的孤立という形で対人関係の欠如を示す双極性障害の患者は、自分たちを社会とつなげてきた橋渡しを「焼失」させてしまった者たちなのだ。

事 例

　第6章でも呈示したスティーブは50歳の公務員で、社会的孤立という形の対人関係の欠如を呈している。治療を始めたとき、スティーブはこれまで住み働いていた町から生まれ育った故郷の町の母親の住む家に引っ越してきた。同居する母親は、赴任先で非常に重篤な躁病のため入院した息子の退院後の世話をすることができた。スティーブは、現在通っているジムの若者たちと「調子はどうだい？」と挨拶を交わす程度で、それ以外の社会的交流は母親や妹とだけであった。彼はジムで顔を会わせる若者たちの

名前すら知らなかった。スティーブは、自分と自身の経歴に生じてきたことを恥じていたために、高校時代の旧友たちの多くが故郷にいまだ住んでいても、彼らと連絡をとってつきあうことをためらっていた。実際のところ、もしも通りで旧友たちの誰かと出会っても、スティーブは話しかけるのを避けようとしただろう。スティーブは元の働いていた町に戻ることを考えたが、躁状態の間に彼が言い放った酷い発言のせいで——おそらく彼はそのうちの半分しか覚えていなかったのだが！——もうそこに住む誰も自分に話しかけようとしないのではないかと心配だった。スティーブの治療者は、社交づきあいのできる同世代の小さな仲間サークルを作る取り組みを一緒に行った。まずは、スティーブの病歴を知っていて理解のありそうな彼の弟と義妹関係の数人の友人たちと社交づきあいを始めた。治療者はまた、治療関係を活用して、正常気分のスティーブがどれほど面白くて物知りで、会話すると楽しい人間であるかを本人に思い起こさせた。これによってスティーブは、彼自らが選んだ数人の旧友らと再び連絡をとり、仕事探しについても再び考え始める自信がもてるようになった。

　上述してきた事例は、長期経過中に生じた臨床実例の断片であり、治療過程を通して典型的に複数の対人関係問題領域が取り扱われた。我々のIPSRTによる治療経験は、ほとんどが躁病またはうつ病の急性エピソード中から治療を開始して２、３年治療を継続している患者を対象としたものである。なかには治療期間中に、新たな気分エピソードを経験した患者もいた。そのような事例では、治療の焦点は社会リズムの安定化を強調することと、新たなエピソードの発症と最も関連してみえる対人関係問題領域へと立ち戻った。初発エピソード後に寛解した患者に対しては、彼らへの予防的な維持療法の焦点は、先を見越した治療介入に注がれた。すなわち、我々はどのようにしたら、この予測される喪失や変化がまた別のエピソードを引き起こすことを防げるだろうか？　あるいは、我々はどのようにしたら、この小さな不合意が大きな役割をめぐ

る不和となっていくことを防げるだろうか？　あなたはIPSRTの臨床家として、それぞれの患者で予想される治療期間や、患者の個々の人生のなかで治療がすすむにつれて生じるニーズに合わせて対人関係問題領域の治療作業を行っていくことが望ましい。

　治療の終結とは、気分障害や不安障害における実証的に支持されたほとんどの短期治療介入法の焦点となる作業である。しかしながら我々は、生涯にわたる病いを患うほぼすべての（双極性障害）症例においては、いくらか異なる形式をとる必要があることを強調しておきたい。この終結というテーマについては、第14章で取り扱われている。

第10章

介入する：その他の有用な介入法

　社会リズムへの介入を通した気分症状の管理マネジメントと、対人関係領域における介入が、IPSRTの2つの主要な構成要素である。それに加えて、他にもいくつかの介入法がIPSRT全体の治療モデルを支持しており、急性期の気分症状の改善や気分の安定性を維持するうえで役立つ。本章では、双極性障害の患者にIPSRTモデルを活用するうえで、我々が特に有用であるとわかった9通りの介入法について説明する。前半の5項目は、我々がすべてのIPSRT患者に対して用いる介入法である。残り4項目は、適切とされた場合に我々が用いてきた介入法である。双極性障害をよく理解して事例定式化に通じた治療者は間違いなく、IPSRTの治療モデルにうまく合致する多くの独創的な付加的介入法を他にも考え出すことができるだろう。

① 「レスキュー（救助、応急）」計画を確立する

　双極性障害患者の臨床病状は、極めて急速に悪化する可能性がある。そのため、患者が落ち着いている正常気分のときに、患者と家族はレスキュー（救助、応急）治療計画について合意しておくことが大切である。こうしたレスキュー計画には、いくつか種類の異なる介入法が含まれて

いる。我々が非常に役に立つことがわかったひとつの介入法は、患者が入眠困難を一晩でも自覚するときに実施される。脆弱性の高い患者である場合には、一晩で2、3時間以上たっても寝つけないときは必ず、睡眠導入目的で使用できる少量の抗精神病薬を常に頓服として服用できるようにしておくことである。概日周期の不安定性と双極性障害の新たなエピソード発症におけるその役割を重視することと一致して、たった一晩睡眠がとれなかっただけでも十分に躁病を引き起こすきっかけになると我々は考えている。

睡眠を失うことと躁病発症との関連性について、睡眠不足が躁症状であることは、患者とその家族をしばしば混乱させる。また、眠れないことは複数の原因から生じるが、それが今度は躁病を引き起こすのである。不眠になる元の原因（発端の躁状態、または何らかの外的影響）が何であれ、肝心なことは睡眠の回復には明らかな抗躁効果がみられることだ。我々の治療とケアの経験を通じて、多くの患者が精神科薬をレスキュー的に利用できたことにより完全な躁的エピソード発症を免れてきたと考えている。我々は通常、患者がこうした薬物治療の頓服使用を始める前に、患者の主治医や治療チームのメンバーと連絡をとって相談するよう勧めている。しかしながら、薬物治療が必要とされるときに患者が主治医と連絡が取れない場合は、レスキュー的な薬物治療の利用（そして主治医と翌日連絡をとること）を強く推奨してきた。

レスキュー計画にはまた、気分症状に上がり下がりがみられて不安定でも、患者自らそれに対して何もしようとしない、あるいはできない場合も含まれる。患者と家族あるいは他のキーパーソンとの間で、各々が何を行うか（レスキュー的な薬剤使用のみならず）について具体的に合意を交わしたり、同意書にサインしておくことさえある。こうした治療計画には、例えば家族が患者の主治医と連絡をとることの許可や、患者の気分が著しく変化していることを患者に理解してもらう手助けを試みるうえで他の家族も巻き込んで関わってもらう、あるいは患者を精神科

救急（ER）外来に搬送して非自発的入院を要請することの事前承諾などの含まれる。

②服薬（薬物）モニタリング

　第2章でも示されていたように、薬物治療は最も例外的状況を除いて双極Ⅰ型障害に苦しむ患者にとって不可欠である。第9章での症例ジニーの事例に示されるように、妊娠や出産を望んでいる女性は服薬なしでも3～6カ月ほどの短期間であれば気分症状に悪影響もなくやっていけるであろう。けれども、それ以上長い期間を服薬なしでやっていける双極Ⅰ型障害患者は稀であり、多くの患者は服薬をやめると数日または数週のうちに症状が再燃する。さらには、同じ薬剤処方量のままでも長期間の気分安定化がしばしば得られるような反復性の単極性うつ病患者とは事情が異なる。我々の経験からすると、双極Ⅰ型障害の多くの患者は処方薬の増量あるいは減量調整のみならず、時には処方計画全体も頻繁に変更を要する。確かに双極Ⅱ型障害の患者の中には、IPSRT単独治療で気分の安定化が達成されて維持できる患者もいるだろう。けれども、IPSRTだけでは不十分にみえる場合は、薬物治療を常に可能な治療選択オプションとして考慮すべきである。

　しばしば、ひとりのIPSRT治療者として、あなたは特定の患者について薬物療法を司る医師よりも頻繁に接するようになる。すると、その患者の気分や機能上のわずかな変化をも観察できることになる。この場合、あなたの責務の一端として、患者の薬物治療がどの程度まできちんと本来の役目を果たしているのか管理モニタリングすることである。これは、ほんのわずかな気分の変化のたびに薬物療法を調整するということではなく、数週間以上持続する患者の気分や機能の明らかな変化は、処方計画の変更を考慮するきっかけとすべきことを含意する。あなたが患者の薬物療法医でもあるなら、あなた自身で処方を調整できる。患者

の薬剤が別の臨床医によって処方されているとしても、観察された患者の状態変化や処方変更の適応になりそうな懸念に関して、治療者が自ら薬物療法医に問い合わせることもできる。もっと良い方法としては、患者に対して、当人にどのような変化が生じているのかについて、どう説明すれば薬物療法医に対して明確化できるかを指導する手伝いをしてもよい。双極性障害の治療で使用されるいくつかの治療薬のなかでも、特にリチウムは患者の血中濃度が処方調整の際に大事な指針となりうる。血中濃度は少なくとも3カ月毎に測定すべきである。あなたが患者の薬物療法医ではなくとも、患者の薬物血中濃度がどうであるか把握しておくことは、その数値が患者に起こりうる治療アドヒアランスの変化（あるいは軽躁状態の徴候である場合もある）や患者の生理機能変化を示唆するゆえに重要である。残念ながら、ラモトリギンのような双極性うつ病の治療に非常に効果的に用いられる新しい治療薬のいくつかは、血中濃度と臨床指針に使用される治療効果との間に明らかな関連性が示されていない。あなたの患者がもしも、こうした治療薬のいずれかで維持治療されているならば、患者がどのくらい規則的に内服しているのか、そして薬の効果としてどのような変化が観察されるのかを尋ねてみることが望ましい。

③副作用モニタリングと管理マネジメント

双極性障害患者との治療がうまくすすむ鍵となる要素は、毎回の受診時に、患者に使用されている薬剤で生じやすいすべての副作用（体重増加や性機能不全なども含め）の検討と管理マネジメントを行うことである。起こりうるそれぞれの副作用は、患者が自発的に苦痛を訴えるまで待つのではなく、直接むしろ問診すべきである。内科医ではない臨床家であっても、患者が服用している薬剤と関連ありそうな身体愁訴の問題は取り扱うべきである。なぜなら副作用に悩まされることは、患者の服

薬ノンアドヒアランス（非遵守性）にとって病気の否認に続いておそらく2番目に重要な理由であるからだ。副作用に関して、患者が何に悩まされているのかをあなたが十分に把握しておかなければ、患者を副作用に順応させることも、実際に副作用を治療する戦略を提案する手助けをすることも非常に困難となる。

　双極性障害の治療で使用される薬剤は、どれも全く無害というわけではない。あらゆる薬剤は、大部分の患者で何らかの副作用という弊害をもたらす。あなたの患者が経験しうる副作用の特質を把握して、それらを管理マネジメントすべく支援しようと試みることは、患者が治療計画を遵守する可能性を大いに高める。例えば、リチウムは頻尿（尿の過剰産生）症状と関連するため、特に寒冷気候では尿失禁の問題が生じる。あなたはこの症状に対して、いつでも膀胱内の尿量を減らし、寒さに晒されることを最小限にする方略について患者と問題解決を行うことで、患者が副作用を管理マネジメントする援助ができるだろう。リチウムによって下痢が生じる患者もいるが、いくつかの旧来型の抗うつ薬と関連する便秘症状と同様、これらはしばしば食生活の変化で改善可能である。こうした薬剤でしばしば生じる口渇症状には、患者はペットボトルの水やチューインガムを携帯することで緩和できる。こうした問題に対する食事管理について、患者向けに簡単な配布資料集があるとよい。

　抗うつ薬である選択的セロトニン再取り込み阻害薬（SSRI）の多くは、特に治療初期に嘔気症状を生じる。一日のうちに軽食を分割して摂取することで胃を満腹にしておくことが効果的であるし、船酔い止め用のリストバンドを装着して症状が緩和される患者もいる。おそらく、こうした介入のいずれかによって患者が経験する不快な副作用が実際に軽減されるかどうかよりも、そもそもずっと大切なことがある。それは、あなたが診療時間を割いて患者の不快な副作用を調べ、管理マネジメント上の指示を提案する際に、きちんと患者のことを心配して気にかけている、という証である。

副作用があまりにひどくて、医学的処置にも行動上の管理マネジメントのいずれにも患者の症状が無反応なことがある。その際には、あなたや、あなたと一緒に担当する内科医は、代わりの治療法を考慮に入れて患者と代替療法の可能性について話し合う必要がある。治療計画の変更の際には、いかなる判断であっても患者と協調して話し合って決定すべきだ。というのも、我々の経験によれば、特殊な薬剤の副作用で相当な苦痛を経験している患者でさえ、臨床症状の改善が十分に顕著であるために自分の薬物治療を変えたがらないものだからである。

④他の薬物、アルコール、違法薬物の摂取についての入念な検討

　身体的苦痛の訴えについて問診する際は、前回受診以降で患者が使用していた医薬外薬品、調合ハーブや漢方薬、違法薬物、アルコールなど、あらゆる処方薬についての質問まで含めるべきである。これは2つの理由から実施される。第1の理由として、以前は身体症状の苦痛のなかった患者が、なぜ今それを経験しているのかを理解して、患者が有害な薬物相互作用を引き起こす可能性のある物質を摂取していないかどうかを確かめるうえで役立つ。第2に、双極性障害の患者は、苦痛や倦怠感や不安感などを一時的にしのげるような乱用物質に非常にはしりやすい傾向がある。これらは、しまいには双極性障害の経過にしばしば悪影響を及ぼすことになる。
　我々は、すべての気分障害の患者におけるアルコール消費や向精神作用をもつ物質の摂取に関して、断固たる否定的スタンスをとってきている。患者がアルコールを**完全**に断酒することを期待してはいないが（もちろん、姪の結婚式でグラス・シャンパンを一杯飲むぐらいは構わないのだ！）、血中アルコール濃度曲線が下がってくると気分に不快な影響をもたらすことを患者には**必ずいつも**念を押して思い起こさせている。

アルコールは同様に、睡眠にも不快な影響をもたらし、気分障害の患者がすでに不足している回復性の深い睡眠あるいはデルタ波の出現する睡眠を奪っている。違法薬物に関して、気分障害の患者が向精神（および活力変容）作用のある種々の物資になぜ惹かれてしまうのかについて我々がしっかり理解していることを明確に示しておく。たとえそれが少量で機会的な使用であっても、患者の気分、活力、睡眠や遂行機能を安定化させようとするすべての苦労が本当に**水泡に帰して**しまうと強調している。

　患者に新たなエピソードが生じた際に用いられるレスキュー計画を確立すること、処方薬剤と副作用の管理モニタリング、他の薬剤や物質使用の管理モニタリングをすること。それらに加えて、患者の中には彼らの栄養や運動状態について話し合うことや、病気の季節性パターンを取り扱うこと、治療への取り組みに患者の家族を巻き込む（関与させる）こと、患者を支援団体につなげる手伝いをする、何らかの（医療介護）施設的な手段・支援を提供する、などが重要であることにあなたは気がつくだろう。以下の項では、こうした役立つ介入法のそれぞれについて説明しよう。

⑤運動（エクササイズ）と栄養相談

　双極性障害の患者は、みかけ上は米国の一般人口と比べて体重増加や肥満はみられないが、体重増加／肥満は、この病気の予後の悪さと相関している[47]。さらにまずいことに、双極性障害の治療で使用される薬剤の多くは、体重増加を生じやすい。我々の経験によれば、運動プログラムや食事制限に参加する患者は、一般の人々と同等の効果を実現できる。このことは、患者に対してBMI（体格指数）で正常範囲以下（< 25）を維持するよう奨励する責任をあなたが担うことを意味する。ダイエッ

トに患者が動機づけられてやる気をみせているときは、どのように減量するか具体的な提案をすることが適切である。体重増加を通常引き起こす薬剤を服用し続けなければならない患者でさえも、ウエイト・ウオッチャーズ（Weight Watchers）が提唱しているような（流行りのダイエット法とは正反対の）分別ある無理のない減量プログラムを利用できる。患者がプログラムを遵守すれば、良好な結果と関連することもわかってきた。カロリー摂取制限と組み合わせた規則的な有酸素運動が最も良い結果をもたらし、なおかつ軽度の気分の改善効果もみられるようだ。このような運動を激しく活発にやる必要はなく、1日20～30分の早足のウォーキングだけでも効果的である。一方で、長距離ランニング走のような激しい有酸素運動をすることで軽躁状態の真っ只中に留まっていられる患者も中にはいるだろう。定期的な運動プログラムは、規則的な社会リズムを確立するうえで大事な支柱となり、気分安定化や身体的健康の改善などさまざまな健康上の恩恵をもたらす。体重増加が重度で深刻な問題となっている患者には、ダイエット療法の専門家または運動療法家への専門相談が適応となるであろう。

⑥光の操作

　社会リズムおよび真性の（内的）概日リズムを調節するうえで、いくらか妙技のいる治療介入は、利用可能な光を操作することである。光はもちろん概日周期システムに明白な影響をもたらし、高照度光療法はそれ自体が季節性感情障害の治療介入に使用されている。

　実際のところ、多くの双極性障害の患者は春から夏は躁または軽躁状態と関連し、冬場はうつ病と関連するといった明らかな病気に対する季節性の要素を備えている。古典的な季節性感情障害の治療に用いられる高照度人工光治療器の使用は、躁状態を誘発させる危険性があるために双極Ⅰ型障害の患者にはあまり推奨されない。しかしながら、双極Ⅱ型

障害の患者にとっては一般に、高照度光はうつ症状を顕著に軽減させて、より正常の睡眠覚醒サイクルを確立するうえで助けとなる安全かつ効果的な治療介入法である。光治療を利用することで、逆に今度は、その他のすべての面での社会リズムを安定化させることがもっと容易になる。

　双極Ⅰ型障害の患者に対しては、患者の薬物療法の担当医と相談のうえであるが、患者が早起きして朝日をできるだけ浴びることで、より自然光に暴露されることを勧めるのが望ましい。しかしながら、これさえも念入りに注意深く監視（モニター）しながら行うべきである。

⑦家族を巻き込む

　ほぼ全例の双極性障害患者の治療において極めて有用な治療介入法は、家族（メンバー）を巻き込む（関与させる）ことである。IPSRTの文脈においては、巻き込むというのは単純に家族に双極性障害について疾病教育するだけのこともある。この場合は、こうした病状の人の世話（ケア）をするにあたって伴う困難や難題についての治療者の理解と関連した非特異的支援をいくらか提供するだけに限定される。あるいはまた、家族を巻き込むのが、より特定の具体的内容についてであったり、対人関係上の治療介入のために選択された特別な問題領域と関連することもある。

　我々の経験では、患者が最初に治療を始める際に、双極性障害のことをほとんど知らない家族への教育は、特定のいくつかの領域に焦点を当てるべきである。まず第1に、大うつ病（性障害）を構成する症状は何であるか、躁病エピソードを構成する症状は何か、そして患者がどのようにして双極性障害と診断されるのかを家族に疾病教育することが大切である。2番目に、誰も好き好んでうつ病を患うわけではないのだ。抑うつ症状は家族を操作しようとするのでも、「逃げている」のでもなく、まして責任逃れしようとしているのでもない。そのことを、家族や重要

な他者（キーパーソン）が理解できるようになることが不可欠である。しかしながら、双極性障害の患者は、時には軽躁状態になることを確かに「選択」することがある。うつ状態でいる苦痛とは反対の、軽躁状態と関連した喜びの感情を考えれば、患者の選択は容易に理解できよう。しかしながら、躁病およびいくつかの軽躁を呈した事例では、判断力の低下が本質的な特徴である。そのせいで自分の気分や行動が制御不能になっていることが患者自身わからないことを、家族に理解してもらうことが大切である。家族は時に、十分な病識のない患者に何が起こっているのかを理解させる手助けをするうえで重要な役割を担う。もちろん、患者の気分が高揚していく際に干渉しようとする家族の努力が、双極Ⅰ型障害患者の家庭内でみられる最もひどい不和や諍（いさか）いの類いを引き起こすことにもなる。そうであっても、まさに足を骨折した家人が動作を必要とする家事を行う際に、愛情に満ちた家族が手伝おうとするのと同じで、愛情に満ちた家族には、一時的に病識が欠如している患者を手伝おうと**試みる**使命感があるのだ。ただ問題となるのは言うまでもなく、骨折した患者であれば、こうした援助に対して非常に感謝するだろうが、軽躁状態の患者はそうではないということだ。

　家族を巻き込むことはまた、あなたが患者に手がける対人関係的治療介入の中でも、より直接的な部分であるかもしれない。これは特に、役割をめぐる不和という問題領域が選択されたときに該当するだろう。実際、治療の焦点が対人関係上の役割をめぐる不和であるときは、治療セッション1回またはそれ以上の回数で、不和になっている相手側を巻き込むことがしばしば極めて有効となる。この家族または重要な他者（キーパーソン）を巻き込むことは、相手側の有利な点から不和を理解しようとする形となり、それゆえ本質的に純粋な情報収集作業となる。あるいはまた、こうした他者の巻き込み（関与）には、単なる夫婦（カップル）療法、家族療法的介入以上の治療的要素が含まれているものだ。介入の中で、あなたは対立する当事者間のコミュニケーションの

分析を試みて、不和となっている当事者同士が治療場面以外での相互の関係性にうまく利用できるような、不和を解決する方略を提案することになる。

⑧支援グループ（支援団体）

多くの患者と家族にとっては、支援グループに参加することから恩恵が得られる。全米精神保健協会（United Mental Health Association：UMHA）や精神障碍者全国組織（National Alliance for the Mentally Ill：NAMI）によって構成されるような、さまざまな精神障害に苦しむ当事者のためのより全般的な支援グループもあれば、Depression and Bipolar Support Alliance（DBSA, 旧 National Depressive and Manic-Depressive Association）が後援するような気分障害や双極性障害に特化した支援グループもある。こうした支援グループはすべて、全米に数百もの地方支部をもつ全国的組織である。地方支部の場所は通常、電話帳や各ウェブサイトを通じて把握できる。支援グループのスポンサーを務め、他にもさまざまな支援サービスを提供している全国組織の名称や住所、電話番号、ウェブサイト・アドレスについては巻末を参照してほしい（訳注：本邦訳書では省略）。それに加えて、地域によっては宗教施設、YMCAやYWCA、精神障害施設、地域精神保健センターによって運営されている地方の支援グループもある。特に、IPSRTのような個人向け治療に参加している人にとって、支援グループは双極性障害に苦しんでいるのが自分だけではないことがわかる。全く特殊で想像もつかない体験のようにみえたことが、実際には同じ病気をもつ多くの人たちによって共有されていることを知る手助けとなる利点もある。支援グループの中で共有が進むことで非常に救われたと安心する患者もいれば、カミングアウトする率直さや自己開示に関して困難を感じる患者もいる。あなたが患者に、こうした支援グループへの参加を検討するよう勧める

かどうか判断する際には、そのようなグループ内での場面状況の中で患者がどれだけ居心地が良いと感じるかを考慮に入れることが望ましい。最後に、患者の対人関係問題領域が何らかの社会的孤立（すなわち孤立型タイプの対人関係の欠如）であるとき、支援グループはIPSRTにとって大変重要な補助的介入手段となる。

支援グループが提供してくれることから大いに恩恵を受けるのは、むしろ家族の方かもしれない。双極性障害を患った人と一緒に生活していくのは、非常に難儀で欲求不満(フラストレーション)のたまる経験となりうる。この難題に取り組むうえで、支援グループの他の家族らが助言や支援を与えてくれる貴重な情報源となることがある。

患者や家族がやがて、支援グループやそのスポンサーを務める組織のリーダー的役割を担うこともある。特に病気が良くなってきている家族や患者にとって、こうした経験が非常に治療的となる。リーダー的役割が自尊心を向上させる源となり、ボランティア活動に従事することで、病気を患った経験から何か善いものが生まれていると感じられる助けとなる。今や彼（女）らは回復して良くなってきているので、ちょうどまさに苦しんでいる最中(さなか)の他の患者に対して何か価値あることを提供できるのだ。但し、あなたの患者がもしもそうした活動にかかわるなら、あまりのめりこんでしまって過剰刺激やモラルの低下が生じたり、うつになって立場上の責任を果たせなくならないよう監視（モニター）することが望ましい。そうした不測の事態を管理マネジメントするうえでのひとつの良い方法は、患者と事前に話し合いをしておくことである。躁を誘発する可能性を減じられるよう患者のボランティア活動量を調整し、うつになったときには患者の責任をどのように管理マネジメントして共有していくかを予測する手助けをする。有難いことに、精神疾患の支援グループや支援組織と一緒にボランティア参加する際には、患者は一緒に作業している周囲のすべての人たちから能力の変動性が十分理解されうる環境にいる。一緒に活動するスタッフや指導者たちは、たとえ不慮

の事態が起きてもすすんで対処してくれることだろう。

⑨非特異的支援

　あらゆる慢性疾患（双極性障害は明らかにこの範疇に入る）の良好な管理マネジメントにおける本質的要素とは、非特異的支援の供給である。この種の支援は、IPSRTの治療的スタンスと完全に一致する。そこには、特に障害の影響を受けた患者や、患者の人生に強い関心を示すこと、すぐには改善がみられず薬の副作用がやっかいな問題となっていても治療を続けていくよう強力に促すこと、最終的な治療予後に楽観的であること、施された治療を患者が活用する能力を信頼すること、などが含まれる。これらすべての支援が、IPSRTが基本とする対人関係アプローチには含意されている。あなたは患者を利用可能なさまざまな社会的サービスへとつなげる必要がある。集約的ケースマネージャーまたはその他の支援サービスに適切につなげることや、住居、治療費やその他の医療ケア、雇用や教育などのサービス活用を促す、などといった案内の手伝いをする必要性にも気づくであろう。そのようなラップアラウンド式（重畳型）サービスが、患者の病気の程度によっては保証できないときもある。その際は、あなたはさまざまな製薬会社の低所得者プログラムを通じて高価な治療を患者が受けられるようにしたり、医療補助を受給させたり、患者の身体ヘルスケアと双極性障害のケアとを調整するといった支援をする必要がある。こうした援助は、それほど重度ではない精神障害を抱えた患者との外来での治療作業に慣れてきた多くの心理療法家たちにとって、治療者として求められなかった行為であろう。けれども、あなたの患者の周囲に、もしもこの種の援助を提供できそうな集約的ケースマネージャーや内科医がいなければ、こうした行為こそ双極性障害の患者に対する治療やケアの主要な鍵となる側面である。

　IPSRTを提供することは、どのような文脈や状況においても双極性

障害の患者にとって有益であることが示されるだろう。治療目標がもしも、何度も再発を繰り返す病歴のある患者における良好な状態（ウエルネス）の維持にあるならば、治療の文脈や背景的な要素がしばしば重要となってくる。あなた（と、もしいるなら、あなたと協力する内科医）がこのような非特異的支援といった要素をより提供できれば、患者の予後や治療アウトカムはなお一層良好になるだろう。

　双極性障害が非常に複雑な病いであるために、患者が正常気分の状態を維持するべく援助するためには、さまざまな種類の付加的な治療介入法や戦略が必要となる。我々は本章において、これまで自分たちが治療してきた患者たちに対して有効であった、いくつかの介入法について説明してきた。あなたがもしも、多くの双極性障害の患者をこれまでに治療してきた経験豊かな臨床家であれば、間違いなくあなた自身で考案した一連の治療戦略を備えていることだろう。中にはIPSRTとよく合致する方法もあれば、合致しない治療戦略もあるかもしれない。逆に、もしも双極性障害患者が、あなたにとって全く見慣れぬ患者集団であれば、こうした患者たちとの治療経験を重ねていくにつれて、あなたはIPSRTを施行する際に、その実践と調和する一連の付加的な治療介入法を間違いなく編み出していくことだろう。

第11章

推移（進展）のモニタリングと治療アドヒアランスの強化

対人関係社会リズム療法（IPSRT）における症状・機能的変化のモニタリング

　おそらく双極性障害ほど、患者の臨床状態の定期的モニタリングが重要となる精神障害はないだろう。他の大部分の疾患では、我々が治療「推移（進展）progress」のモニタリングについて議論する際、症状や機能が変化する動きを把握することを求められるのは、ただ一方向のみだからである。双極性障害を現在進行形で評価する際の難点は、患者の病状が異なる2方向に増悪する場合があるということだ。あなたは、双極性うつ病を呈した患者のうつ症状が軽減して社会的・職業的機能が改善することを望みながらも、患者が「幸せすぎ」だったり「あまりにエネルギッシュ」にならないよう常に注意しておかなければならない。躁病や軽躁エピソードを呈した患者では、実際にこうした症状が、事例によっては社会的・職業的機能（本当に過剰機能である）の面で全く逆方向へと向かっていくことになるだろう。しかしここでも、この過剰な熱中やエネルギーを鎮めることによって完全なうつ病相に転じないよう注意する必要がある。

さらには、患者が正常気分レベルで落ち着くようになっても、再びどちらかの方向へと状態が向かわないよう症状変化を絶えずモニタリングしなければならない。それゆえ、あなたは"双"極性障害の両極性に絶えず注意を払っておく必要がある。社会的・職業的機能を最大限に促進することが望まれても、過剰な機能性は抑える必要がある。もう長いこと躁病を呈していない患者であっても、躁状態の始まりには絶えず気をつけておかねばならない。

こうした理由のために、あなたは毎回の受診の際に臨床上で最低限、患者の抑うつと躁／軽躁の症状レベルについて問診で尋ねることが肝要である。

切迫したエピソードの注意すべき初期徴候についての議論

現在の気分エピソードがどのようにして始まったのか、あなたは患者や、支援のできるあらゆる家族、重要な他者（キーパーソン）とともに正確に判断していく。その際、初期症状のみならず、指標となるエピソード発症と関連していた可能性のあるすべてのストレス因子について双方の見地から治療作業することが望ましい。すなわち、普段よりも睡眠を必要としなかったことが初期徴候であったのか、もしくはボランティア活動により一層関わるようになっていったことがストレス因となったのか？　うつ病は本当に気分の変化とともに始まったのか、それとも患者は気分の落ち込みよりもずっと以前から睡眠の障害が始まっていたのではないか？　あなたは、あまり数多くなければ、これまでの全エピソードの発病状況についても尋ねるべきである。患者の既往に複数回のエピソードがあるならば、この個別の患者にとって、うつ病相と躁病相の双方がどのように始まるのかを確実に認識するためにも、まずは最も直近のエピソードについて尋ねてみるとよい。あなたはそれから、患者および周囲の支援できる人たちと一緒に初期対応の計画を立てるべ

く治療作業を行うことになるだろう。すなわち、その患者の社会的ネットワークの中で患者に対して最も早期の症状を認識できる支援が可能なのは誰か？　また、そのような症状が同定されたときに支援する者の役割は何であるか？　万一そのような症状が現れた場合、患者や家族らはどこに助けを求めることになるか？　あなたは、こうした点についてすべて計画を立てておく。

治療における症状および機能的変化の評価アセスメント

　我々の治療的展望からみると、毎回の受診において抑うつと軽躁症状について注意深く系統的に振り返って検討することは、あらゆる精神障害における良質な治療の本質である。しかし驚くべきことに、このことが地域コミュニティの臨床実践において頻繁に見逃されている。こうした評価は非公式の形でも、特定の評価尺度スケールを用いてでも可能である。症状を振り返って検討するとは、最低限、前回受診から今回までのうつ症状または躁、軽躁症状のレベルを患者に1～10段階で尋ねてみることである。こうした症状の再検討には、治療開始時に患者が報告した気分症状と、その時点では報告されていなかったもう一方の極性（うつまたは躁症状）双方とも含めるべきである。

　治療中の症状変化を評価測定することは、毎回の受診時に患者の気分を数値スケールで量的評価するために問診するのと同じくらい簡単である。やり方は、あなたの好みや直近の患者の気分障害の性質に応じて変えてもよい。ただ単純に「1をこれまでにあなたが経験した最もひどいうつ状態として、10を気分が高く（ハイに）なっていることを除いて最も調子のよい状態だとすると、あなたの先週の気分の数値はどのくらいになるでしょうか？」というふうに尋ねてもよい。もしも患者の気分が頻繁に変動する傾向があるなら、むしろスケールで"0"を求められる理想的な状態として、－5（最低のうつ）～＋5（最大の躁）と数値設定

したスコアを用いてもよいだろう。もしも患者がソーシャルリズム・メトリック（SRM）を定期的に記入しているのであれば、あなたはSRMスケールの最後の項目にある毎日の気分評価を調べ、治療セッション中にそれらを振り返って確認することができる。それ以外にも、とりわけ特定の症状変化を標的化することに関心があるならば、ベックうつ病評価尺度（Beck Depression Inventory：BDI）[17]や簡易抑うつ症状尺度（Quick Inventory of Depressive Symptoms：QIDS）[142]を記入するよう患者に頼んでみてもよい。あるいはハミルトンうつ病評価尺度[67]、モンゴメリー・アスベルグうつ病評価スケール（Montgomery-Asberg Depression Rating Scale：MADRS）[122]、うつ病症候学評価尺度（Inventory of Depressive Symptomatology：IDS）[139]などの面接形式によるうつ病評価スケールのいずれかを用いることもできる。残念ながら、第5章で記したように、躁／軽躁状態については同等の自記式評価スケールはない*。

　特に受診頻度が月単位またはそれ以上に長い間隔で空いているときは、受診の間の症状変化をモニタリングするうえで、あなたは患者と電話で連絡をとってもよいだろう。双極性障害の病態において、この種のコンタクトやモニタリングが非常に重要である理由のひとつには、双極性障害の患者の鍵となる特徴のひとつとして、とりわけ軽躁や躁症状に関する病識が急速に失われるというのがある。最も経験があって良識ある患者や、もう二度と再び精神科病院には入院しないと誓った患者でさえも、気分が上昇し始めるにつれて、ほぼ必ずといってよいほど自分の症状レベルについての病識を失っていく。この致命的な病識の欠如は、それまで極めて良好であった治療者と患者との関係をしばしばぎくしゃくさせる。例えば、ある男性患者は、「たまには少しくらい浪費したっていいはずだろう」、と言う。治療者であるあなたは、「ええそれは確かに、で

---

*訳注：その後、最近までにいくつか評価尺度が開発されている。詳しくは成書を参照のこと。

も一日に新着スーツを5着も買うのは、いくらなんでも使いすぎです」（たとえ金銭的余裕があっても、その行為はおそらく躁／軽躁症状を表している）と返答する。またある女性患者は、「子どもの宿題の手伝いをして自分の好きなように家事を切り盛りするには午前2時まで夜更かししないといけないんです」、と話す。あなたは、「患者が良好な状態を維持することの方が、部屋の窓ふきをすることよりも子どもにとってずっと大切なことです」、と返答する。こうした患者-治療者間の対話が生じ始めると、あなたの患者がすでにトラブルを招きかねない状態にあるのがほぼ確実な徴候である。予約再診が1カ月以上間隔の開いた患者と話をすれば、患者が万事順調な状態であるのか、それともレスキュー（救助）計画を開始すべきなのかどうかは通常5分以内で判断できる。

　第5章では、抑うつと躁症状をモニタリングするいくつかの方法とともに、双極性障害の患者がしばしば経験する一般併存症をモニタリングする方法についても説明している。IPSRT治療が初期から中期の段階に移っていれば、SRMの最後の項で患者が記入する毎日の気分評価スコアを振り返って検討する。それから治療セッション中に患者に直接質問して、その次に第5章で説明した順序尺度のいずれかを用いて患者に気分をスコア評価して記入するよう求めれば十分であろう。

　それでも、数回のセッション毎に特定の症状変化についての情報を得るために、第5章で説明されている標準化されたうつ病評価ツール（ベックうつ病評価尺度BDIや簡易抑うつ症状尺度QIDS）のいずれかを記入してくるよう患者に求めるのは優れたやり方である。また、躁／軽躁について信頼性と妥当性の示された自記式評価尺度はまだないことから、少なくとも毎月または隔月毎に躁／軽躁状態の個別症状があるかどうかを評価するために、ヤング躁病評価尺度（Young Mania Rating Scale：YMRS）[187]といった臨床医が施行する躁／軽躁についての症状評価法のいずれかを実施することが望ましい。我々がしばしば経験してきたように、患者はクレジットカードで浪費して、馬鹿げたベンチャー

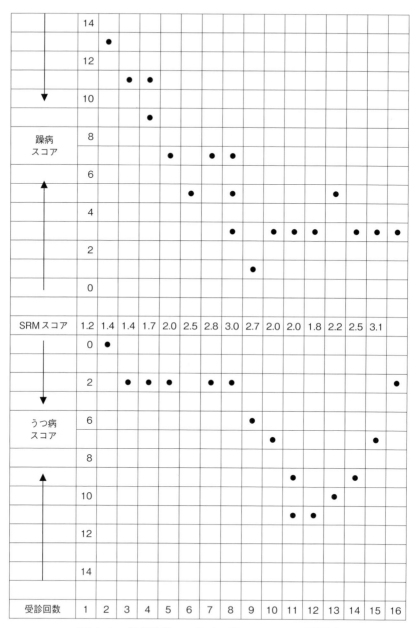

図11.1　気分障害モニタリング・チャートの記入例

ビジネスにのめりこみ、他のあらゆるトラブルに巻き込まれていながらも、自記式評価質問紙の順序尺度上では自分に躁症状はないと平気で記すことができるのだ。あなたの患者の気分が、経過を通じてより安定していくかどうかをチェックするために、あなたは図11.1（巻末付録9に未記入の用紙が添付）のようなチャート表を作成することが望ましい。スケールに書き込む実際の数値は、うつ病や躁病モニタリングであなたが用いる特定の評価ツールにもよる。だが、どのような手法を選択するにせよ、こうした症状チャート表は、病状の経時的推移や変化をあなたと患者に視覚的表象の形で提供してくれる。

　あなたがもしも毎回の受診の後に患者のSRMスコアを計算する時間が取れるのであれば、社会リズムの安定化に到達するうえでの推移をモニタリングする同類のチャート表を作成することができる。あるいは、表11.1にて行われているように、同じチャート表にSRMのスコア記録をつけてもよい。これは、あなた（とあなたの患者）が、リズム安定性の変動と気分の変化との関係性を理解するうえで役立つという利点がある。SRMスコアを計算する説明書は、巻末の付録2と付録4に掲載されている。

　社会的・職業的機能の領域における患者の推移をモニタリングすることは、より綿密に個別化すべき問題である。ここは、対人関係の治療作業を行う上で選択された焦点化すべき現在の対人関係問題領域と、より密接に関連する。例えば、その対人関係問題領域がもしも**悲哀**であるなら、患者は介入前ほど悲しんではおらず、その喪失以前に享受していたのと同等の社会的生活に、より一層従事しているだろうか？　あなたの患者は、亡き人を思い出させるような人々や場所を回避しなくなっているだろうか？　または、それ以外にも、対人関係の治療作業を開始する以前の行動で、あなたの患者の特徴であった儀式（例えば、墓参りに毎日訪れる、遺影や他の遺品を強迫的に回顧せずにはいられない、など）にそれほどかまけなくなっただろうか？

もしもその問題領域が**健康な自己の喪失という悲哀**であるなら、あなたの患者は自らの病気をより受容して、病気のせいで自身が置かれた限界をもっと受け入れているだろうか？　同時に、あなたの患者は、障害のせいで自分に課されたいくつかの制限があっても、充分に満足のいく人生が実際に存在する可能性を、しっかり理解しているだろうか？　現行処方の薬物治療計画に対する患者の治療アドヒアランスは改善してみえるか？　患者があなたに説明してきた何らかの将来計画の分別について、治療者と患者がどれほど頻繁に口論となって衝突しているか当人たちは気づいているのだろうか？

　治療推移のマーカーとしては、現実または想定された喪失についての悲しみを表出できること、双極性障害を患っているという事実をより受容できるようになること、現実的に病気を考慮に入れた（けれども非現実的で不必要な制限を設定しない）人生計画を立てること、そのような人生計画に向けた治療作業を行っていくこと、などが含まれる。

　選択された問題領域が**役割の変化**であるときには、あなたは患者がかつて失った役割についてどの程度まで悲嘆できているようにみえるか、そして新たな役割にどの程度まで情熱エネルギーと熱意をもって取り組んでいるかをモニタリングすることが望ましい。したがって、あなたは次のようなことを自問することができる。例えば、ある男性患者は、常勤の仕事上の拘束に順応しなければならなかったかつての現実を、どれほど素晴らしい生活であったかと、くよくよ考え続けているのだろうか？　また、ある女性患者は看護師としての生活を、その役割が時にどれほど要求が多くて不満がつのる職種であったかということを忘れて理想化し続けていないか？　他にも、ある男性は、いまだに新しい上司と同僚たちを中傷してはいないか、それとも上司の権威と同僚の能力を受け入れている徴候はないだろうか？　ある女性患者はいまだに家にいて、毎日テレビばかり観ているのか、それともあなた方2人で話し合ってきた自発的なボランティアという選択オプションについて、いくらか検討

し始めているだろうか？

　役割をめぐる不和という問題領域における推移について、あなたがどのようにモニタリングするかは、その不和が出現する段階によって異なってくる。もしも対人関係の治療作業の開始時に、その不和が激しければ、あなたは不和の当事者たちがどの程度うまくやっていこうとしてみえるか、互いの期待がどの程度までより相互的なものであるのか、互いの期待が今はどの程度満たされているか、などに基づいて治療の推移を評価アセスメントする。その不和がもしも最初に治療の行き詰まった時期に評価されれば、まず第一に、推移というのは不和が「ヒートアップ（熱く）」することを意味する。これは、当事者同士が互いにより積極的に関わっていても必ずしもうまくいかないためであろう。この治療作業の段階では、あなたは実際に不和の当事者同士で、かなり熱の入った議論や意見の相違がでることを望んでもよい。彼（女）らがいったん互いの期待について、はっきりと明確化させたなら、あなたはそこから、少なくとも当面の間は彼らの期待のどこを実際に一致させて、どこを断念すべきかについて、いくらか互いの合意が得られるように支援する治療作業を始めることができる。もしも不和が関係解消期に初めて評価されたならば、推移とは、あなたの患者にとり、その関係からの離脱が促進されることを意味する。ここでのあなたの役割は、患者ができるだけ少ない心理的苦痛で、その関係から離れられるように援助することである。けれども、親子関係のように不和の関係から実際に離れることが不可能で、その関係が変わりそうもない場合がある。そのときは、あなたの患者がその関係に望んでいることについての期待を減らすか変化させて、他に満足の得られるところに患者の期待を向けていくことの受け入れが推移として見込まれる。双極性障害の患者では、うつ症状と同様に躁／軽躁症状の増大に用心することが望ましいことを、ここで言及しておく必要がある。役割をめぐる不和における危機クライシスに対する反応として、しばしば逆説的ながらも、うつではなく躁的になることがあ

るからだ。

　もしも**対人関係の欠如**が焦点となる問題領域として選択されているならば、治療はさらに一層ゆっくりとした推移になるだろう。一般的に対人関係の欠如を呈する患者は、人生のほとんどではないにせよ、長期にわたってこうした困難さに苦しんできている。それゆえ、第9章のスティーブの事例で描写された対人関係の欠如を呈するタイプですら、変化に対する治療者側の期待はほどほどに留めておくべきである。重度の躁病エピソードと密接に関連して、より最近になって対人関係の欠如という性質を呈した事例であっても同じである。患者の社会的技能は一見保たれて社会的・職業的機能の改善に関心を示していても、このタイプの患者が社会生活で自発的に世間に戻る準備が整ったと感じるまでには非常に時間を要する。数カ月もの間、非常に限定された社会的接触がリハビリとして必要とされることがわかった。駆け出しのIPSRT治療者が犯す明らかな失敗のひとつは、このタイプの患者の対人関係の欠如に対する治療作業のなかで、変化を生じうるペースに高すぎる期待値を設定してしまうことである。社会的孤立型といった欠如の形をとる患者との治療では、評価の一部を、あなたとの相互交流による患者の居心地良さの向上に置くとよい。残りは、治療の枠組外で患者がどの程度まで社交的になっているか、そうした社交経験が患者にとってどれくらい居心地良いか、という点に基づいて評価する。慢性的に満たされず、頻繁な対人トラブルという形で対人関係の欠如がみられる患者では、患者がどの程度まで家族や友人、同僚、隣人などと、またその他の人々とうまく付き合えるようになっているかという報告に基づき評価することになる。

治療アドヒアランスのモニタリングと強化

　双極性障害の患者は、しばしば自らの薬物治療計画へのアドヒアランスが非常に困難になることがある。このため、この領域における改善は、

モニタリングが望まれるもうひとつの形の治療推移である。実際のところ、双極性障害患者向けのIPSRTでは、あなたが注意を払うことが望ましい治療アドヒアランスとして、①服薬アドヒアランス、②SRMの記入完成、③選択された対人関係領域におけるセッション外での治療作業、という3つの側面がある。薬物治療を受けていない双極Ⅱ型障害、特定不能の双極性障害、気分循環性障害の患者に対しては、この3側面のうち②、③のみに注意を焦点化する必要があるだろう。すでに我々は、服薬モニタリングと、処方された薬物計画に対するアドヒアランス向上を目指して整備していく治療者の責務について述べてきた。あなたができる大事なことを、ここで改めて述べておこう。それは、患者が確実に薬物療法の必要性に同意して自分の薬物療法の投与計画の理論的根拠を理解していること、各薬剤にそれぞれどのような効果がみられるのかを患者が（素人レベルでも）いくらか知っていること、患者が体験するあらゆる不快な副作用について、あなたに対して率直に伝えられること、である。双極Ⅰ型障害の患者は、しばしば非常に複雑な薬物治療計画が必要とされ、多くの患者は4～5種類もの異なる薬を処方されている。この種の多剤併用は理想的ではないにしても、時には症状を制御（コントロール）するために必要とされる。こうした複雑な薬物投与計画が行われている患者に対しては、薬物治療を維持していくよう頻繁に奨励する必要があるだろう。このような薬物投与計画の患者ではまた、**多剤併用療法**の結果として生じる副作用についても頻回に評価する必要がある。こうした副作用は、ゆっくりと進展するために患者は気がつくのがより困難となる。副作用としては、緩徐であっても危険性の高い体重増加、増大すると重症化する振せんや実際の運動障害などがみられる。

　セッション外における課題割り当てに関する限り、IPSRTにて主要な宿題（ホームワーク）として出される課題はSRMとリッカート尺度タイプの気分モニタリング・チャートを記入完成させることである。IPSRTを受ける患者の中には、SRMを「カモが水を好むように」（訳注：

"like a duck to water" 比喩的に極めて自然になじむ、という意味）すぐに慣れて習得する者もいる。こうしたタイプの患者には、いくらか強迫的なスタイルがみられ、変動する自らの気分症状に直面して無力感を比較的感じてきた傾向がある。そのような者にとってSRMを記入完成させることは、服薬する以外に病気の経過を改善させるために何かを行う機会を初めて与えられたことを意味する。より若年で病気の受容が困難な患者、特に現在のライフスタイルの「自主性（自分らしさ）」を断念することを躊躇する患者などは、SRMに対してまた違った反応を示しても当然であろう。こうした患者にSRMを定期的に記入完成させて、SRMによるモニタリングが含意するライフスタイルの変化が生じるには、治療者側からの相当な働きかけや治療的に高度な操作が必要となる。前の章で示唆した通り、我々はSRMの5項目版と17項目版の両方を使用してきた。17項目版は、患者の生活の特質をよりよく把握できるという利点がある。しかし、この17項目版を毎日記入し完成させていくには、患者側からの相当なコミットメントを要することを意味している。

　SRMを記入完成するのが困難な患者には、5項目の短縮版で始めるか、17項目版を記入完成できなければ短縮版に変更することも可能である。機能が最も損なわれている患者に対しては、治療の最初の数週間のうちはルーティンを1つまたは2つだけ安定化させることに集中できるよう、我々はしばしば1、2項目のみに限定して完成させるようにしている。最初に選ばれる項目は、一般には「起床時刻（患者が実際に朝ベッドから起きあがる時間）」か、または「就寝時刻（患者が消灯して眠りにつこうとする時間）」のいずれかである。この2項目は、ひとつには他の多くの社会ルーティン（朝食をとる、仕事を始める、など）が行われる時刻を決定する傾向をもつ。それにまた、「起床時刻」は身体の概日周期システムに対して直接的影響を及ぼすことから、社会リズムを安定化させるうえで最重要のルーティンとされている。

　あなたの患者がSRMを記入完成させることに「抵抗」を示すか、ま

たは困難であるようなら、あなたの課題は、できないのが患者にとっていかなる理由からであるのかを把握することである。先に示したように、患者がSRMの課題割り当てを完成できない最もありふれた原因は、まず第一に病気の否認である。否認は、病気の治療を受けることへの一般的な抵抗や、自分の生活スタイルで想定されている自主性を諦められないこと、などと関係している。これらの問題の中で、どの原因が最も顕著であるかによって、あなたは患者がSRMを記入完成させるうえでの困難を乗り越えるうえで、いくつか異なる戦略や戦術を選択できる。

　患者がもしも病気を全般的に否認しているならば、あなたは患者の病識が現在の軽躁状態にどの程度影響を受けているのかを評価してみてもよい。もし軽躁症状が干渉していないようであれば、あなたは患者と一緒に病歴年表に立ち戻り、個人的成長や発達、経済的または対人関係上の損失などといった点に関して病気を患った代償やコストを再検討して、社会ルーティンの破綻と新たなエピソードの発症との関連性について振り返ってみるとよいだろう。この問題は、社会リズムの安定化という一般的原理をほどよく遵守する（アドヒアランス）よりも、患者がより自主的に生きる自由と感じているものを諦めたくないということかもしれない。その場合、あなたは患者にとっての「自由」で「自主的」なライフスタイルによる代償が、どれほどコストがかかるものかを改めて理解させるべく病歴年表を用いてもよい。あなたはその際、症状から解放される自由と引き替えに、それまでのいくらかの「自由」を断念することに価値があるのかどうかを患者に決断させる手助けをするうえで、オリジナル原典版の対人関係療法（IPT）マニュアル[88]で説明されているような類いの決定分析を行って検討できる。とりわけ、IPSRTという治療法の理論的根拠（すなわち、社会リズムがどのように気分に作用するか、またはその逆の影響もあること）をしっかりと患者の頭の中で明確化させることが望ましい。

　SRMや気分評価の課題割り当てをやってこない患者に対して、あな

たが試みてもよいもうひとつの戦略が、MiklowitzとGoldstein[112]が家族焦点化療法のなかで「抵抗を正常化（ノーマライズ）する」と言及しているやり方を実践することである。この表現が意味するところは、ただ記入して完成させるだけの比較的退屈な課題をどうして人はやろうとしないのか、行動を変化させることがどれほど困難であるかについて、あなたが理解している限りで患者と共有することである。あなた自身の経験、例えば健康ダイエットや定期的な運動をより遵守しようとする際に直面した、いくらか大変であった個人的体験などを患者と共有してもよいだろう。そのため、治療者にとって本当に望まれることは、こうした課題割り当てができない点について、患者があなたに対して率直に話し合えることである。

それと同時に、我々の治療経験からするとSRMと気分評価の課題を**きちんと**こなす患者、そして、より規則的な社会ルーティンに**きちんと**移行する患者は明らかにより良い治療効果が得られることを、はっきり伝えておくことが望ましい。そうする際に、あなたは次のようなスポーツトレーナーのたとえ話を用いてもよい。つまり、ジムに定期的に通う人は一般に、通わない人よりも体調は良好である。スポーツトレーナーをつける余裕のある人は、①実際により規則的にジムに通うことができ、②その日に計画された運動メニューの完遂が一層できるようになる。あなたの患者は、SRMを記入完成させることを、社会リズム療法実践に向けた一種の無料のスポーツトレーニングと考えることができよう。

いくつかの事例、特に躁病やうつ病エピソードを何度も患ってきている患者や、長期的で慢性化した双極性障害と関連する認知機能低下を経験している年配の患者にとっては、単純にSRMを記入完成させるだけでも複雑すぎる課題となる。我々は、かつて双極性障害のことを、統合失調症（より荒廃する経過をたどる病態と考えられていた）と比較して「予後良好な」精神病性障害であると信じていた。しかしながら、我々は今や、双極性障害のあるサブタイプ（亜型）の患者群では、経年的に

測定できるほどの認知機能の低下を実際に呈することを認識している。認知面の機能低下を経験している患者は、SRMの特に17項目版を記入完成させるだけでも自分たちの能力を遙かに超えた作業だとみなすだろう。このような患者や知能的に限界のある患者に対しては、「起床時刻」と「就寝時刻」を尋ねるだけのSRM1、2項目版として超簡略化する必要があるかもしれない。あるいは、もう単純化して治療セッション中にSRM項目や気分の変化について略式評価した方がよいこともある。そのような患者に対し、あなたは患者のルーティンを規則正しくするという課題について、誰かしらキーパーソンにも関わって補助してもらう必要があるだろう。その際に大切なことは、こうした変化がなぜ求められているのかを、あなたの患者が理解できるよう治療原理を（できるだけ簡潔な言葉で）明確化することである。

　患者がSRMを記入完成できないときに考慮すべき、さらにもうひとつの可能性は、患者の抑うつ症状が単純に重篤すぎて課題などとても完遂できない場合である。こうした事例でも、SRM 17項目から5項目版に変更するか、症状の1～2つのみをモニタリングすることが役立つだろう。しかし、逆説的であるが、重症の抑うつを呈した患者のうち、特にうつがエネルギー欠乏型（無力型）の場合、社会ルーティンで特に「起床時刻」を変えることが、あなたが患者に実践するよう支援できる最も重要な要素のひとつかもしれない。過眠症状、つまり朝遅くまで過剰に寝てしまうことが、かえって気分障害の患者にとって甚大な抑うつ作用をもたらす可能性があるのだ。患者の「起床時刻」を徐々に朝早い時間帯へと移していくあなたの治療努力が、しばしば患者の気分症状の明らかな改善と結びつくことになる。

事　例

　IPSRTを始めたとき、ジョニーは41歳で、24年間未治療の双極性障害という病歴をもった自営業の大工であった。この24年間のほとんどの間、緊

密に結びついてきたジョニーの家族は、彼の「尋常でなさ」に我慢するほかなかった。ジョニーは時に、通常3人以上の労力で2回に分けて行うような仕事を終わらせるため夜を徹して働いていた。他方では、仕事に出かけても数時間もただぼうっとテレビを眺めているだけの日もあった。それでも彼はどうにか、日々暮らしていくことはできていた。しかし、今回は違った。ジョニーは今やシャワーすら浴びず、殆どしゃべることさえできない人間になったかのようだった。数日の間、ジョニーは夕方6時までベッドに寝込んでいた。ジョニーを車に乗せて診療所に受診させるのにも、彼の兄弟が2人がかりで連れて行く必要があった。ジョニーを担当する女性治療者は、自分の話している内容を彼がほとんど理解できないことがわかった。けれども、ジョニーが自分には助けが必要であると理解していることは明らかであった。治療者は、ジョニーに評価アセスメントや心理教育などの方法によって多くを試みるよりも、まず最初に規則的な起床時間を彼に確立させることだけに焦点を絞ることに決めた。女性治療者は、ジョニーが毎朝7時半に起床して、兄弟のどちらかとコーヒーを飲みに出かけるという治療行動計画を立てた。この提案は、兄弟の協力支援とジョニーの同意を得ることができた。治療者はジョニーに、その際もしわずかでも可能ならば、帰宅してもそのままベッドに戻らないようにすることが大事であることを伝えた。治療者は、そうすることがジョニーにとってどれほど困難であるかはわかっているけれども、その行動変化がジョニーにとって最も早く良くなると期待できることを伝えた。薬物治療が「効きだす」のには、少なくとも数週間はかかるだろう。1週間後、ジョニーと彼の兄弟たちが、7日間のうち4日はどうにかベッドから離れて起きていられたことを報告に来たとき、女性治療者はジョニーの頑張りをほめちぎった。治療者はそれから、起きていられた日とそうでなかった日とでは何が違っていたのかを本人に尋ねた。ジョニーはこの質問に完全にまごついたが、彼が帰宅してから日々何が起きていたのかを治療者が細かく分析していくうちに、ジョニーがベッドから離れて起きていられた日は、帰宅した

ときに彼の妻が台所にいたことに気がついた。妻は、それ以外の日は地下の貯蔵室か隣人宅にいたのであった。治療者はジョニーに、それなら兄弟とコーヒーを飲む「デート」から戻ってくる時間帯に、妻が台所に必ずいてくれることを習慣化してくれると思うかどうか尋ねた。ジョニーは、妻がどんな支援でもしてくれようとしていることを知っていた。翌週のセッションで、ジョニーは7日間通してずっと時間通りに起床してそのまま起きていられたこと、そして気分が少しずつ改善し始めていることを報告した。この非常にゆっくりしたペースでIPSRT治療が進められていく中で、治療者は、ただ単純にジョニーの起床時刻と、それから次に「就寝時刻」を安定化させる支援をすべく治療作業を続けたのであった。1カ月も経たないうちに、ジョニーは十分に元気になってきた。そうなってはじめて、治療者は対人関係インベントリーの記入完成や対人関係問題領域の選択といった、通常IPSRTの初期段階の治療と関連して実施される他の課題へと立ち戻ることができたのであった。

特に役割をめぐる不和や役割の変化といった問題領域の文脈の中で、最後に考慮すべき点は、外部環境のせいで患者がSRMの記入完成を妨げられていたり社会リズムの安定化という目標を遵守できない可能性である。患者の社会リズムの安定化に向けて設定された目標に日々干渉する外的要因について、患者に念入りに状況分析させてみるとよい。それを行うことは、患者の社会ルーティンをより安定化すべく、対人関係療法的に介入する具体的な方法について治療的判断を行ううえで役立つだろう。

対人関係問題領域における治療作業のアドヒアランス強化

IPSRT治療者は、選択された対人関係問題領域と関連した特定の宿題（ホームワーク）を滅多に「割り当て」ることはない。けれども、この治療法の本質として対人関係上の役割および関係性の変化が重視され

ているゆえに、患者側のセッション外の活動というのは必然的に含意されている。セッション外の活動は、社会的または職業的活動という形か、キーパーソンらとの話し合いという形を通して実施されることになる。IPSRTがうまくいっている典型的な患者であると、以下の事例のように次回セッションに戻ってきたときに、選択された対人関係問題領域に関連してセッション間に実施してきたことを明瞭かつ綿密な描写で説明してくれる。

事 例

　ルイーズは、成長した3人の子どもがいる47歳の主婦であった。次女はまだ同居していたが、長女は家を出て単科大学に通い、一人息子は数年前から配管工として自活していた。ルイーズは長女との関係はいつも良好であった。けれども、長男や次女との間の役割をめぐる不和が、ルイーズの急性期IPSRT施行中に選択された問題領域であった。ルイーズは、急性期治療中は症状面でも対人関係面からも良好に治療作業をこなしてきて、ここ数カ月は維持治療期に入っていた。ルイーズは治療セッションにやってくると、大学に通う長女に会いに行くため次女と車でドライブをしたことを話した。二人は車内で何時間も一緒にいながら大きな喧嘩もせず、実際ふたりで一緒にいる時間を楽しんでいた。二人でほんのわずかな時間でも一緒にいると、いつもいざこざや喧嘩が絶えなかった以前とは明らかに変化していた。ルイーズはまた、息子から初めて母の日を祝うカードをもらったことを報告した。どちらの出来事も、ルイーズはとても嬉しかった。これら両方の出来事が、自分の対人関係療法上の治療目標における真の推移（進展〔プログレス〕）を表していると思います、とIPSRT治療者に語ったのであった。

このような推移が生じていないようにみえるか、あなたの患者が変化を生じるうえで必要とされることが何ひとつできないと繰り返し話すようであれば、あなたは選択された問題領域がその患者にとって本当に適

切であるのかを再考してみることが望ましい。

　我々は20年以上にわたって、さまざまな形式で対人関係療法を実践してきた。そうした経験から、治療がうまくいかない場合はほぼ必ずといってよいほど、患者に選択された対人関係の問題領域が実際には当の患者にとって適切ではないことを認識するようになった。この点について患者ときちんと話し合う必要のある場合もあれば、単にあなた自身で（または、おそらくは同僚やスーパーバイザーなどと一緒に）事例を振り返って検討してみるだけで十分のこともある。必ずしも患者に直接何かを言わなくとも、あなたが今はより適切な問題領域であると結論づけている領域に、少しばかり治療作業の焦点を移すだけでよい場合もある。

　例えば、よくあることだが、あなたが患者をよくわかっていくにつれて、当初は役割をめぐる不和のようにみえた事例が、実際には対人関係の欠如のある事例だと認識するかもしれない。患者の日々の生活についてさらに詳しい実態がわかってくると、それが単にひとつの大切な人間関係における不和という問題ではなくて、そうした葛藤やトラブルが患者のほぼすべての人間関係にわたって特徴的な傾向であることに気づくだろう。このような事例では、あなたは患者が選択した不和を解決できるよう支援することに焦点を当て続ける一方で、その他の多くの対人関係においても、役割をめぐる期待のずれ（相互性の欠如）のせいで、どれほどの不和が患者に引き起こされているかを指摘することが望ましい。

事　例

　IPSRTを始めたとき、シャウンタは20歳でシングルのアフリカ系アメリカ人法科学生であった。対人関係インベントリーは、4歳になるシャウンタの息子の養育者でもある彼女の母親との間の、ひどく葛藤的な関係を示していた。シャウンタの直近のうつ病エピソードの発症は、明らかにこの母娘関係の悪化と関連してみえた。シャウンタは、息子の世話をはじめとして他にも数多くの物質的援助を母親に頼っていたために、この役割をめ

ぐる不和を解決することが法科学生としての彼女の学業上の機能には重要なことであった。ところが、数週間にわたるIPSRT治療と、シャウンタと母親とが抱えている葛藤のいくつかを、どのように解決していくかについて長時間話し合った末に、シャウンタが明らかに、そうした解決に向かおうとする動きを全くみせないことがわかってきた。シャウンタはまた、母親との不和ほどひどくはないにせよ、学部の教授や同期学生たちの多くに対しても同じような葛藤やいざこざを生じていることもわかった。学業上の不和は、対人関係インベントリーを作成する過程では現れなかった側面であった。こうした葛藤を治療者がさらに詳しく分析していくうちに、シャウンタには他人が自分のためにしてくれることへの過剰な期待がある反面、物質的にも情緒的なことでも自分に期待されていることへの理解が極めて乏しいことが明白となった。シャウンタの治療者は、このような認識に至ると、治療介入の焦点をむしろ周囲に対する彼女の期待感をより現実的なものへと修正していく方向へと変えた。他人への非現実的な期待を抱くことが、いつもどれほど彼女自身を怒らせて不満にさせているかを理解させる支援に焦点を移したのである。それと同時に、シャウンタに早く変化が生じてくれないか、という治療者側の期待も修正した。そして、シャウンタがきっと学習できるはずだと治療者が期待していた行動をモデル化するうえで、さらに数多くのセッション中の治療作業が自分に要求されていると勝手に思い込んでいた治療者自らへの期待も転じたのである。

　双極性障害の患者にみられる絶えず変動的な症候とその気質（第13章参照）を含めた数多くの特徴によって、IPSRTという実践は、その治療上の難題に対するひとつのチャレンジとなる。この病気の文脈において、①患者の治療アドヒアランスに対する治療者の期待を理に適ったほどよいものとして維持すること、そして②絶えず治療の根本的な理論的根拠へと立ち戻ることが、治療者と患者にとってIPSRTをより満足のいく経験とするための、ふたつの治療戦略である。

第12章

対人関係社会リズム療法における治療関係

　この10年近くの間、さまざまに異なる専門的背景や訓練(トレーニング)を積んできた多彩な治療者たちが対人関係社会リズム療法（IPSRT）を実践してきた。患者との治療関係の本質や治療的スタンスというのは、ある程度までは、その治療者に特有の背景や訓練(トレーニング)から生じてくる。IPSRTを施行するにあたり、多様な患者によって色々と異なる治療的スタンスが求められる場合もある。挙句の果てには、同じ患者であっても治療の異なる段階で、病態に応じて違った治療的スタンスが要求されるかもしれない。したがって、IPSRTにおいては現実として、合理的にうまく機能する一般的な治療スタンスというのはさまざまであるということだ。個々の臨床家は、それぞれの患者または患者の病態によって保証される限りで、治療者の「いつもの」治療的スタンスを調整することが要請される。

　IPSRTの治療的スタンスは、概して温かく共感的でオープンなものである。けれども、そのアプローチにはさまざまなバリエーションが存在する。ソーシャルワークや看護職の専門的背景をもつ治療者は、おそらくは、よりオープンで率直に自己開示する傾向がある。その一方で、精神分析あるいは精神力動的な訓練を受けてきた臨床家は、いくらかより治療的な距離を維持するかもしれない。治療的スタンスには、何よりもまず患者に対しての敬意と、このやっかいな病気に日々取り組んでい

ることへの賞賛が示されるべきである。事例定式化や治療過程において、IPSRTの治療者は、患者に治療を経験してもらうことの強み（損失ではなく）を強調して、患者の変化ないしは安定性を維持しようとする努力を率直に支持する。

IPSRTにおいて、患者とのいつもの治療的スタンスに変更を求められるのは大抵の場合、臨床的に患者が具合いの悪いときである。あなたの患者がうつ病相に陥ったときは、あなたは普段自分にとってちょうどよいと感じている以上により指導的なスタンスをとる。患者が考えをまとめられて、目標を達成するための活動の段取りを計画立てられるようにする、など手助けが必要である。患者の調子が高くなって軽躁状態にあるとき、あなたは普段の自分の治療的スタンスよりもずっと対峙（直面）的となる。患者が決断しようとすることの分別に疑義を投げかけて、患者の行動が災いの前兆となりかねないほど変化している根拠を指摘する必要があるだろう。あなたの患者が明らかに自傷他害の危険性があるか、後々に極めて迷惑な行為をやりかねない極端な状況の場合には、あなたは患者の周りにセーフティネットを張るか、患者の面目が失われないように相手を欺いたりうそをつかざるを得ないこともある。

事　例

　ルイザは56歳の独身女性で、30年間にわたり重症の双極性障害を患っている。病気を患った当初は、遷延して何度も入院が非常に長引いて、一度は１年近く入院するまでに及んだ。ルイザの状態は、ここ10年の間、比較的に正常気分である時期と、軽度のうつ病相とが交互に出現していた。それでも再入院は、かれこれ12年以上していなかった。ルイザはもはや働くことはできなかったが、近所の人たちと非常によく溶け込んでおり、彼女の住む街の通りのどちらの側にも近しい友人たちがたくさんいた。ルイザはこのような人間関係や、自分の友人や近隣の人たちの多くが専門職をもって非常に成功して地域で大いに尊敬を集めていることをとても誇りに

感じていた。数年来、IPSRTの維持治療をルイザは毎月受けていた。彼女とIPSRTの治療者は、誠実さと相互の尊敬に基づいた強い治療関係を築いていた。だがルイザが突然に精神病症状を伴う重度の躁病を呈したとき、この男性治療者は彼女を入院させなければならないことに気づいた。治療者はまた、ルイザが自発的に病院に行くことを絶対に同意しないこともわかっていた。治療者は、警察官を派遣して彼女を病院に連れて行かせるという、近所の住民の目の前で彼女に恥をかかせる危険を冒すのか、それとも彼女にリチウムの血中濃度を測定する必要性があると（ほんの1週間前に自分のクリニックにかかっていたとしても、彼女に再受診する必要があるのだと）嘘をついて来院させ治療関係に深刻な破綻を生じる危険を冒すのか、どちらかを選択しなければならなかった。治療者は後者を選択して、患者がもし受診に来ることを拒否したら（治療者はルイザが拒否するのではと疑っていたので）、警察官が付き添って彼女をクリニックから病院まで確実に連れて行けるよう手筈を整えた。最終的に、ルイザは病院まで警察官に強制的に連れて行かれるよりも付き添ってもらうことに同意した。けれども、治療者に対しては完全に立腹して、入院中もほぼずっと怒りを引きずったままでいた。ルイザは退院して自宅に戻って、もしもあの時に警察官たちが家にいた彼女のもとに押しかけていたら果たしてどうなっていただろうと、ようやく考える余裕がもてるようになった。そうしてやっと、治療者の思慮深く思いやりのある欺きに対して感謝を示すことができるようになったのである。

　IPSRTにおいて、または他の治療法の文脈においてもそうであるが、双極性障害に苦しむ患者と、ある特定の治療的スタンスを維持することを困難にさせているのは、同一の患者においてさえも臨床病像が極めて多彩なことである。おそらくは、IPSRTにおける理想的な治療的スタンスを最も特徴づける言葉は「柔軟性」であろう。あなたの患者は、ある週は、苛々していても治療者を信頼していたかもしれない。それが、

その翌週には、その同じ患者が苛々してあなたに対して酷く猜疑的になっていることがある。はじめの週は、患者の苛立ちについて、あなたは患者と向き合って直面化することができるだろう。苛立ちが患者の人生にどれだけ干渉するものであるか、苛立ちを減らすのには何が役立つか、その過程の中で治療者がどのように役立てるかを患者に尋ねることができたかもしれない。だが、その次の受診の際には、なんとかして患者を手助けしたいというあなたの動機が諍いの原因となり、同じアプローチがかえって災いとなることがある。

　時間性に関して対人関係療法（IPT）と対人関係社会リズム療法（IPSRT）が焦点化するのは、一貫して現在性と未来性である。おそらくは、この現在の困難さと未来の目標への執拗なまでの焦点化が、IPTがうまくいく秘訣のひとつであろう。ただし、このことは過去を全く参照しないというわけではなく、IPSRT治療者が患者の過去の病歴や人間関係に関する情報を**無視する**ということでもない。それどころか逆に、我々が常に主張していることだが、最も優れたIPTやIPSRTの治療者というのは、患者の過去の病歴を非常によく記憶に留めながら、患者の現在の問題を改善して将来的な問題を予防する手助けをしている。しかしながら、治療の初期段階が一旦完了したら、患者の過去の対人関係上の体験に対してあからさまに言及することは、現在においてどうして逆説的なやり方で行動しているのかを患者に理解させる手助けをするうえで時おり必要となる場合を除けば、一般的には最小限に留めておくべきである。そのようなときでも、IPSRT治療者は、患者の過去の対人関係上の病歴についての理解に基づいて、患者がなぜ逆説的なやり方で振る舞っているのかに関して仮説を立てて定式化しつつも、治療的な焦点化はあくまで現在性に絞るようにする。過去、とりわけ過去の問題や不愉快な事象に集中的に焦点化しても、反芻と抑うつ感情を増悪させるだけに終わりかねないという危惧を抱いているからである。したがって、我々は現在に焦点化して、治療者と合意してきたような変化を成し遂げ

る患者の能力に肯定的であるよう尽力し、それによって患者の気分が改善して対人関係上の満足感が得られるようにする。いくつかの点で、極めて文字通りの意味であるが、あなたは自らを患者のための「チアリーダー」役だと考えてもよいだろう。チアリーダーたちは、アメリカンフットボールの試合で選手たちに注目（焦点化）させる。それと同じように、あなたは患者の潜在的ポテンシャルに注目し、その後に続く瞬間から日単位、週単位で「得点（スコア）」を増やす上で患者がやれる（できる）ことに焦点を合わせるのである。

事 例

　デフネは29歳のトルコ出身の既婚女性で、困惑した夫に付き添われてIPSRT治療を希望して来院した。デフネ夫婦は1年ほど前に米国に移住してきていた。デフネは最近、初発の躁病エピソードを経験した。それは数週間続いただけであったが、それから重度のうつ病相に転じていた。デフネはこれまで新天地でよく順応していた。米国に来た当初、デフネの英語力は限られていたが、彼女はすぐに語学を習得した。デフネは程なく一人で買い物ができ、米国風レシピで料理が作れるようになった。英語を話す修理工相手に交渉ができて、ほぼ全般的に一人で生活を切り盛りしていけるようにもなった。デフネはデータ入力事務員の職を見つけられた。そして夫と一緒に暮らすアパートには、似たような境遇の若い女性が他にもたくさん住んでいた。にもかかわらず、彼女は社会的に孤立したままであった。

　デフネの幼少時の病歴には、トラウマと虐待の家族歴がみられた。彼女は7人姉妹の末っ子で生育した。息子の誕生だけを望んでいながらも、それがかなわなかった父親によって、娘たちはみな、ひどい虐待を受けていた。母親は、デフネの記憶する限りで長らくうつ病を患っており、父親の言葉と肉体的暴力による虐待から娘たちを守ることはできなかった。治療の初めのうち、デフネはこうした幼少期の体験について思い悩んで反芻し続けて、構造化されない面接にいたずらに時間を費やしていた。ただ、その体

験こそ治療の場で彼女が話したかったことであった。IPSRT治療者は適切にも、こうした体験を焦点化することはデフネにとって有益にはならないと判断した。デフネが当初は米国での生活に表面的には良好に適応してきたとはいえ、治療者は彼女の対人関係の問題領域を不完全な役割の変化として事例定式化した。女性治療者は、デフネが米国に移住して以来どれほどの物事を成し遂げてきたかを数回のセッションを費やして詳細に指摘していった。デフネはこれまでアパートを見つけ、賃貸契約の交渉や電話機の設置をして、必需品はすべてどこで買えるのかを学んできた。家事のやり方を米国製品や器具に適応させ、ついには、きちんと福利厚生のついた良い仕事にさえ就くことができた。多くの若い米国人女性でも困難なことを彼女は実行してきたのである。治療者は、デフネが幼年時代や新婚当初に、どれだけの強靭さや拠り所、支援サポートを姉妹たちから受けてきたかを話し合うときだけ彼女の過去についてとりあげるようにした。女性治療者は、デフネがとても幸せな結婚生活を送っているとしても、女性同士の付き合いも必要であることを彼女が理解できるよう支援した。デフネのうつ状態が上向いてきたとき、治療者は彼女に同じアパートに住む何人かの女性たちと付き合ってみることを勧めた。治療経過を通じて各段階で、治療者はデフネに備わった顕著な強靭さに焦点を当て続け、彼女が一つ一つ小さな目標を達成するたびに惜しみない賛辞を与えていったのである。

IPSRTでは、対人関係の問題領域が対人関係の欠如でない限り、治療関係を明白に焦点化することは稀である。それでも、治療者のオープンで支持的なスタンスと治療者−患者間でのやり取りの相互的本質は、あなたの患者が治療枠組みの外で求めている関係性の質を映し出す鏡となりうるし、またそうなるべきである。あなたが治療の中で、患者がやるべきことについての分別ある期待を設定し、患者がそれを満たすことができて、あなたに対する患者の期待をあなたが明確化できること。双極性障害を治療支援するうえで、患者のこうした期待にあなたが応えつ

つあると患者が認めるにつれて、対人関係療法（IPT）が理想とする期待の相互性によって特徴づけられた、ある種の関係性の雛形を形成することになる。1984年に出版されたIPTの初版マニュアル（訳注：前出の邦訳「うつ病の対人関係療法」のこと）の中で、Klermanとその同僚たち[88]は、役割をめぐる不和が「期待の非相互的な役割」（non-reciprocal role of expectations）から生じると述べている。この3つの単語フレーズ（相互性・役割・期待）の中に心理臨床における叡智の世界が詰め込まれている。換言すると、どのような関係であれ、相手側はそれぞれ、その関係性における各々の役割がどうあるべきか、相手側の役割がどうあるべきかについての明確な考えを抱いている。各々が自らの役割を断念する必要もなく相手側の期待に応えられる場合に限って物事はうまく運ぶのである。相手側がそれぞれ同じ役割への期待をもっていないときや、片方または双方が相手側の期待に応えられないと物事はうまく運ばない。これは確かに治療関係にもあてはまり、結果的に不満足へと至らしめて、ついには治療中断（ドロップアウト）してしまう。不幸なことに、双極性障害に特有の精神病理の多くの側面とその治療の複雑性は、理想的とされる相互的な期待に応えられる治療関係の発展に干渉しかねない。

治療関係における諸問題

　明らかに、双極性障害を特徴づける気分の不安定性によって治療関係のなかで実質的に重大な問題が引き起こされる。この気分不安定性の一貫した特徴は、患者が躁病、軽躁、うつ状態いずれの病相であろうと苛立ち（易刺激性 irritability）である。それゆえ、あなたの患者がもしも病気のいずれかの極性と取り組んでいるとしても、患者は苛立ち（易刺激性）という感情を制御することが、不可能ではないにしても非常に困難であることに気づく。これによって、あなたや支援スタッフ、または

クリニックや待合室の他の患者たちに対するあからさまな不快行動が引き起こされ、非常に困難な臨床上の相互作用を生じる。もしも患者がある日、ひどく苛々してみえるのなら、その回のセッションの中で特別に、あなたは苛立ち（易刺激性）を直接的に指摘することを決めてもよい。あるいはシンプルに、そのときはあまり挑発せず多くを要求しないようにしてもよいだろう。しばしば非常に役立つのが、その苛立ちに固有の原因が何であるのかを、それがもしも存在するなら患者が理解できるように手助けしようと試みることである。

事例

　レジーナは61歳の女性で、数年来、双極性障害は寛解状態にあった。ある日、みるからに明らかな苛立ちを訴えてIPSRTのセッションに訪れた。レジーナは、自分が治療者やクリニックのスタッフも含めて誰に対しても酷くつらい思いをさせていることを十分に自覚していた。彼女はとりわけ、脳腫瘍の治療で入院している彼女の母親の古くからの友人のことで自分が苛立っていることに心を痛めていた。その女性は母親の交友関係の中でまだ存命している唯一の友人であり、母親が亡くなって以来、レジーナにとって大きな支えとなっていた。病を患ったその友人は、もうレジーナの電話や見舞いを歓迎していないようにみえたのだが、それでもレジーナに対して連絡を定期的に続けることを明確に求めていた。レジーナの治療者は、この女性について、彼女とレジーナとの関係、彼女の現在の医学的健康状態についていくつか質問をした。すぐに、レジーナの苛立ちの大部分が、この女性の死期が近づいてきていることへの恐怖心と怒りから生じていることがわかった。レジーナは、自分が本当のところ何に心配して動揺していたのかを理解した。そして母親の友人が、もうこれまでのような熱意や感謝を表すことがおそらくできなくなることを認められるようになると、レジーナは、母親の友人と自分の治療者の双方に向けた自分の苛立ちをよりうまく制御できることに気がついたのだった。

もしも苛立ち（易刺激性）に関して同定できる原因や理由が何も見当たらなければ、あなたの患者には、それが増悪、軽快を繰り返す病気の特徴であり、いずれは落ち着いてくると期待できることを気づかせるだけでも有用な介入となりうる。先述したように、このアプローチは、双極性患者が同時に妄想的でなければうまくいくはずである。もしも患者が極めて猜疑的になっているのであれば、また別の違った方策が必要となるだろう。

　双極性障害のかなりの割合の患者を特徴づけてみえる、いくつかの気質的特徴もまた、治療関係を極めてやっかいなものにする。おそらくは双極性障害の患者の多くが、他人が経験したことのない精神病体験をしてきたからなのか、または多くの患者が、双極性障害に伴う活力エネルギーや熱狂によって、しばしば個人的または家庭的な成功を収めてきたせいであるかもしれない。そのため、一部の双極Ⅰ型障害の患者たちは、外来通院の他の患者群では滅多にみられないような高慢な態度をとってみせることがある。これはつまり、単極性うつ病やパニック障害の患者らが治療者にあまり多くを要求せず控え目ですらあるのとは違って、IPSRTに来る双極性患者たちは時に、治療者に対して彼らの病歴を隅々まで記憶して決して予約時間は遅れず、予約キャンセルや変更もしない、などと期待することを意味する。こうした患者が全く正常気分（かつ苛立ちがない）であれば、このことを治療的問題点とすることは可能であろう。けれども、時に患者がこの種の高慢な行動を認めたところで、患者はこの「無礼さ」に対して謝罪する以外になしうることがない。それでも、もしもタイミングがあえば、あなたは患者の高慢さ（肩書き、権利意識）に対する治療者側の反応を取り上げて話し合ってみるとよい。この種の患者の態度・行動が、友人や家族や同僚たち、さらには患者が普段利用するバスの運転手や郵便配達人など重要な公共サービス業者との対人関係にまで影響を与えていないかどうか尋ねてみることは患者にとって非常に有益であろう。言うまでもなく、このような話し

合いは細心の注意をもってアプローチしなければならない。ただ実際のところ、周囲の他の人々は患者とより望ましい相互関係で関わることを望んでいるために、うまくいけば、このアプローチが患者の生活の質の真の改善へとつながることになる。有難いのは、こうした患者の高慢なスタンスは概して気分症状の変化に伴って増大・消退するため、これが治療関係に対しての持続的な脅威にはならないことである。

　双極性障害の患者の中には、この高慢なスタンスが精巧に練り上げられて拡張すると、時にひどく好訴的な態度をとる者がでてくる。これに該当しそうな事例を早期に見極める警戒ポイントとしては、患者の病歴年表を完成させる過程で収集される。つまり、患者の多岐にわたる訴訟や公共機関への苦情申し立て、投書キャンペーンなどに関与してきたことなどを示唆する情報である。事例がもしも該当するとわかれば、あなたがそうした訴訟の標的になったり、その患者が誰か他の相手に対して現在すすめているか、または計画している訴訟に巻き込まれることも皆無ではない。そうであれば、あなたはまずもって、この患者を引き受けてよいかどうかを考慮すべきである。これは、双極性障害をもつ者たちに対してなされた多くの仕打ちに関していくらか筋を通す上で、裁判所の法廷が不適切な場所だと言っているのではない。けれども、ある特有の患者が、我々が関与を望まない事柄に巻き込もうとすることが頻繁に起こりうる以上、あなたは自ら最善の臨床判断を行使すべきである。患者の好訴性に問題があると疑われるときは、記録保全の原則や、そのような患者との話し合いについて、そしてあなたや勤務する医療法人や病院の文書記録への閲覧に関する患者側の権利がどう扱われているのかを特に具体的に明確化しておくことが望ましい。患者とのこうした会話や治療全般に関するカルテ文書記録には、特に気をつけるべきである。

　実質的には、どの双極性障害の患者との治療関係においても秘密保持（守秘義務）に関する論点は問題となりうる。躁うつ病は、我々が外来ベースで扱っている多くの精神疾患に比べてはるかにスティグマ化され

た病態である。双極性障害の患者は、このスティグマについて十分に意識している。それゆえ、彼らは治療を受けていることを知られることや、公共の場所で治療者と仮に出会ったときに認識されて挨拶されることなどに、他の多くの患者よりも敏感である。そのような理由から、IPSRTの患者とは、あなたの秘密保持に関する具体的な方針がどのようなものであるかを、殊に家族、友人、雇用主などがそれに関与する場合には特にはっきりさせておくことが望ましい。IPSRTを開発した我々の所属するピッツバーグ大学では、双極性障害は他の慢性疾患と同じく、家族、友人そして時には雇用主さえもが密接に関与して、治療で生じていることを認識しておいてもらえる雰囲気であると、最もうまく管理マネジメントできるとする確固とした見解をとってきた。患者がひとたび我々に、自分たちの病気について家族や友人らと話し合うことを許可してくれれば、患者が内密にしておいてほしいと具体的に頼まれる内容を除いて治療上で秘密にしておくことは何もないとする立場である。我々は、この方針が反復性の気分障害に対する最良の患者ケアと最善の治療効果をもたらす管理マネジメントにつながると実感している。けれども患者の中には、この管理マネジメント的技法が彼らの感覚や要望と一致しないと感じる者もいるだろう。こうした点についてはすべて、治療関係のできるだけ早いうちに明らかにしておくべきである。上述したように、治療の枠組み以外での公共の場所で患者と治療者とが偶然遭遇した場合を想定して、患者があなたにどう対処してほしいかを治療早期に予め取り決めておくことが望ましい。しばしば双極性障害の患者は、患者がひとりでいるときは挨拶されることに差し支えはなくとも、誰か他の人と一緒だと治療者の方からは挨拶してこないでほしいものである。

　自殺念慮と自殺行動の管理マネジメントは、双極性障害の患者との治療関係にとって、もうひとつ別のやっかいな現実的課題である。双極Ⅰ型障害、双極Ⅱ型障害を病んだ人々は、すべての精神障害の中で自殺既遂リスクが最も高い。それはつまり、この患者群における自殺管理マネ

ジメントが極めて重要な意義を帯びることを意味する。自殺念慮や自殺企図に関しては、あなたと患者との間に、ある水準レベルのオープン性が確立されることが**絶対的に**望まれている。ある患者がもしも、自殺という問題点を話し合うことについて、あなたに対してオープンな態度をとることに心穏やかでなく、むしろためらうならば、そうした患者を適切に保護する責務を果たすことはとても無理であろう。または、自殺念慮に対してあなたが過剰反応しすぎると、患者は心を閉ざしてしまい、その話題について今後あなたにオープンではなくなるかもしれない。そういうわけで、自殺の可能性というのは細心の気配りと熟慮をもって対処しなければならない。あなたがもしも患者の薬物治療を行う医師でなければ、患者の希死念慮に対してどのように対応するのか？ あなたは、患者の処方薬を管理している者がいれば誰であろうと明確な合意をしておくことが望ましい。あなたはまた、患者を自殺から防ぐために患者の守秘義務をあえて破る自分の判断レベルを心の中で明確にしておく必要がある。おそらくは、患者に自殺のそぶりや危険性がみられないときに、この点に関するあなたの治療方針がどのようなものであるかを患者に予めはっきり明示しておくことが望ましいだろう。それでも、この問題点を患者が自殺念慮を**今まさに**表出しているときに振り返って検討しようとすると、患者がそうした気持ちをあなたに正直に打ち明けることを拒絶することがある。そのため、かえってあなたは患者を効果的に守ることができなくなるという意図せぬ弊害をもたらすことになる。結局のところ、先述したように、あなた自身で患者の薬物治療を施行していなければ、あなたには患者の薬物療法専門医との良好な治療連携が必要となる。最善の環境下であれば、あなたは患者の薬物療法専門医と定期的に連絡をとっていると、患者の臨床状態が変化しても迅速に彼らに相談できるだろう。もしもある患者について話していて、患者の担当医が、この種のオープンな関係性を構築することを逡巡するか、患者がどのような状態にあるかについてのあなたの見解に無関心にみえるなら、あなた

は、その患者のために安全な治療環境を果たして提供できるのかどうかを再考してよい。先述したように、どのような治療状況や枠組みにせよ、双極性患者に対してIPSRTが提供されることは、それが全く施行されないよりはおそらくましであろう。けれども、あなたの患者の担当医との連絡が不十分であったり欠落していると、IPSRTにとっての理想的な治療的枠組みとはいえなくなることは確かである。

　もしも数多くの双極性障害の患者をこれから受け入れていく予定なら、あなたは双極性障害の患者との治療作業に熟練していて、協力的な治療アプローチをとれる複数の医師紹介リストを作成しておくことを考慮してもよい。薬物処方担当医がいないまま患者が、あなたのもとを訪ねて来たり、患者が担当医を変えようと考えていることをほのめかすことがある。そうした際にも、リストがあるとあなたは推奨できる同僚の誰かしらを患者に紹介できる。もしもあなたの臨床実践が、双極性障害の患者で大部分を占めるようになれば、あなたは薬物療法を依頼する紹介先をひとりかふたりの同僚医師に限定しておくとよい。あなたと共有する事例において全般的な治療マネジメント戦略について議論する上で、薬物療法担当医と定期的に連絡がとれることが理想的な状況であることに気づくだろう。このような治療環境下であれば、どのような臨床場面であっても、あなたの同僚が対応したり施行する治療内容を熟知できる。あなたの患者についても、次に生じうる段階を予測できるはずである。同様に、薬物治療を担当するあなたの同僚の方も、患者に生じる諸問題の大部分について、IPSRTの専門家であるあなたがどのように取り扱おうとしているのかを予測でき、次の段階における治療介入の準備を整えることができる。

第13章

乏しい治療アウトカムとその対応法

　双極性障害の臨床疫学データによると、たとえ理想的な治療環境下（すなわち、ガイドラインに沿った薬物療法や、マニュアルに従った実証的に支持された心理療法）であっても、一部の双極Ⅰ型障害の患者の治療アウトカム（成果）は乏しいままであることが明らかになっている。我々の最新の治療装備一式をもって、いかなる治療介入または介入セットを施行するにせよ、双極性障害患者の正常気分の期間を延ばせるかという点に関しては一定の限界があるようにみえる。しかしながら、多くの場合において、治療困難にみえる患者が、彼らの治療管理計画（レジメン）を変更することによって明らかな恩恵が得られるであろう。
　すべての「治療抵抗性」患者を扱わなければならない以上、対人関係社会リズム療法（IPSRT）治療者の最初の仕事は、治療を困難にしている潜在的要因を評価することである。果たして、患者は適切に診断されてきているのだろうか？　その患者は医原性または器質的な医学的問題を抱えているのではないか？　治療または治療アドヒアランスを複雑化するアルコールまたは物質依存・乱用を併存しているのではないか？　新たに違ったやり方で取り組まれるべき別の心理療法的問題点があるのではないか？　あなたは不用意にうっかり間違ったIPSRTの問題領域を選択していたのではないか？　その問題領域は治療初期の焦点化とし

ては正しくても、もはや不適切な選択となってはいないか？ 当初の病態がうまくコントロールされるにつれて、潜在していた併存症の病態が現れてきているのではないか？ その併存症は、あなたが治療するうえで熟練されていない病態ではないか？

　双極性障害の患者は診断学的に複雑化している。双極性障害は身体・医学的併存症にとってもハイリスクであり、通常は複雑な薬物療法の管理計画下に置かれる。そのため、もしもあなた自身が薬物治療を提供していないのであれば、治療困難性の原因を把握するプロセスには処方担当医との入念な協力連携が要請される。薬物治療の反応性が理想的とはいえないとき、非医師系の臨床家の役割はとても大切である。なぜなら、治療者（心理療法家）は大抵の場合、薬物療法の専門医よりも多くの時間を患者とともに費やしており、しばしば治療チームの中で患者の増悪や症状の改善不良に気づく最初のメンバーとなるからである。そのうえ、心理療法家は概して日々の患者の生活について知悉していることから、治療困難性の原因がどこからくるのか仮説がすぐに考えつかないときでも、他の専門職よりもより仮説立てられ、うまく原因を探索できる立場にある。

長期的展望の欠落

　IPSRT 治療者として、我々は患者の現在と未来の生活を重点的に焦点化するために、患者の過去に起因する手がかりを見逃す危険性がある。我々がたとえ数カ月あるいは年単位にわたって患者を支えていたとしても、それは患者の人生のほんの横断面をみているにすぎない。

事 例

　IPSRT 治療を始めたとき、キャロラインは47歳の肥満ぎみの女性で双極Ⅰ型障害とアルコール乱用の既往歴がみられた。彼女はバルプロ酸ナトリ

ウム製剤を投与されながらIPSRT治療を受けていた。キャロラインは、自宅近くにある法律事務所で弁護士補助員として断続的に働いていた。治療を始めたとき、彼女は消耗性のうつ病エピソードのために傷病休暇中であった。治療の当初、キャロラインは10年前に断酒を達成して以来、体重が100ポンド（訳注：約45kg）以上も増えたと話していたが、彼女の治療者は断酒する以前の彼女の容姿がどのようであったかを全く想像することができなかった。

キャロラインはバルプロ酸ナトリウム製剤を服用中、努力してダイエットしていたにもかかわらず体重は増え続けていた。彼女と治療者は、仕事領域における役割の変化に焦点を当てることで合意した。双極性障害を患っている者にとり、弁護士補助員の業務上の要請は能力を越えた手に負えない業務であった。キャロラインは、もっとストレスの少ない仕事を探す必要があることを理解し始めた。IPSRTを開始して以来、キャロラインは他の生活領域をみる限り、当初はゆっくりとであっても着実に改善していた。にもかかわらず、仕事を探そうとする努力だけは驚くほど乏しかった。経済的に逼迫した状況であるにもかかわらず、キャロラインがどうして数少ない就職面接の機会を避けていたり、もっと積極的に履歴書を売り込もうとしないのかが治療者には皆目見当がつかなかった。就職面接の準備を整えて面接を受けに行かせるプロセスを通じて、キャロラインに合わせて一歩一歩進めてゆこうとしてはじめて、実際に何が彼女の障害となっているかに治療者は気づいたのであった。この治療過程を通じて、キャロラインと治療者の双方にとって明らかとなったのは、彼女が就職面接の際に着て行く服装のことで悩んで行き詰まっているということであった。キャロラインは、かつて勤めていた法律事務所の就職面接に、135ポンド（訳注：約70kg）もある若い女性が初めて自己紹介をしたときの場面をいまだに覚えていた。そうした面接を、もし仮に自分が受けたならば、果たして自分の姿をどのように感じたであろうか。キャロラインの現在の体重が、自分の身体に対する激しい羞恥心をあおり、彼女は新しい雇用主と面

接することで恥さらしな思いに晒されることに気乗りがしなかったのである。以前の職場では大丈夫であった。なぜなら法律事務所の人たちは、彼女の体重がどんなに増えても誰もそれを気にとめていなかったし、そうでなくともそれを口にするような不作法はありえなかったからだ。初対面の相手との面接に臨まなければいけないというのは、彼女にとって想像すら難しいことであった。こうしたことがすべて明らかになった時点で、キャロラインの治療者は、彼女の体重についての気がかりを処方担当医に伝えてみるよう促した。処方担当医は、それを受けて彼女の薬物治療計画としてトピラマートを追加した。そして、検査で甲状腺機能を調べ（後に正常境界域の異常とわかる）、患者に体重管理プログラムを紹介した。担当医は、甲状腺機能は引き続きモニターしていき、検査値が正常化しないようであれば補充療法を検討することを説明した。体重が減り始めるにつれて、キャロラインはよりゆとりをもって求職活動できるようになった。自分の容姿を改善するうえで治療チームの支援と援助が得られることで、より楽観的に考えられるようになったのである。

薬物代謝の変化

　患者の双極性障害の治療または経過におけるいくつかの問題は、対人関係の治療作業上の焦点を変えることでうまく取り扱うことができる。そうだとしても、時に薬物療法やその他の身体的治療介入における変更まで求められることがある。たとえあなたが薬を処方する医師でなくとも、あなたはしばしば薬物療法家よりも頻繁に、はるかに長い時間のセッションを通じて患者と会ってきている。このことにより、あなたは患者の気分状態の微妙な変化を観察できて、患者の薬物療法の変更を提案できるくらい卓越した立場に置かれることになる。

事 例

　リディアは双極Ⅰ型障害を40年間患っている67歳の女性患者であるが、リチウムや他のいわゆる気分安定薬を服用することができない。その結果、彼女は長い間、抗精神病薬と三環系抗うつ薬のノルトリプチリンを組み合わせた薬物治療を受けてきた。若いころから重度のうつ病相を繰り返して何度も自殺企図を試みていたにもかかわらず、リディアはこの薬剤の組み合わせのおかげで比較的、正常気分状態をかなり長期にわたって維持できていた。抗うつ薬としてのノルトリプチリンのプラスの特徴のひとつは、非常に特異的な治療域を備えていて、最大限の薬剤効果を発現する最低用量まで血中濃度を下げられるという利点である。ここ数カ月の間、リディアの気分は安定していた。しかし、ある日いつものようにIPSRT治療者のセッションに訪れると、彼女はいつにも増して抑うつ的な愁訴を訴えた。普段仲良くしている隣人とひどい口論になってしまった、食料品スーパーで探しているものを何も見つけられなかった、やるべき用事が山ほどあったのに、やる気が出なくて、どれひとつとして終わらせられなかった、などと訴えたのである。リディアは明らかな気分の変化を否定したが、彼女のIPSRT治療者は、適切にも患者が普段よりも抑うつ的で苛立っていると症状評価した。リディアの治療者は、抗うつ薬の血中濃度が治療域より下がっているのではないかと疑い、その可能性を彼女に示唆した。リディアは当初、薬剤が原因とする可能性を退けて、このように気分が悪化するあらゆる「正当かつもっともな理由」の方に注意を向けていた。治療者はそのため、過去にも同様の、さらにもっと深刻なフラストレーションを抱えたときであっても、リディアが怒りや苛立ちをあらわにすることなく対処できてやり過ごせたことを指摘した。この治療者がおそらく要点をついていることを、彼女は認めざるを得なかった。少なくとも、リディアは治療者に指摘された可能性を受け入れる気になっていった。
　リディアの治療者は病院に勤務していたために、ノルトリプチリン血中濃度を当日採血して検査してもらうことが可能であることを知っていた。

治療者が、いつも緊密に連携をとっているリディアの薬物療法の担当医に電話で連絡したところ、その医師は患者の薬物血中濃度を測定する意義を認めて同意した。それから48時間以内に採血の結果が戻ってきた。リディアは食事に変化があったわけでも喫煙量が増えていたわけでもなかった。その他の血中濃度に影響する要因にも何ら変化はなかったにもかかわらず、実際にリディアの現状の血中ノルトリプチリン濃度は、明らかに有効治療域の下限よりもさらに低値であった。処方担当医は、直ちにノルトリプチリンを増量した。それから数日も経たずして、リディアの気分状態は改善し始めたのであった。

　リディアの事例はまた、双極性障害の治療における心理療法家と薬物療法家との間の緊密な連携協力の意義をも例証している。この関係性がもしも、心理療法家が信頼をもって処方医にアドバイスして、処方医の方も心理療法家の評価を信頼するという相互的な尊敬に基づくものでなかったとしたら、リディアの治療アウトカムは全く違っていたであろう。このレベルの連携協力がもしも存在しなかったら、患者のほんの「一瞬うんざりした感じ」に過ぎなかった徴候が、一過性とならずに遷延性のうつ病エピソードへと増悪したことだろう。こうした連携協力が不可能であるとき、IPSRT治療者は、予防的な処方変更や薬物療法についての異なる見解に関して薬物療法の処方医に患者自らがどのようにアドボカシー（政策提言）活動していくかを教える手助けができる。実際のところ、IPSRT治療者と薬物療法家（処方医）とが頻回かつ効果的に連携協力していても、この種の医師-患者関係が処方医との間で確立されるべく患者指導するのは良い考えである。薬物療法家が心理療法家とも患者とも、このような率直な連携協力をしたがらない場合には、患者の健康保険が補償できる範囲で可能な限り、転医して処方医を変更する手助けをすることが治療者の役割となる。

季節性の気分変動

　双極性障害は本質的に循環性であるが、患者と治療者は、しばしば乏しい治療アウトカムの理解に難渋する。その気分変化にはパターンがあるのだろうか、それとも全くランダムだろうか？　双極性障害の患者の多くは、病気に季節性パターンがみられる。このような場合、処方変更や心理療法の焦点化、特にソーシャルリズム・メトリック（SRM）の作業などは、年間を通じ季節や時期に応じてさまざまに変える必要があるだろう。治療者がもしも年間を通じた季節性を考慮に入れた既往歴を正確に把握せず（治療の初めに病歴年表を記入完成する際に調べることである）、その病歴情報を患者との治療作業のなかに応用しなければ、治療は失敗に終わりかねない。

事 例

　IPSRTを始めたとき、ジャニスは双極Ⅰ型障害を患う40歳の独身女性であった。彼女の治療開始時期は12月初旬で、そのとき既に数カ月も前からうつ病エピソードが続いていた。彼女は20代前半から始まった自分の双極性障害の病歴を語ったが、毎年のように躁病とうつ病エピソードの双方が出現しており、病相には明らかに季節性パターンがみられた。毎年9月になると彼女の気分は落ち込みはじめ、症状は秋期に増悪していった。気分が2月中旬に上がりはじめると、そのまま4月には軽躁症状を経験するのであった。35歳のとき、ジャニスは初めて双極性障害の治療を求めたが、薬物療法を開始しても、あまり実感できる改善はみられなかった。

　ジャニスのIPSRT治療は当初、すべてがうまく運んで順調にみえた。彼女はうつ病から少しでも解放されるために必死であった。IPSRTにおける行動活性化側面の治療作業に熱心に取り組み、血中濃度の検査数値も、彼女が規則的に服薬していることを示唆していた。クリスマスまでに気分は

さらに改善し、1月末頃には彼女は本当に正常気分であると語った。ジャニスは、治療者と患者自身が治療で焦点化する最重要の問題領域として同定していた不満足な仕事からの役割の変化というテーマに非常に精力的に取り組んでいた。ジャニスとの治療は、治療者にとっても本当に楽しい作業であった。けれども、それから2カ月も経たないうちに、ジャニスは苛々して理性的でなくなり、彼女が役割の変化を達成する上で必要な手助けをしてくれる人たちのことを嫌がるようになってきた。IPSRTの治療者が、ヤング躁病評価尺度（YMRS）を用いてジャニスの気分症状を系統的に評価したところ、彼女の得点スコアは18点で重度の軽躁領域に入っていた。治療者はジャニスの病歴年表から、春先が年間を通じていつも彼女の躁病期であったこと、しかもそれは、彼女が服薬治療を開始する以前からみられていたことに気づいた。この時点まで、ジャニスは模範的な患者とされていたが、治療者は彼女が服薬を遵守し続けているのかどうか疑問に感じた。ジャニスの気分変動が、単に季節性の影響だけではない可能性について、治療者は彼女に問いかけて直面化してみた。するとジャニスは、最初に薬をのみ続けるようになって以来、毎年この時期にいつもみられていた軽躁気分上昇がなくなることを寂しく（物足りなく）感じていたために、春先になるといつも服薬を自己中断していたことを白状した。ジャニスは、自分が軽躁という気分状態に嗜癖的になっていることを認めたのであった。

　IPSRT治療者は、治療を最初に始めたときに患者と一緒に記入完成していた病歴年表を再び取り出して見返すことで、このような患者の服薬中断の事実に気づいたのであった。その男性治療者はまた、ジャニスが良質の仕事と良好な友人関係とを失う代償を支払う羽目になった彼女の最悪の躁病エピソードが、実際のところ服薬中断と関連して生じていたことを指摘した。治療者は、ジャニスに軽躁状態となる典型的な時期について詳しく尋ねてみた。その結果、その大部分はジャニスの膨大な活力と生産性がみられた時期と関連していた。その時期はまた、彼女の仕事や私生活における数多くの葛藤やいざこざとも関連していたことがわかった。治療者は

ジャニスに、この数週間つづく軽躁状態の時期が、そのせいで彼女がしばしば支払ってきた代償に見合うだけの価値があると思うかどうか尋ねた。この治療作業によって、患者は怠薬による本当の弊害と躁病・軽躁エピソードの影響についての病識を獲得していった。またそれにより、ジャニスの軽躁状態への理想化を断念させることもできたのである。

処方医と再び連絡をとって薬物療法を再開するよう主張しただけでなく、治療者はそれからジャニスと一緒に気分周期を予測する治療作業を始めた。軽躁の初期兆候を探索して気分変化を早期に捉えることが、さらなる安定性に彼女が到達する手助けをするうえでの鍵となった。ジャニスが服薬を再開すると、治療者らは軽躁の警戒すべき早期兆候を注意深く観察していった。それについて精神科主治医と患者が話し合うことで、何らかの処方調整が可能となった。治療者は、ジャニスの睡眠-覚醒スケジュールを安定化させることを重視した。彼女が年間を通じて特に脆弱な時期に、「自分は眠らなくても平気だ」などと錯覚しないことの重要性を強調した。それに加えて、治療者はSRMと一般のスケジュール管理帳を用いて治療作業を行い、その期間中に遠出の旅行など計画しないよう、特に刺激となるような余計な活動に参加することを控えるよう促した。男性治療者は、ジャニスがリラックス法や自分で気持ちを落ち着かせられるような活動を見つけられ、より刺激的な活動にかかわる必要があったり、またそうしたいときでも自分のペースを保てるよう一緒に治療作業を続けた。ジャニスの病歴年表は、この脆弱な時期にしばしば恋愛関係が生じていたことを示唆していた。彼女のそうした恋愛関係は熱烈で、あまりにも急速に発展していった。治療者はこの恋愛パターンが、どれほどジャニスの気分が高揚した結果で、なおかつ原因にもなっているかを話し合った。治療者は、ジャニスが春先に新しい人間関係に過度にのめりこむ点について注意を喚起した。彼女は、自分のこの対人パターンを評価するために治療を活用できて、新たな人間関係を築くペースを落とすことができた。

数カ月後、ジャニスと治療者は、今度は秋の初めに始まっていた彼女の

うつ病の季節性パターンについても評価した。秋が近づくにつれ、治療者はSRMを用いてジャニスを行動活性化を促して支援した。彼女の睡眠－覚醒サイクルを再び調整する際、このときにジャニス自身がやる気をだしてスケジュールを安定化させる必要のあることを指摘した。ジャニスはエクササイズ教室への入会を決意し、週2回通うことで自分が社交面で孤立化しないよう、そして活力をより一定に保てるようにした。ジャニスと治療者は、予め秋が到来する前に、完遂できそうにない活動や責任によって彼女が押しつぶされることのないよう、スケジュール調整を手伝う治療作業を行っていた。ジャニスの軽躁症状と同様、治療者はうつ病の初期兆候についても理解が深まるようジャニスと治療作業し、それらの症状について精神科主治医と相談することを勧めた。ジャニスは10月に、うつ病エピソードの始まりとみられる症状を経験した。このときは、ジャニスの処方計画として抗うつ薬が追加投与された。彼女は前もって描いていたスケジュールをこなすことができ、前の年よりもずっと軽微で短期的な「うつ」を体験しただけであった。この年の冬、例年のような数カ月にわたる重度のうつ病に苦しまずに済んだことで、春が訪れても彼女は軽躁状態を必死に希求することがなくなった。翌年の7月、ジャニスは成人してから初めて体験する本当に安定した1年を振り返ることができたのである。

症状が外来治療でコントロール（統制）できる範囲を越えるとき

最も献身的な治療チームをもってしても、患者は薬物療法や心理療法の効果の及ぶ範囲を越えた双極性障害の重度の症状増悪を経験することがある。これが生じた場合には、時に入院治療が不可欠となる。多くの場合、患者はよりインテンシブな治療を受ける必要性に同意するであろうし、入院治療を提案されて安心することさえある。しかし、そうでない場合には、あなたは強制力のある非自発的入院を行使せざるをえない

かもしれない。この選択は、特に治療関係が長期にわたっていたり、治療者と患者との間に非常に強い信頼関係があるときには治療者側に非常に恐れが引き起こされ、脅威にすら感じられる経験となろう。時には、非自発的入院の発令がすでに下りて、患者を病院に移送するために警察官がクリニックまたは診察室で待機していることを知っていながらも、偽りの口実のもとに患者を治療セッションに呼び出すような場合もある。あるいはまた、患者の自宅に警察官が差し向けられて患者を病院まで移送する場合もあるだろう。これらの場合は常に、入院決定に極めて難渋する。こうした決定は、治療者がもしも普段から担当医と連携しながら治療していて、担当医が非自発的入院の必要性を理解していれば、事がよりスムーズに運ぶことがある。入院が不可欠であるという点で、治療者が患者の家族や友人らと意見の一致を得ている場合、こうした決定はよりスムーズに運ぶだろう。

　この種の治療介入を特に困難にするのは、双極性障害と関連した激しいレベルの苛立ちのために、非自発的入院に着手する者に向けられる敵意や怒りの量というのが途方もなく大きくて、実に厄介なものとなりえることである。我々の経験では、治療者が患者のこの種の怒りと敵意に直面しても耐えることができ、入院先の病院を定期的に訪問して患者が適切に退院するまで面会できれば、患者はいずれ、そのようにケアされて気遣われていたことをあなたに感謝するだろう。

事　例

　アンジェロは地元の技術系の専門学校に通う20歳の男性だが、ひどく心配した彼の両親によって、前任の治療者のもとへ面接に連れてこられた。アンジェロは授業に出なくなり、ナイトクラブで出会った女性たちの話題をひっきりなしに喋り、ほとんど眠っていなかった。アンジェロは、高校在学中に数年間うつ病の治療を受けていたが、躁や軽躁症状を経験したことは決してなかった。アンジェロがいま躁状態であることは、この前治療

者には明白であった。その女性治療者は、アンジェロが精神科医師の診察を受ける必要のあること、服薬が必要なことを説得しようと試みた。アンジェロは、この前任の女性治療者に対しいつも好感を持って信頼していたのであるが、今回は説得に対してどうしても納得しようとしなかった。彼は、自分の精神状態に関しての病識が乏しく、極めて誇大的であった。「僕にはどこも調子悪いところなんてないさ、人生でいま一番調子が良いんだから！」と言い張り、精神科医の診察を受けることを拒んだ。治療者と両親は、アンジェロのことを非常に心配していた。ただ、治療者が非自発的入院手続きに着手できるほどの危険行為の類に至る根拠となると、彼の状態からはまだ認められなかった。

　治療者は両親と緊密に連絡をとり続けることに同意し、両親の方は息子の抗議にあっても精神科医の受診予約を取った。翌日、アンジェロの状態はさらに悪化していた。彼は前夜に一睡もしておらず、小学校時代の級友全員を法律上のトラブルから救い、近隣の敵対するギャングから守るべく自分が運命づけられていると確信し、自分の顔に彫るつもりで大きなタトゥーのデザインを描いていた。最も気がかりであったのは、アンジェロの気性がますます激高しやすくなっていたことであった。それでも、強制入院させるだけの明確な条件や理由もなく、アンジェロは自分には何ら悪いところがないと益々確信していた。その次の日、治療者は両親から電話で、息子が「同志たち」と昨晩外出した後に、車の後部に数丁の銃を発見したという報告を受けた。アンジェロは、自分の友人たちを救い出すために銃を所持しているのだと頑なに主張した。治療者は、これは潜在的に生命の危険を引き起こす現実見当識が著しく低下した根拠であると感じた。アンジェロとの以前の良好な信頼関係が危険にさらされることを知りつつ、女性治療者はそれでも非自発的入院手続きに着手するため、地元病院のER救急室まで出かけてアンジェロと彼の怯えた両親と会うことに同意したのであった。

患者に抱く感情が治療に干渉するとき

　IPSRTにおいて治療アウトカムを乏しくする、もうひとつの潜在的要因は、治療者が患者について抱く気持ち、すなわち陰性、陽性どちらにせよ治療者の逆転移とみなされる感情である。例えば、ある治療者は、長期で難治性の病気経過をもった患者に対しては特に望みがないと感じて、その患者に残存する回復力を見出して強化することを怠るかもしれない。または逆に、好感のもてる患者への、おそらくは治療者が専門的背景または個人的性格を共有する相手への治療者の感情または同一化によって、その患者にとって非現実的な高い治療目標を治療者が設定してしまうことがある。いかなる心理療法にも当てはまることだが、治療者は、ある患者に向けられた自分自身の感情を同定して、これらの感情が患者の治療に干渉しないよう保障する責任がある。すでに経験豊富な治療者であっても、補助的にスーパービジョンを受けることが治療の行き詰まりの原因としての逆転移を同定するうえで非常に役立つであろう。

事　例

　ジャイナは双極性障害の病歴をもった21歳女性で、13歳のときに初回のエピソードを経験した。病気によって発達における大事な臨界期が何年も失われたために、彼女は21歳という実年齢よりも幼い振る舞いをして、及び腰になっていたシングルマザーの母親に極端に依存していた。母親は、娘の食事をすべて準備して、毎朝彼女を起こしていたが、娘に対して実質何の期待もしていなかった。ジャイナは自らの母親への依存について両価的な（アンビバレント）感情を抱えていた。ジャイナは一方では「一人前」らしく振る舞おうとしたが、他方で、何ら自分自身の責任を負うことができないようであった。ジャイナの治療者は、彼女と母親との間の役割をめぐる不和を解決すべく支援する文脈の中にいた。けれども、数カ月にもわたってこうした問題を

話し合ううちに、自分の治療意欲がだんだんと削がれていくように感じ始めた。ジェイナはセッションでは毎週のように、「自分は家事を手伝うつもりよ」、「仕事探しをするの」、「目覚し時計の時間を自分でセットするわ」、などと語っていたが、結局何ひとつやらなかった。その女性治療者は、何の変化も起こそうとしないジェイナのできなさに対して怒りを感じ始めていた。治療者は、適切にも治療者自身のこうした感情に気づいて同定し、自分自身の感情が治療に入りこまないように最善を尽くした。そして毎週の課題をより少なくして、ジェイナがうまく管理できる要素にまで分割しようとした。この治療作業は数カ月にわたって続けられたが、ジェイナの行動には何ら観察できる変化もみられなかった。

　ジェイナがようやくのこと、いくらか治療に進展がみられつつあるかにみえたある時、彼女はセッションの面接にやって来ると、全く唐突に、入隊を間近に控えた近所の若者と──それも、治療者がこれまで話に聞いたことすらない男性とである！──自分が結婚する予定であることを公表したのだった。ジェイナの人生計画は、結婚したらすぐに彼と一緒に別の州に移住することであった。治療者は、この決断はジェイナにとって健全ではないと思ったが、患者の移住計画に対して積極的な介入をほとんど行わなかった。それから数カ月も経たないうちに、ジェイナは結婚して治療から離れていった。本事例を振り返ってみると、この女性治療者はジェイナに対する治療者自身のフラストレーションと、その結果として陰性の否定的感情を抱いていたことがわかった。その感情のために、ジェイナが素性の知れない男性と結婚して、母親がやってきたように自分の面倒をみてもらおうと相手に期待することのリスクを本当に理解させる支援を怠ってしまったのではないか、と治療者は反省している。

　ジェイナの事例はまた、間違った問題領域が選択されると治療がどのように食い違っていくかという例証にもなっている。治療者が（ジェイナとの同意のもとで）選択した対人関係の問題領域は、母親との役割を

めぐる不和であった。知的レベルでは、ジャイナは21歳の彼女に対する母親の期待が極めて妥当であることに同意できていても、不和を解決するうえで要求される変化はまだ実行できなかったのだ。治療者がもっと注意して、ジャイナの8年にわたる気分症状の影響を考慮して、こうした症状が彼女の社会性や感情の発達をどのように遅らせてしまったのかをしっかり認識していたらどうなっていたか？　治療者は問題領域として対人関係の欠如を選択し、ジャイナがより大人の自己概念へとだんだん向かっていけるよう支援することに、もっと焦点を当てただろう。疑う余地もなく、この治療アプローチは母親との役割をめぐる不和で用いられた行動療法的アプローチよりも、さらに多くのきめ細かい配慮を要したであろう。それでも、そうすることが結局はジャイナと治療者の双方にとってフラストレーションを減じられたはずである。

　ある患者に対する陽性感情や、その患者の境遇にあまりに距離が近く同一化することも治療の進展を妨げてしまう。次の事例は、その潜在的な落とし穴がみられた例証である。

事例

　エレニは地方大学の心理学部博士過程の大学院生であったが、クリスマス休暇中にギリシャに住む親族のもとを訪れた旅行を契機に発症して双極性障害と診断された。エレニは躁状態で米国に戻り、自分は美の女神アフロディテの化身であると信じて全世界中に「愛と平和」を広める計画をしていたのだった。彼女は短期間の入院を経て、退院後は精神科医の外来診療およびIPSRTの女性治療者のケアを受けるべく紹介された。そのIPSRT治療者は、すぐにエレニに好感をもった。エレニは利発で愛嬌があり、心理学の博士課程で学位を取得するさなかに双極性障害と診断されたことの皮肉を、ユーモアのセンスと良識をもって受け入れていた。エレニはすぐに学業に戻ることができ、リチウム単剤の服用にて非常に調子が良いようにみえた。エレニとのセッションでは、規則正しい睡眠を促進して彼女が

勉学習慣を再構成するよう支援し、不要な活動を省くことで刺激が減らせるよう優先順位を同定していくことに焦点が当てられた。エレニはしばしば、学部内での政治的な動きやスキャンダルの話題をだして治療者を楽しませた。その女性治療者は、数年前にエレニと同じ博士課程を卒業していたため、そうした情報をもらうことを密かに楽しみにしていたのである。大学院の総合試験が近づくにつれ、エレニはさらに睡眠時間を削って猛勉強するようになった。IPSRT治療者は、社会リズムが破綻する危険性をエレニに警告してはいたが、試験勉強の準備のためにやむをえないことだとエレニに極めて同情的であった。

　試験を受ける前日の夜、ルームメイトに連れられてエレニは救急ERを受診した。ルームメイトは、午前3時に寮の学習部屋で焦燥感を伴いまとまりを欠いた精神状態にあるエレニを発見したのであった。経過を振り返ってみて、この女性治療者は、患者と患者の境遇に自らが過度に同一化していたために、エレニの行動に隠れた病状の潜在的な深刻さを過小評価してしまっていたと感じた。

　もしもエレニの女性治療者が、この魅力的な患者に過度に同一化していなかったら、エレニの対応にもっと注意深く慎重になれたはずである。治療者は、エレニの外来診療を担当していた精神科医に、彼女の最近のライフスタイルの危険性について注意を促してもらうこともできたであろう。エレニの事例の場合、治療者がそれを怠ったのは、エレニが対処していた偶発的事態（大学院の総合試験）を、治療者自身の院生時代の経験から（いざという時にエレニも自分と同じように対処できるはずだと）治療者が理解してしまったためである。この女性治療者が配慮を怠ったのは、双極性障害を患うことで患者が不慮の事態に対して、治療者自身が大学院生であったときに用いたやり方とは全く異なる対処の仕方がどの程度まで必要となるか、という点であった。実際のところ、治療者はエレニの障害を考慮に入れて、総合試験でいくらか特別な配慮を

検討してもらう可能性について話し合うこともできただろう。例えば、エレニは規則的な社会リズムを維持して毎晩十分な睡眠を確保しつつ、数週間の間隔をあけて総合試験を2～3回に分割して実施してもらい、それぞれの勉強時間を確保できるよう要求できたはずである。アメリカ障害者法（the Americans with Disabilities Act：ADA）に基づいて、エレニはそうした便宜をはかってもらう権利を有していた。だが不運にも、エレニに過度に同一化した臨床家には、こうした考えは決して思い浮かばなかったのである。

双極性障害の患者との治療作業における、もうひとつの大事な側面は柔軟性である。IPSRTの訓練を受けた心理療法家は、経時的な治療のどの時点でも全体的視点をもち、しばしば次に続くセッションについての具体的な治療計画を備えている。ほとんどの治療期間を通じて抑うつ的であった患者が、あるセッションの前の週から躁状態に気分が転じる経験をすることもあれば、またはその逆の気分変化も生じる。このような場合、治療者は臨機応変に対応して、速やかに治療の焦点と戦略を切り替えざるをえない。治療者にとっては微妙な気分変化を評価して、なおかつ変化が少しでも観察されれば、その弊害に対して必要な介入や予防措置を講じることが大切である。IPSRT治療者は、ある特有の患者が治療の場にもたらす気分の大小の変化を同定して見極めることに熟練していることが極めて大切となる。患者はしばしば、自身の微妙な軽躁症状を自覚していない。治療者は、患者（気分が高揚していると苛々したり威圧的である）に脅かされて、こうした変化を指摘することをためらってはならない。

この事例は治療アウトカムに乏しいのか、それとも不適切な期待があるのか？

治療困難性あるいは「乏しい（不十分な）」治療アウトカムの原因を

評価する際には、どのようなアウトカムを効果の標的にできるか、またはすべきであるのかを、あなた自身の思考の中で明確化することも重要となる。いくつかの事例では、乏しい治療アウトカムにみえることが、実際には、変化のペースに関する治療者の非現実的な期待を反映していることがある。前章で言及したように、特に対人関係の欠如のある患者では、変化にかかる時間的経過は、患者の表面上の社会的技能やスキル、知能や活動性レベルに基づいて予測されるよりも遥かに長い時間を要することになろう。このことが治療者にとって特に悩ましい問題の種となるのは、家族が彼らの最愛の人の変化する時間ペースを受け入れられなかったり、家族の変化への期待が治療者の期待を遥かに凌駕している場合である。このような場合における解決策は、周りの人々の期待（や患者自身の期待）を調整して、時に極限にまで達している病気によるフラストレーションを患者が管理マネジメントできるよう支援することである。

事 例

　トムは25歳のビジュアルアート系の大学院生で、大学院時代に初めて個展を開いた後に最初の躁病エピソードを発症した。躁病の入院治療に続いて重度のうつ病が遷延したため、トムは大学院を中退せざるをえなかった。トムが心理療法を始めたとき、彼は実家で生活しながら完全に孤立して引きこもっていた。トムは、両親と2人の弟以外に社会的接触がなかった。トムは精神病症状を伴う躁病と、間断なく続くうつ病の体験によってひどく傷ついていた。彼の治療目標は、気分の安定化を達成して、気分が「正常」に戻った時点で彼のキャリア上の目標を見直す計画であった。けれどもトムの両親は、自分たちの息子の芸術的キャリアに自己陶酔的に入れ揚げていて、息子がなぜ再び絵を描き始めないのかが理解できなかった。面接のなかで両親は、トムと治療者に対して実家の地下室をトムがアトリエ・スタジオとして使えるように空けていると繰り返し言及した。また、

中退した大学院課程についても両親が大学と連絡をとり続け、大学院側もトムの復学を熱望していることをトムと治療者に保証していた。治療の最初の数ヶ月間、トムの症状は、ほとんど良くなっていないようであった。やがて、両親の期待によるプレッシャーが、トムの回復の妨げになっていることがわかってきた。治療者はトムの両親と数回セッションを行って、双極性障害で期待される予後経過を疾病教育し、どのような健康状態になったら芸術活動を再開するかはトム自身に決めさせることの大切さを伝えた。治療者の提案を受け入れ、両親は自分たちの息子への期待の度合いを減らして、息子へのフラストレーションを表現する（そして包み込む）手段として自助サポートグループに参加するようになった。両親からの絶え間ないプレッシャーがなくなると、トムの状態は良くなり、自分自身のニーズと目標とを素直に模索できるようになった。やがて、非常に安定した気分状態に達すると、トムは極めてゆっくりとではあるが、再び自分の芸術活動に従事し始めた。最初の躁病エピソードから2年半が過ぎて、トムは小学校で美術を教える職を得た。トムは、いつの日か自分自身の創作活動に戻ることを望んでいた。けれども、今のところ気分安定性という彼の目標を維持するうえでは「規則正しい」仕事のほうが、芸術の世界で自分自身のキャリアを追求するという、刺激的であっても潜在的に不安定な生き方よりも適していると感じていた。トムの両親は、意外にも息子の決断に対して驚くほど支持的であった。

時には、不適切な期待が患者やその家族、友人たちからではなく治療者側から生じることもある。患者の治療参加が乏しいときに、それはしばしばみられる。そのため、治療者が綿密な注意を払っておく必要のある徴候である。

事 例

ジェフは33歳の男性で、IPSRT治療を始めるまで長らく未治療という双

極性障害の病歴であった。心理療法を開始すると、ジェフは思春期早期以降で初めてといってよいほど、正常気分が持続した時期を経験していた。明らかに知能が高いにもかかわらず、ジェフはこれまで学歴や職業的な技芸をほとんど身につけてこなかった。ジェフは、家族の多くが精神病理や薬物中毒を抱えるという特徴をもった劣悪な虐待家庭の中で育った。彼には親密な家族関係もなく、友人もほとんどいなかった。ジェフは17歳で高校を中退すると家を飛び出し、職を転々としてあちこちの街に移り住んだ。現地でたびたび人間関係を築いても、かつてのよほどひどかった機能不全家族に利用されたと感じたように、最後には同じように感じて関係を絶ち切ってしまうのであった。ジェフはその後、高卒認定（General Equivalency Diploma：GED）を取得していたが、正式な高卒以降の教育を受けたことがなかった。家を飛び出してからの自分の苦労の多くが未治療の双極性障害によって説明づけられることに気がつくと、ジェフ自身の目標は単科大学の卒業学位を取得することになった。ジェフの夢は、前々からすでに相当な才能を発揮していたコンピューターグラフィック・アーティストとして安定した常勤職に就くことであった。ジェフの対人関係上の唯一の目標は、破壊的な人間関係に関わらないことだった。ジェフは教育を受けることに完全に集中し、友達はせいぜい気晴らしにすぎず、恋愛は災難になると思い込んでいた。けれども、ジェフの治療者は、彼の生活の中に社交づきあいをいくらか取り入れることは生活の質を高めるうえで重要だと感じていた。ジェフはその頃、彼が雇われていた印刷会社での同僚との表面上の付き合い以外に現実の人間関係を築いていなかったからだ。しかし、ジェフの女性治療者は、家族との再会や社交サークルを拡げるといった話題を切り出すたびに、ジェフが次回の予約を勝手にキャンセルしてしまい、その後の数週間にわたって本人の様子を辿るのが困難になることに気づいた。こうした行為が3回続いたとき、治療者はこの問題をジェフに突きつけて直面化してみた。するとジェフは、自分には対人関係の構築が必要という話し合いに、ひどく狼狽していたことを認めた。実際、ジェフ

は前回セッションから家に帰る途中ずっと泣き叫び、それから数日の間、気分が落ち込んでいたのだった。ジェフは、他人と関わることをひどくおそれているために、この問題と向き合えないことを認めた。彼は自分自身について、単科大学での勉強を頑張って学位を取得して、長いこと希求してきた安定した職業の確保に焦点をしぼる必要があることを明確化した。女性治療者は、ジェフのためにと自分が設定した治療目標が、技法的には適切であってもまだ時期尚早であったことを認めることができた。フルタイムの通学と学業成就という役割の変化に治療を焦点化しておけるようになると、ジェフの治療セッションへの参加は規則的になって彼の気分はより一層、安定し続けていった。

合併症と併存症：治療者のスキル（技能）一式が不十分である場合

　最適な治療をしていても、改善のみられない者はいるものだ。このような失敗体験は、治療者にとってひどく自信を喪失させるものであろう。しかし患者にとっては、それ以上に自信や治療意欲を失わせる体験であることを銘記しておく必要がある。あなたは治療者として、この病気に関して新しい治療法がいずれ実用可能になる可能性について希望を与え続けつつ、病気経過を通して患者に支援サポートを提供するという重要な役割を果たすことができる。ただし時には、あなたが専門スキル（技能）として備えていない付加的な治療技法が必要となることを認めなければならないときもある。

　事　例

　　マニーは、双極性障害を21年前から患う41歳の男性である。マニーはとても頭の良い男性で、一流の単科大学に入学していたが、アンフェタミン誘発性の躁病の発症をきっかけに大学2年生の半ばで中退してしまった。

それから20年以上にわたって、マニーは闘病を続けてきた。時折、マニーは仕事を探すことを考えられるくらい改善してみえるのだが、それからすぐにうつ病相に転じてまた元に戻ってしまうのであった。彼は長らく自分の薬物乱用癖と格闘を続けていた。ひどいうつ病を紛らわせるために、断続的にコカインやメタンフェタミンを使用していたのだった。薬物乱用がひどくなって連続すると、しばしば睡眠が短縮し、服薬コンプライアンスが悪くなって再入院していた。マニーの状態は、これまで長い間ほとんど変化していないようにみえた。彼は、しばしば諦めたような気持ちになり、40歳を過ぎてから頻繁に希死念慮がみられた。面接セッションのたびに、彼は「自分の人生は無駄です」などと口にしていた。治療者は、マニーが自分の気持ちを表現できるような支持的環境を提供した。マニーが健康な自己の喪失を悲嘆できるように治療者は促す一方で、短期的には適切な治療目標を彼自身が設定できるよう支援した。治療者は、著名な精神科薬物療法の専門家の診察を求めようとするマニーの奮闘を支持し、マニーの抱える双極性障害と薬物乱用という二重の問題は、極めて治療困難であろうが不可能ではないことを患者に思い起こさせた。おそらく最も重要なことは、双極性障害の症状についてはマニーの支援ができても、薬物乱用の治療は自らの専門的スキル（技能）を越えていることを治療者が認めたことであった。マニーははじめ、自分の病気を治すには専門家が3人必要であるという見解を伝えられて、かえってやる気が削がれかけていた。それでもIPSRT治療者は、この3方面からの各専門治療アプローチによって、患者が長いこと待ち望んできた安定性がいよいよもたらされるかもしれないと伝えて、マニーをようやく納得させることができた。

時には、薬物療法や心理療法、またはその他の側面における治療介入上の変更によって、治療効果のアウトカムにかなりの相違が生じることがある。こうした変更というのは、一方では、あなたが心理社会的治療介入で焦点化する上での微調整のこともあれば、焦点づけられていた対

人関係の問題領域を完全に変更する場合もある。他方では、患者の薬物療法における微調整または完全な変更によって生じることもあるだろう。さらにまた別の場合として、治療関係それ自体の変化や、患者に対するあなたの態度が変化することによってアウトカムの相違が生じることもある。もしも仮に治療の困難性に関して可能性あるすべての原因を調べてみても、治療アウトカムがあなたの期待を下回ったままであるならばどうだろう。双極性障害の患者の事例によっては、現状維持ができて、さらなる病状悪化を予防してさえいれば、治療的にはそれでも小さな勝利であることを認めざるをえないのかもしれない。

第14章

治療の漸減または終結

　これまでの章ではっきりと述べられているように、我々は双極性障害という、ほぼ全生涯にわたってその病態に苦しむ患者における治療の終結という問題に対して両価的(アンビバレント)である。一方では、我々は短期精神療法の伝統の中で徹底して教育訓練(トレーニング)を受けてきたことから、患者の現在の問題に向けた依存性を助長しない焦点型でかつ目標指向型治療の価値というものを理解している。他方で、我々の双極性障害の治療における慢性疾患の管理マネジメントを実施する展望に立つと、真の終結というものが決して起こらない事例があるのももっともであると首肯することになる。
　実のところ、私のIPSRTの当初の原型（プロトタイプ）は、20年以上も昔に私のもとに紹介されて来たロイスという名前のひとりの女性との治療作業から生まれた。彼女は重度の双極Ⅰ型障害に悩まされ、併存症として稀ではない組み合わせであるパニック障害も合併していた。ロイスが初めて私のもとを訪れたとき、彼女には何度も重度の自殺企図を繰り返してきた病歴があり、入退院を繰り返して、ある時期には1年以上も入院していた。このときの入院エピソードは、父親がロイスを病院から連れ出す形でようやく終了したのであったが、入院中は実のところ緊張病状態を呈してベッドに臥床したまま放っておかれていた。病院スタッフたちが、しばしばロイスのことを表現する際に、病棟にいる体

重65ポンドの「絶望的症例」という用語を使用するのを聞かされていた。父親がロイスを、肝の据わったある精神科医の手に委ねると、その医師は精神分析の訓練を受けていながらも、彼女に対し電気けいれん療法（ECT）の施行を厭わなかった。ロイスはECT治療のおかげで急速かつ劇的に改善し、数週間もしないうちに退院して自宅に帰ることができた。それでも、彼女は慢性的に不安が強く、いくらか抑うつ的で日常機能は損なわれたままであった。その新しい精神科担当医も、さすがに完全寛解にまで至らせることは断念したが、その主治医はロイスに、もっと最先端の治療を探し求めるよう勧めた。主治医の紹介のもと、彼女はその後、自分がひどく望んできた気分安定性をもたらしてくれる何らかの治療法が見つかるのではという希望を抱いて、国立精神保健研究所・臨床センター（National Institute of Mental Health Clinical Center）に入院し、病棟で7カ月以上を過ごした。主に高用量の抗精神病薬治療のおかげで、ひどいパニック発作や不安感からは解放されて、ロイスはわずかながらも良くなって自宅退院した。ただ彼女はそれでも、自分はさらにもっと改善する、ほぼ正常機能にまで戻れるのだと決然としていた。ロイスはリーダーズ・ダイジェスト（Reader's Digest、訳注：米国の総合月刊誌）誌の認知療法に関する記事を読んでいたが、おそらく自分の治療には、より行動療法的なアプローチのほうが有効ではないかと考えた。彼女を担当していた精神科医は、それは試してみる価値があるだろうと賛同した。

　ロイスが初めて私のカウンセリング室に現れたとき、彼女の服装は清潔であったが、それ以外には自分自身のケアを全くしていない人の姿であった。彼女は、ひとりの親友宅を訪問する以外には、滅多に自分のアパートから外出しないと話した。知能は非常に高くて専門ライターとして成功した経歴を持ちながら、ロイスはいまだ失業中であった。彼女の経済状況は極めて不安定であった。

　ロイスは、治療における社会リズムと行動活性化という側面をすぐに

理解した。この治療は実践する価値ありと励ましつつ確証させることで、彼女は自分の身なりや外見により注意を払うようになった。クローゼットの奥底にしまってあった彼女の美しい社交用衣装を取り出して、ロイスは実に何年ぶりかで美容室でヘアメイクをしてもらった。彼女は、自分のかつての幅広い友人仲間サークルと再び連絡を取りはじめるようになった。

いわゆる社会リズム療法の雛形となる私の治療を4カ月ほど受けると、ロイスの抑うつ症状と日常機能は、ささやかであるが明らかに改善していた。彼女は、ほんの僅かではあっても人生を楽しみ始めていた。

この時点で、短期精神療法の「教科書」に則って、私はロイスと治療終結についての話し合いを始めた。全体で20回かそこらの面接セッションで終了する目的で、彼女の面接セッションの頻度を徐々に減らしていこうとしたのだ。ただ、どういうわけか、私が面接頻度を隔週でスケジューリングするたびにクライシス（危機）が発生した。つまりそれは、彼女の愛犬が病気になった、父親が入居している療養ホームで退所をほのめかされた、などであった。私たちは結局、続く3、4カ月の間も概ね週1回ペースで互いに会い続けたのであった。その期間の終わり頃になっても、ロイスの日常機能は改善を続けていた。彼女の気分も病気の発症以来、最も長く安定していた時期であった。このことから、私はロイスとの治療を終結する意義について疑問を感じ始めた。治療目標は彼女の良好な状態を維持することにあり、私と毎週会い続ける現行の治療はその役目を果たしているようにみえた。ロイスはつまり、過去10年来で初めてとなる自らの長期寛解を持続させるうえで何が必要であるかを、私よりもよくわかっていたということだろうか？

IPSRTによる現在継続中の維持療法

それ以来、私はロイスと月2～3回ペースのセッションで会い続けて

いる。今やもう、かれこれ22年以上のつきあいとなった。その間にも、ロイスは機能面における安定した改善を自ら証明してきた。今や彼女は、とても支持的である自分の幅広い友人サークルを誇りに思うようになり、今度はロイスの方が友人たちを数多くの価値ある方法で支援してきた。ロイスは数年前から、「マンナ（Manna、訳注：恵みの食物）」という店名の自営調理ビジネスを経営していた。店をそう名づけたのは、こうしたベンチャー企業を管理マネジメントする能力を神から与えられた才能だと信じているからだ。彼女はまた、近所にある美術館や巨大慈善食堂（soup kitchen）でボランティア活動をして、ホームレスの人たちに炊き出しをしていた。彼らの姿は、ロイス自身の運命がそうなっていたかもしれないということを毎週のように彼女に思い起こさせた。

　より最近では、**健康な自己の喪失という悲哀**についての介入戦略と方策を利用して、ロイスは視力をほぼ喪失するといった健康上の極めて重大な変化にも上手に対処できるようになっていた。おそらく最も重要な変化は、この22年の治療経過中に彼女はたった3回しか再入院しておらず、自殺企図を二度と決して起こさなかったことである。

　双極性障害が極めて重篤であるために、患者本人（または公的医療保険）が現在継続中の治療費を支払える範疇にある限り、治療の終結を考えること自体が全くもって無意味であるような患者はいる。ロイスの病気の経過がもしも、私が初めて彼女と出会ったときのまま続いていたならば、政府は最低でも、彼女のために数十万ドル単位の入院経費を支払うことになったであろう。ロイスがその後22年間、自殺企図を既遂することなく生き長らえたとしても、彼女個人の苦悩の大きさは言うまでもない。

　私たちは、重度の生命の危険性のある喘息や心臓疾患、糖尿病などを抱える患者の治療に継続的に関与することを疑問に思わない。実際、我々はそうした患者に対して、主治医とこまめに連絡を取り続けて病気の進展について極めて定期的なメディカルチェックを勧めるものだ。双

極性障害も生命に危険性のある疾患であり、そのための薬物療法とともに生涯にわたって何らかの心理療法の実践が適応となるだろう。

IPSRTの終結

とはいえ患者の中には、それほど重度の双極性障害ではなくて、個人的または現実的な理由から短期的な治療アプローチの適応となる者もいる。おそらく、適切なIPSRTの治療介入に要する時間は、最低でも5〜8カ月の期間で20〜24セッションというところだろう。普段の日常機能が良好で、過去の病歴に重度でダメージの大きい精神病エピソードや自殺企図がなく、支持的な社会的ネットワークに比較的つながっている患者の場合には、IPSRTを終結することは理にかなっている。ただし症状が再燃したり、リズムの安定化または対人関係問題に関して補助的にコーチングが多少必要だと感じられる際には治療に復帰できるという条件付きである。また患者の中には転居だとか、治療費をこれ以上払えないという理由から治療を終結せざるをえない者も出てくるだろう。そのような場合でも、理想的には治療の終結が前もって入念に計画されておくべきである。その際、終結前の数回のセッションは、患者のこれまでの進捗を振り返って再発予防に向けた戦略を話し合うことに費やされる。

治療の終結過程において、あなたはおそらく治療開始時に作成した病歴年表に立ち戻ることが有益であることに気がつくだろう。治療を終結しようとする際に、患者に病歴年表を現在の時点まで延長させて、これまでに自分に生じたと感じられる改善点や、リズムの安定性または対人関係領域をさらに改善するうえでの目標を焦点化するよう求めることは、しばしば有用である。同じような病歴年表の振り返りは、急性期から維持治療期への移行時や、最初の6カ月間の治療後あるいは維持治療の最初の1年目が過ぎた頃といった治療の早い段階での鍵となる時点でも役

立つだろう。それはまた、患者が再発または再燃した際に、何がうまくいかなかったのかをあなたと患者の双方が理解する一助にもなり、図表上でその原因を把握するうえで有用である。

　IPSRTは、理想的な場合でも数カ月は継続することになるので、この治療を開始した前後の病歴の振り返りは、それまで熱心に治療作業に取り組んできた患者たちにとって多くの回復イメージを与えることだろう。しかし留意しておかねばならないのは、とりわけ我々が現在、双極Ⅰ型障害に関連していると理解する認知障害のある患者では、我々がかつて「予後良好」の病態と考えていた事例でも、しばしば病状が進行的に悪化していく。より年配の重度の病気をもった患者では、時に彼らが治療を開始した時点のレベルを維持するだけでも真の治療的勝利とみなしてよい。そうした患者が特に、双極性障害のせいで他の家族や仲間の患者たちの病状が実際に悪化していくのを真近に見てきた場合には、現状維持でも大きな治療成果であると指摘することが非常に治療的な介入となりうる。

事 例

　前の第6章と第9章で記述したスティーブの事例については、明らかな抑うつまたは軽躁症状がみられなかったにもかかわらず、機能的に回復するまでに2年以上を要した。治療を始めて1年ほど経つと、スティーブは就職活動を再び始められる状態であったのだが、彼の年齢が不利に働くことに気がついた。それよりも彼は、前の政府関連の一般職を辞めざるをえなくなった唯一の原因が、躁病のときの自分の常軌を逸した行動であったことを認識していた。安定状態の維持を18カ月間成し遂げ、また自分の権利をよく理解していたことから、とうとう彼は復職を求めて政府相手に裁判を起こすことを決意した。スティーブの治療者と薬物療法の担当医はどちらも、患者がいつでも復職に準備万端の状態で、以前の仕事のポジションに戻れる能力があると確信していた。彼らの支持もあって、スティーブ

は復職に成功した。けれども、それはつまり、あと3カ月かそこらでスティーブが現在住む街を離れて以前の社宅に戻ることを意味していた。そこで治療者は、治療終結までの最後4回のセッションをスティーブの病歴年表を振り返ることに用いた。治療者は、スティーブが治療で緩徐ながらも着実な進歩を遂げてきたことを振り返り、彼が以前働いてきた非常に刺激の多い環境でも問題なく戻れると伝えて安心させた。治療者はまた、スティーブのここ最近2回の躁病エピソードの際の周囲の状況と（本人が見過ごしていた）警戒すべき初期兆候についても極めて詳細に振り返った。スティーブと治療者は、そうした状況を避けるためには、どのようにする必要があるかを話し合った。おそらく、スティーブはとても上手に仕事をこなせるであろうが、以前やっていたような政治的な組合活動やキャンペーン活動からは距離を置いたほうがよさそうであった。彼は、もう少し平穏な生活を送る必要があるだろう。スティーブと治療者は、安定した社会リズムを維持することが、どれほど骨の折れる実践であるか、そして彼の旧友たちと再び連絡を取るべきかどうか、どのように連絡すればよいか、などを話し合った。

　終結過程の鍵となる主要部分は、あなたの患者が現在継続している薬物療法の管理マネジメントを確実なものとすることである。もしもあなたが治療チームの一員として働いてきているのであれば、あなたとの治療の終結は、患者が薬物療法の担当医からも離れなければならないことを意味するだろう。この場合、患者が始めている薬物治療が良質のものであることを確かめておくことが望ましい。最善の場合としては、患者の薬物療法の担当医の交替と、あなたの治療の終結とが同時期に起こらないことである。むしろ、患者が新しい処方担当医へと引き継がれたあとも、数カ月間は患者をフォローできるほうがよい。転居や移住によってこうした治療の移行が必要となる場合には、直接のフォローは無理であっても電話による連絡を通じて維持できる。あなたとの治療を完全に

終結するのは、患者が新たな薬物療法の担当医と良好な治療関係を築いたことを確信してからにしてもよい。

　IPSRTは、米国内でもまだそれほど広く流布した治療法ではない。そのために、患者が治療を完了する前に他所の街に転居したり移住することが、終結にあたって特有の難題となってくる。ここでも、まずは患者にとって可能な限り最良の薬物療法を確保しつつ、可能であれば適任とみられる心理療法家へと引き継ぐことが望ましい。後者の目標は、より一層の難題となるだろう。あなたが望むべき最良のことは、できる限り確実に、双極性障害に苦しむ患者との治療作業の経験を積んできた現在指向的で問題解決型アプローチを行う治療者をみつけることである。患者が新しい治療者に対して、IPSRTをどのように説明するつもりでいるのかを予め話し合っておくことが望ましい。その際、あなたはIPSRTが最も役立った点について患者が考えて相手に伝えられるよう支援することに重点を置く。あなたがもしも患者が今受けている治療法などについて将来の治療者と情報を直接共有できるなら、それも間違いなく役に立つ。そのプロセスのなかで、本書を活用することも一助となるはずである。

終結後の連絡の維持

　我々がIPSRTによる治療を始めた当初、治療終結後に患者との連絡を維持することは、本書であえて取り扱おうと考えていた主題ではなかった。けれども、ここでもまた、我々は患者たちから多くを学ぶことになった。我々が観察してきたのは、安定していて臨床的には注意を払う必要のない患者であっても、自分たちが今どう過ごしているかについて我々に気にかけてもらいたい、ということであった。実際のところ、その安定性は患者の勝利というだけでなく治療アプローチの勝利をも表している。患者たちは、IPSRTが自分たちにうまく機能し続けている

ことを我々に知らせたいようである。我々は普段、こうした患者たちから年次の挨拶や便りをもらうと、返事としていつも、引き続き万事順調にいっていることがどれほど嬉しいかを伝えている。

　タッド（第1章で考察した事例である）は、毎年、学校の年度末に便りをよこす。その年に自分のクラスの学生たちが仕出かした数多くの面白おかしなことや、彼らが優勝したコンペのこと、来年のクラスだと、おそらく今年ほどのできには及ばないことなどを、南部のウィットに富んだユーモアで書いて教えてくれるのだ。タッドは、自分の「独創的な」カリキュラムに関して校長がどれだけ寛容であるか、そして母親がいつもどれほど彼を支持的に応援してくれているかを我々に伝えてくる。タッドは夏休みの計画がどのようなものかを我々に語りつつも、自分のルーティンは続けていくつもりです、と言っていつも我々を安心させてくれる。そのうえで、もしも元気でいたいのならば、どれほど今の自分に合った生活を送る必要があるのかを教えてくれたことに対して改めて我々に感謝を伝えるのである。

　ジル（彼女についても第1章で考察した）は手紙はよこさないが、町に出てくるときはいつでも、時には息子たちと一緒に治療者の勤めるクリニックに立ち寄ってくれる。ジルはシアトルに移住していた。それはつまり、ジルが望んでいるほど息子たちは父親と会わなくなっているということだった。それでも、ジルは弟夫婦の支援を受けており、息子たちには面倒をみてくれる親戚がいることを意味していた。ジルの息子たちとの会話に数分費やして、母親がどれほど順調であるかがわかりさえすれば十分なのだ。ジルの息子たちは覇気があって情熱に満ちあふれていながらも、物静かで非常に礼儀正しく、また考えをはっきりと表現できた。ジルと息子たちと一緒の時間を過ごすのは、治療者にとって楽しいひとときである。ジルたち家族3人全員が、どれほどうまくやってき

ているかがわかるのもまた喜ばしいことだ。ジルはかれこれ10年以上、安定した状態の維持を成し遂げていた。次男も高校に入学したこともあって、彼女は自分の専門領域で、おそらく短大あたりで教職の仕事を探すことを考え始めている。ジルと治療者とは、互いに定期的に会うようになってから数年が過ぎている。にもかかわらず、彼女はいまだに自分のIPSRT治療者が、本人の考えについてどう思っているのか意見を聞きたがるのである。

付　録

付録1	ソーシャルリズム・メトリックⅡ-5項目版（SRM-Ⅱ-5）	294
付録2	ソーシャルリズム・メトリックⅡ-5項目版（SRM-Ⅱ-5）スコア算出法	295
付録3	ソーシャルリズム・メトリックⅡ-17項目版（SRM-Ⅱ-17）	296
付録4	ソーシャルリズム・メトリックⅡ-17項目版（SRM-Ⅱ-17）スコア算出法	309
付録5	対人関係インベントリー・インタビューガイド	312
付録6	IPSRT初期面接セッションのための治療者チェックリスト	321
付録7	社会リズム安定化スケジュール	322
付録8	将来的安定化目標チャート	323
付録9	気分障害モニタリング・チャート	324
付録10	ソーシャルリズム・メトリックⅡ-5項目-双極Ⅱ型版（SRM-Ⅱ-5-BPⅡ）	325

注：以下，付録の転写（コピー）・複製は本書購入者の個人的使用に限って許可される。

付録 1　ソーシャルリズム・メトリックⅡ-5項目版 (SRM-Ⅱ-5)

日付（曜日）：

使用法
・あなたがこれらの日常の活動を行いたい理想的な目標時刻を記入してください
・あなたが毎日実際にその活動を行った時刻を記録してください
・その活動に関わった人を記録してください：0＝ひとりだけで　1＝他人がただそこにいた　2＝他人が積極的に関わった　3＝他人が非常に刺激的であった

活動	目標時刻	日曜日		月曜日		火曜日		水曜日		木曜日		金曜日		土曜日	
		時刻	人	時刻	人	時刻	人	時刻	人	時刻	人	時刻	人	時刻	人
起床（ベッドから起き上がる）															
他人と最初に接する															
仕事/学校/ボランティア/家族の世話、などを始める															
夕食															
就寝（床に就く）															
毎日の気分の評価（-5〜+5） -5＝非常に落ち込んだ +5＝非常に高揚した															

付録2　ソーシャルリズム・メトリックⅡ-5項目版（SRM-Ⅱ-5）スコア算出法

基本的に、SRM-Ⅱ-5の得点算出法はSRM-Ⅱ-17と同じである（付録4を参照）。簡単な例を用いてSRM-Ⅱ-5の算出過程を説明しよう。例えば、ある男性の週7日間のSRM日誌をみるとしよう。その人は平日の5日間は、いつも午前6時または6時頃に起床したが、週末2日間は午前8時に起床した。その時間は午前6時から45分以上過ぎているため、「起床（ベッドから起き上がる）」についてのヒット点数は5となる。「他人と最初に接する」に関しては、その男性は毎朝7時に母親に電話をかけていた。2日間は遅く起床したため母親には午前9時過ぎに電話をかけ、そのうち1日は母親が友人宅を訪問して外出していたため、その男性は電話をせず終日ひとりで家で過ごした。「他人と最初に接する」のヒット点数は4である。5日間は仕事に出かけ、職場には午前7時30分から45分の範囲以内で到着していた。従って、「仕事を始める」のヒット点数は5である。「夕食」の時間は、この人は非常に様々に異なる。通常の夕食時間は午後8時15分であったが、この週は特別で午後8時15分から45分以内の範囲ではたった2回しか夕食をとれなかった。「夕食」のヒット点数は2である。1日の終わり、この人は就寝（床に就く）のがいつも午後10時30分であった。しかし、1日だけ就寝が真夜中を過ぎてしまった。「就寝（床に就く）」のヒット点数は6である。従って、この5つの活動イベントに関するその人のSRM得点は（5＋4＋6＋2＋6）/5で4.6点となる。

ソーシャルリズム・メトリックⅡ-17項目版の完全な得点算出法については付録4を参照のこと

付録3　ソーシャルリズム・メトリックⅡ-17項目版（SRM-Ⅱ-17）

名前 _____　　　　日付：　年　月　日

この用紙は一日の終わりに記入してください

曜日：_____

			人 0＝ひとりだけで 1＝他人がただそこにいた 2＝他人が積極的に関わった 3＝他人が非常に刺激的であった						
活動	時間	午前 または 午後	曜　日						
			月	火	水	木	金	土	日
起床 （ベッドから起き上がる）	より早い時刻								
	正確な早朝時刻								
あなたの 標準範囲の中間点→									
	より遅い時刻								
	正確な遅い時刻								
	もしもやっていなければチェックすること								

（つづく）

ソーシャルリズム・メトリックⅡ-17項目版（2/13）

活動	時間	午前または午後	曜日						
			人 0＝ひとりだけで 1＝他人がただそこにいた 2＝他人が積極的に関わった 3＝他人が非常に刺激的であった						
			月	火	水	木	金	土	日
他人と（直接顔を合わせるか電話で）最初に接触する	より早い時刻								
	正確な早朝時刻								
あなたの標準範囲の中間点→									
	より遅い時刻								
	正確な遅い時刻								
	もしもやっていなければチェックすること								
朝の飲み物を摂取する	より早い時刻								
	正確な早朝時刻								
あなたの標準範囲の中間点→									
	より遅い時刻								
	正確な遅い時刻								
	もしもやっていなければチェックすること								

（つづく）

ソーシャルリズム・メトリックⅡ-17項目版（3/13）

活動	時間	午前または午後	曜日						
			月	火	水	木	金	土	日
朝食をとる	より早い時刻								
	正確な早朝時刻								
あなたの標準範囲の中間点→									
	より遅い時刻								
	正確な遅い時刻								
	もしもやっていなければチェックすること								

人
0＝ひとりだけで
1＝他人がただそこにいた
2＝他人が積極的に関わった
3＝他人が非常に刺激的であった

（つづく）

ソーシャルリズム・メトリックⅡ-17項目版 (4/13)

活動	時間	午前または午後	曜日						
			月	火	水	木	金	土	日

人
0＝ひとりだけで
1＝他人がただそこにいた
2＝他人が積極的に関わった
3＝他人が非常に刺激的であった

活動	時間		月	火	水	木	金	土	日
最初に外出する	より早い時刻								
	正確な早朝時刻								
あなたの標準範囲の中間点→									
	より遅い時刻								
	正確な遅い時刻								
	もしもやっていなければチェックすること								

(つづく)

ソーシャルリズム・メトリックⅡ-17項目版（5/13）

		午前または	人 0＝ひとりだけで 1＝他人がただそこにいた 2＝他人が積極的に関わった 3＝他人が非常に刺激的であった						
活動	時間		曜日						
			月	火	水	木	金	土	日
仕事、学校に行く、家事、ボランティア活動、子どもや家族の世話、などを始める	より早い時刻								
	正確な早朝時刻								
あなたの 標準範囲の中間点→									
	より遅い時刻								
	正確な遅い時刻								
	もしもやっていなければチェックすること								
昼食をとる	より早い時刻								
	正確な早朝時刻								
あなたの 標準範囲の中間点→									
	より遅い時刻								
	正確な遅い時刻								
	もしもやっていなければチェックすること								

（つづく）

ソーシャルリズム・メトリックⅡ-17項目版（6/13）

			人 0＝ひとりだけで 1＝他人がただそこにいた 2＝他人が積極的に関わった 3＝他人が非常に刺激的であった						
活動	時間	午前 または	曜日						
			月	火	水	木	金	土	日
昼寝をする	より早い時刻								
	正確な早朝時刻								
あなたの 標準範囲の中間点→									
	より遅い時刻								
	正確な遅い時刻								
	もしもやっていなければチェックすること								
夕食をとる	より早い時刻								
	正確な早朝時刻								
あなたの 標準範囲の中間点→									
	より遅い時刻								
	正確な遅い時刻								
	もしもやっていなければチェックすること								

（つづく）

ソーシャルリズム・メトリックⅡ-17項目版（7/13）

活動	時間	午前または午後	曜日						
			月	火	水	木	金	土	日
運動（エクササイズ）	より早い時刻								
	正確な早朝時刻								
あなたの標準範囲の中間点→									
	より遅い時刻								
	正確な遅い時刻								
	もしもやっていなければチェックすること								

人
0＝ひとりだけで
1＝他人がただそこにいた
2＝他人が積極的に関わった
3＝他人が非常に刺激的であった

（つづく）

付　録　303

ソーシャルリズム・メトリックⅡ-17項目版（8/13）

活動	時間	午前または午後	曜日						
			月	火	水	木	金	土	日
夕方に軽食や飲み物をとる（間食） あなたの 標準範囲の中間点→	より早い時刻								
	正確な早朝時刻								
	より遅い時刻								
	正確な遅い時刻								
	もしもやっていなければチェックすること								
晩のTVニュース番組をみる あなたの 標準範囲の中間点→	より早い時刻								
	正確な早朝時刻								
	より遅い時刻								
	正確な遅い時刻								
	もしもやっていなければチェックすること								

人
0＝ひとりだけで
1＝他人がただそこにいた
2＝他人が積極的に関わった
3＝他人が非常に刺激的であった

（つづく）

ソーシャルリズム・メトリックⅡ-17項目版 (9/13)

活動	時間	午前または午後	人 0＝ひとりだけで 1＝他人がただそこにいた 2＝他人が積極的に関わった 3＝他人が非常に刺激的であった						
			曜日						
			月	火	水	木	金	土	日
別のTV番組をみる	より早い時刻								
	正確な早朝時刻								
あなたの 標準範囲の中間点→									
	より遅い時刻								
	正確な遅い時刻								
	もしもやっていなければチェックすること								

(つづく)

ソーシャルリズム・メトリックⅡ-17項目版（10/13）

活動	時間	午前 または 午後	曜日						
			月	火	水	木	金	土	日
活動A	より早い時刻								
	正確な早朝時刻								
あなたの 標準範囲の中間点 →									
	より遅い時刻								
	正確な遅い時刻								
	もしもやっていなければチェックすること								

（つづく）

ソーシャルリズム・メトリックⅡ-17項目版（11/13）

活動	時間	午前または午後	曜日						
			月	火	水	木	金	土	日
活動B	より早い時刻								
	正確な早朝時刻								
あなたの標準範囲の中間点 →									
	より遅い時刻								
	正確な遅い時刻								
	もしもやっていなければチェックすること								

人
0＝ひとりだけで
1＝他人がただそこにいた
2＝他人が積極的に関わった
3＝他人が非常に刺激的であった

（つづく）

付　録　307

ソーシャルリズム・メトリックⅡ-17項目版（12/13）

			人 0＝ひとりだけで 1＝他人がただそこにいた 2＝他人が積極的に関わった 3＝他人が非常に刺激的であった							
活動	時間	午前 または 午後	曜日							
			月	火	水	木	金	土	日	
（最後に）帰宅する	より早い時刻									
	正確な早朝時刻									
あなたの 標準範囲の中間点→										
	より遅い時刻									
	正確な遅い時刻									
	もしもやっていなければチェックすること									

（つづく）

ソーシャルリズム・メトリックⅡ-17項目版 (13/13)

活動	時間	午前 または 午後	曜日						
			月	火	水	木	金	土	日
就寝する	より早い時刻								
	正確な早朝時刻								
あなたの 標準範囲の中間点→									
	より遅い時刻								
	正確な遅い時刻								
	もしもやっていなければチェックすること								

人
0＝ひとりだけで
1＝他人がただそこにいた
2＝他人が積極的に関わった
3＝他人が非常に刺激的であった

気分評価

尺度

−5 −4 −3 −2 −1 0 +1 +2 +3 +4 +5

非常に　　　　　　　　　　　　　非常に
落ち込んだ　　　ふつう　　　　　高揚した

曜日

付録4 ソーシャルリズム・メトリックⅡ-17項目版（SRM-Ⅱ-17）スコア算出法

注釈：研究目的で使用する際、ソーシャルリズム・メトリックⅡ-17項目版（SRM-Ⅱ-17）は以下の使用説明に従ってスコア化される。しかしながら、SRM-Ⅱ-17を臨床上のモニタリング・デバイスとして使用する場合はスコア化する必要はない。

SRM-Ⅱ-17にてスコア算出する説明アルゴリズム

ステップ1. それぞれの活動が行われた平均時間をコンピュータ計算する。

例えば、ある女性患者が行動A（その患者では「飼い犬を連れて散歩する」）を以下の時間で行ったと想定してみよう。

午前6時	第1日目
午前5時50分	第2日目
午前8時1分	第3日目
午前7時55分	第4日目
午前5時45分	第5日目
午前5時50分	第6日目
午前5時50分	第7日目

活動Aの平均時間は午前6時27分で標準偏差（SD）は62分である。

ステップ2. 外れ値を決定するために最小と最大の時間の範囲をコンピュータ計算する。外れ値とは平均値から1.5倍（標準偏差SD）の範囲外にくる活動時間である。

公式は以下のようになる。

最少時間＝平均時間−標準偏差SD×1.5
最大時間＝平均時間＋標準偏差SD×1.5

上記の数値を代入すると以下のようになる。

最少時間＝6時27分−（93分）＝4時54分
最大時間＝6時27分＋（93分）＝8時

従って、外れ値でないデータはこの範囲内に入る。

最少時間＜時間＜最大時間

つまり、この例では、

4時54分＜時間＜8時　　となる。

ステップ3. 第1段階の未修正の数値データを用いると、8時01分の数値（3日目のデータ）を除いてこの範囲内に入る。この午前8時01分という時間は外れ値であると考える。

ステップ4. そうすると、外れ値にならないのは6日間の数値データのみであった。

午前6時	第1日目
午前5時50分	第2日目
午前7時55分	第4日目
午前5時45分	第5日目
午前5時50分	第6、7日目

ステップ5. 外れ値ではない範囲内の数値データのみを用いて平均値をコンピュータで再計算する。これが習慣的時間である。この例では、習慣的時間は午前6時12分となる。

ソーシャルリズム・メトリックⅡ-17項目版(SRM-Ⅱ-17)スコア算出法(2/3)

ステップ6. 外れ値でない数値データと外れ値を合わせてヒット数を決定する。"ヒット"とは、習慣的時間から45分の範囲内でなされる活動時間である。

公式は以下のようになる。

ヒットのための最小時間＝新たな平均値（習慣的時間）− 45 分
ヒットのための最大時間＝新たな平均値（習慣的時間）＋ 45 分

数値を代入していくと

最小ヒット時間＝ 6 時 12 分 − 45 分 ＝ 5 時 27 分
最大ヒット時間＝ 6 時 12 分 ＋ 45 分 ＝ 6 時 57 分

従って、活動時間が午前5時27分と午前6時57分の間に入れば（最少ヒット時間＜時間＜最大ヒット時間）、その時間は"ヒット"と考える。

数値データをすべて用いると、

午前 6 時　　　　　　第 1 日目
午前 5 時 50 分　　　第 2 日目
午前 8 時 01 分　　　第 3 日目
午前 7 時 55 分　　　第 4 日目
午前 5 時 45 分　　　第 5 日目
午前 5 時 50 分　　　第 6 日目
午前 5 時 50 分　　　第 7 日目

午前8時01分と午前7時55分（第3日目と第4日目）を除くと、すべての活動時間がこの範囲内に入っていることがわかる

従って、活動Aについて、この患者は

a. 可能なヒットが7日あり
b. この7日間を通して5回ヒットがあった

と言うことができる。

ステップ7. 17項目の活動すべてを用いて、少なくとも週3回以上行われた活動を選択する。（この人は活動Aを7日間行っていたので、活動Aは選択に含まれる）

ステップ8. 少なくとも週3回行われた活動の数と、それらの活動のヒット数を計算する。

計算例：17項目の活動のうち、少なくとも週3回行われたのは5項目であった（n = 5）。

活動	可能なヒットのある日数	その週の実際のヒット数
1	5	4
2	7	5
4	3	1
11	4	2
17	7	7
	n = 5	合計　19

ステップ9. ソーシャルリズム・メトリックⅡ（SRM-Ⅱ）スコアは次のように定義される。

$$\text{SRM-II-17 スコア} = \frac{\text{週3回行われた活動のヒット総数}}{\text{少なくとも週3回行われた活動の数 (n)}}$$

(つづく)

ソーシャルリズム・メトリックⅡ-17項目版（SRM-Ⅱ-17）スコア算出法（3/3）

ステップ8の数値データを用いると、
SRM-Ⅱ（-17）スコア＝ 19/5 ＝ 3.8　　となる。

スコア化：ソーシャルリズム・メトリックⅡ-17項目版（SRM-Ⅱ-17）得点計算フローチャート

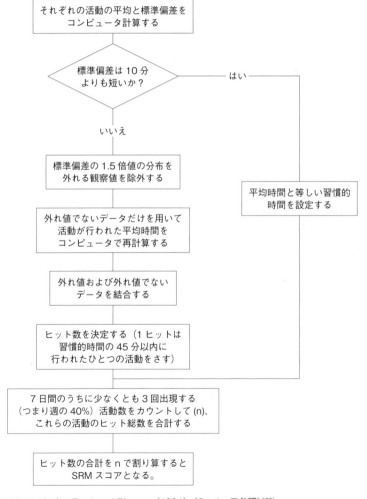

出典：Monk, Kupfer, Frank and Ritenour（1991）. （Section Ⅲ参照）[120]。

付録5　対人関係インベントリー・インタビューガイド

氏名：＿＿＿＿＿＿＿＿＿＿＿＿＿＿

日付：＿＿＿＿＿＿＿＿＿＿＿＿＿＿

注記：対人関係インベントリーを記入し完成させる上で必要な多くの情報は、あなたが患者の病歴聴取を行うにつれて明らかになってくる。このインタビュー（面接）ガイドのいくつかのセクションは、病歴年表を完成させた後に、あなたの情報不足を補う目的で使用される。

セクションA ― 親しい人間関係

		メモ
A1	現在、あなたの人生で重要な人たちとはどなたただとあなたは言えますか？あなたには親しい人間関係がありますか？	
	もしあれば、そのような人間関係の質について調べること	
	あなたと最も親しい人は誰ですか？家族、友人、恋人ですか？職場の同僚ですか？それ以外の人ですか？	
	あなたは、こうした重要な人たちの誰かに個人的な問題をオープンに打ち明けて相談しますか？そのなかのどの人に話しますか？	
	患者がもしも、現在、自分と親しい人がいることを否定するならば、A3項とA4項に進むこと。	

(つづく)

対人関係インベントリー・インタビューガイド（2/9）

		メモ
A2	患者の現在の生活における重要な人物それぞれについて以下の質問をする：	
1.	あなたは問題を抱えているとき、その人に助けや支援を頼めますか？	
2.	あなたはその人を信頼し、自分が理解されていると感じますか？	
3.	その人もあなたのことを信頼し、同様にあなたに相談を打ち明けてくると思いますか？	
4.	その人との関係で、あなたはどのような気持ちになりますか？	
5.	その人間関係の肯定的な面と否定的な面は何でしょうか？	
6.	あなたの病気が、あなたの人間関係に大きな影響（弊害）を及ぼしたと思いますか？それは、どんなふうにでしょうか？	
7.	この人間関係のなかで、あなたが変わりたいこと、その関係をより良くするために、あなた自身が変わるか相手に変わってほしいと思うようなことは何かありますか？	
8.	あなたはどれくらいの頻度でその人と会ったり話をしますか？	
9.	あなたは一緒にどんなことを行いますか？	
A3	あなたは過去に親しい人間関係を築いていたことがありますか？それはいつでしたか？	

（つづく）

対人関係インベントリー・インタビューガイド (3/9)

		メモ
A4	患者の人生早期における重要な人物それぞれについて以下の質問をする	
1.	あなたはその人とどんなふうに仲良くやってきたのですか？	
2.	その関係はどうして終わったのですか？	
3.	あなたは人と親しい関係になる上で問題を抱えていると感じますか？	
4.	あなたは一旦親しい人間関係になってから、それを維持するのは難しいと感じますか？	
5.	あなたは相手と初対面から次の関係にすすんでいく際に、対人関係でどう振る舞ったら良いかを知る上で問題がありますか？	
6.	あなたは、この1年のうちに誰か新しい友人ができましたか？	
7.	あなたに親しい人間関係があるとき、そうした関係を楽しみますか？	
8.	あなたは親しい関係があればよいと思う、または、親しい人間関係を持ちたいと思いますか？	
9.	あなたは孤独だと感じますか？	
10.	あなたは退屈だと感じますか？	
11.	あなたはどれくらいの頻度で外出しますか？	
	あなたはどんなことを楽しんでやりますか？	
	あなたはそれを独りでやりますか、それとも誰か他の人と一緒に（誰と？）ですか？	
12.	あなたは昔はもっと活発に社交活動に従事していましたか？	

(つづく)

対人関係インベントリー・インタビューガイド（4/9）

		メモ
13.	あなたは自分の社会生活（社交）をもっと活発にしたいですか？	

セクション B ― 他の問題領域の同定

		メモ
B1	さて次に、このうつ病（または躁病）が始まったときのことをあなたに思い返して頂きたいのですが…	
1.	あなたが世話をしていた誰かが亡くなりましたか？	
2.	あなたのうつ病が始まった頃は、誰かの命日にあたりましたか？	
3.	あなたのうつ病が始まった頃は、亡くなった人のことをあなたはいろいろ考えていましたか？	
4.	あなたは家庭で配偶者またはパートナーとの間で問題を抱えていましたか？	
5.	あなたは子供たちのことで問題を抱えていましたか？	
6.	あなたは親のことで問題を抱えていましたか？	
7.	あなたは兄弟、姉妹のことで問題を抱えていましたか？	
8.	あなたは義理の姻戚（いんせき）関係のことで問題を抱えていましたか？	
9.	あなたは仕事上（職場内）で問題を抱えていましたか？	
10.	あなたは友人との間で問題を抱えていましたか？	

対人関係インベントリー・インタビューガイド (5/9)

		メモ
11.	あなたは他人との間で問題を抱えていましたか？	
12.	あなたは家族や友人との口論がいつもより多かったですか？	
13.	あなたは恋愛関係で失望（失恋）しましたか？	
14.	あなたは結婚（婚姻関係）で問題が生じ始めましたか？	
15.	あなたは離婚または別居を経験していましたか？	
16.	あなたの子供たちが家を出ていきましたか？	
17.	あなたは新しい仕事に就きましたか？	
18.	あなたは失業しましたか？	
19.	あなたは昇進しましたか？	
20.	あなたは定年退職しましたか？	
21.	あなたは学校に通い始めましたか？	
22.	あなたは卒業しましたか？	
23.	あなたは引っ越し（転居）しましたか？	
24.	あなたはどなたかと同居するようになりましたか？	
25.	あなたは独り暮らしを始めましたか？	
26.	経済的な問題を抱えていましたか？	

(つづく)

対人関係インベントリー・インタビューガイド (6/9)

		メモ
27.	あなたは病気に罹りましたか？	
28.	あなたの家族に重い病気の方はいましたか？	
29.	あなたは別の理由で親族や友人の誰かのことで思い悩んでいましたか？	
30.	あなたは、あなたにとって大切な人とのつきあいを失ったり、その人と会うことが非常に少なくなりましたか？	

(つづく)

セクションC ―― 潜在的な問題領域を同定した後に、あなたは以下の項目について、より具体的に質問してみることが望ましい

		メモ
C1	対人関係上の不和	
1.	不和または不一致である（であった）のは何についてですか？	
2.	あなたは何をあなた（たち）の問題としてとらえていますか？	
3.	その人間関係におけるあなたの望みは何ですか？	
4.	＿＿＿＿は、その人間関係で何を望んでいますか？	
5.	その人間関係で、＿＿＿＿は、あなたをどのように失望させたのですか？	
6.	あなたは、相手をどのように失望させてしまったのだろうと思いますか？	
7.	あなたは自分が望むような変化をもたらすことができたはずだと思いますか？	
8.	あなたは＿＿＿＿の望むような変化を自分がもたらすことができたはずだと思いますか？	

(つづく)

対人関係インベントリー・インタビューガイド (7/9)

		メモ
9.	あなた方の相違を解消する方法は何でしょうか？	
10.	あなたと_____は、あなたたちの間にみられる相違に、ふだんどのように取り組んでいますか？	
11.	あなたは、変化をもたらすための、どのようなリソース（援助や算段）をもっていますか？	
C2	**役割の変化**	
1.	転居、離婚、就職などで、あなたの生活はどのように変わりましたか？（または、どのような変化が起きたでしょうか？）	
2.	あなたはその変化をどのように感じましたか？	
3.	その変化の結果として、どのような人間関係が（もしあれば）失われましたか？	
4.	代わりの人間関係として（もしいれば）どのような人たちがそこに入りますか？	
5.	変化する前は、あなたにとってどのような生活でしたか？	
6.	_____（例、学生、従業員、既婚者、など）であることで良かったことは何でしたか？	
7.	_____であって、あまり良くなかったことは何でしたか？	
8.	あなたの新しい立場や状況について、良いことは何ですか？	
9.	あなたの新しい立場や状況について、あまり良くないことは何ですか？	

(つづく)

対人関係インベントリー・インタビューガイド (8/9)

メモ

C3	悲哀	
1.	あなたは_____(故人)について他人と話すことができますか？	
2.	亡くなった後、あなたは悲しかったり憂うつな気持ちになっていましたか？	
3.	あなたは睡眠に問題が生じましたか？	
4.	あなたは普段通りにやっていくことができましたか？	
5.	あなたは悲しみを乗り越えましたか？	
6.	あなたは葬儀や墓参りに行くことを避けましたか？	
7.	自分も亡くなった方と同じ病気をもってはいないかと不安ですか？	
8.	故人の遺品はそのままに残されましたか？	
9.	あなたはその方の遺品を保管しましたか？	
10.	_____が亡くなった時、あなたには自分を支えてくれる頼れる人たちがいましたか？	

(つづく)

対人関係インベントリー・インタビューガイド (9/9)

セクションD — インタビューの締め括り

D1	患者に常に質問すること:	メモ
1.	あなたの人間関係や、あなたが今までの人生のなかで果たしてきた様々な役割（例、学生、パートナー、親、祖父母、など）について、私が知っておく上で重要だとあなたが思うことは他に何かありますか？	
2.	私たちが話してきたいくつかの問題のなかで、あなたの一番最近のうつ病（または躁病）と最も関連しているとあなたが考えるのは、もしあるとすればどれでしょうか？	

その他のコメント／付記：

付録6　IPSRT 初期面接セッションのための治療者チェックリスト

___ 患者の現在の気分状態、症状、迅速な薬物治療の必要性を評価アセスメントする
___ 治療者の（もしも治療者とは別なら精神科医師についても）役割を説明する
___ 患者に薬剤について教育する
　___ 薬剤に関する患者の恐れや心配（懸念）について傾聴し、それらに取り組む
　___ 副作用について話し合う
___ 患者に緊急時の手段の利用法について指導する
___ 患者の許可を得た上で、重要な他者（キーパーソン）または家族と会って周囲の人たちの懸念について聴取し、付随的な情報と病歴を収集する
___ 双極性障害に関する心理教育を導入する
___ 病歴年表を用いて、患者と気分エピソードの病歴について振り返って検討する
　___ 既往と弊害について同定する
　___ 気分の障害の患者の生活へのインパクトを評価アセスメントする
　___ これまで患者が受けた治療歴（薬剤やその他の治療法）のインパクト（効果や弊害）を評価アセスメントする
　___ 重大なライフイベントの気分エピソードへのインパクトを見積もり評価する
___ 対人関係インベントリーを施行する
　___ 患者とともに過去または現在の重要な人間関係について振り返って検討する
　___ 対人関係における現在の問題を同定する
___ 患者とともに対人関係問題領域を選択する
___ 患者に社会リズムと概日リズムの統合性の重要性について教育する
___ 概日リズムの統合性を促進する上で、ソーシャルリズム・メトリックを役立つツールとして紹介する
　___ 患者にソーシャルリズム・メトリックの使い方を訓練する
___ 情動不安定性と社会リズムとの関係について患者にモニタリングさせて話し合うことを促す

注記：もしも患者が急に具合が悪くなれば、患者の状態が安定するまで他の治療的課題よりも症状管理マネジメントが優先される

付録7　社会リズム安定化スケジュール

第　　週

活動	目標時刻						
	月	火	水	木	金	土	日
起床（ベッドから起き上がる）							
他人と（直接顔を合わせるか電話で）最初に接触する							
朝の飲み物を摂取する							
朝食をとる							
最初に外出する							
仕事、学校に行く、家事、ボランティア活動、子どもや家族の世話、などを始める							
昼食をとる							
昼寝をする							
夕食をとる							
運動（エクササイズ）							
夕方に軽食や飲み物をとる（間食）							
晩のTVニュース番組をみる							
別のTV番組をみる							
活動A							
活動B							
（最後に）帰宅する							
就寝する							

付録 8　将来的安定化目標チャート

活動	目標	目標期日

他人の関与	目標	目標期日

付録9　気分障害モニタリング・チャート

		14										
		12										
		10										
躁病スコア		8										
		6										
		4										
		2										
		0										
SRMスコア												
		0										
		2										
うつ病スコア		6										
		8										
		10										
		12										
		14										
受診回数												

付録10 ソーシャルリズム・メトリックII-5項目-双極II型版（SRM-II-5-BPII）日本語版

日付（曜日）：

使用法

- あなたがこれらの日常の活動を行いたい理想的な目標時刻を記入してください
- あなたが毎日実際にその活動を行った時刻を記録してください
- その活動に関わった人を記録してください： 0＝ひとりだけで 1＝他人がただそこにいた 2＝他人が積極的に関わった 3＝他人が非常に刺激的であった

活動	目標時刻	日曜日		月曜日		火曜日		水曜日		木曜日		金曜日		土曜日	
		時刻	人	時刻	人	時刻	人	時刻	人	時刻	人	時刻	人	時刻	人
起床（ベッドから起き上がる）															
他人と最初に接する															
仕事/学校/ボランティア/家族の世話、などを始める															
夕食															
就寝（床に就く）															
毎日の気分の評価（−5〜＋5） −5＝非常に落ち込んだ ＋5＝非常に高揚した															
毎日の元気さの評価（−5〜＋5） −5＝非常にのろく、疲れきみ ＋5＝非常にエネルギッシュ.活動的															

文　献

1) Altshuler, L., Suppes, T., Black, D., Nolen, W. A., Keck, P. E., Jr., Frye, M. A., et al. (2003). Impact of antidepressant discontinuation after acute bipolar depression remission on rates of depressive relapse at 1-year follow-up. *American Journal of Psychiatry, 160*(7), 1252, 1262.
2) American Psychiatric Association. (1994). *Diagnostic and statistical manual of mental disorders* (4th ed.). Washington, DC: Author.
3) American Psychiatric Association. (2000). *Diagnostic and statistical manual of mental disorders* (4th ed., text rev.). Washington, DC: Author.
4) American Psychiatric Association. (2002). Practice guidelines for the treatment of patients with bipolar disorder (Rev.). *American Journal of Psychiatry, 159*(4, April Suppl.).
5) Andrade, A. C. F., Frank, E., Neto, F. L., Lafer, B., & Moraes, C. T. L. (2004, June). *Interpersonal problems of bipolar patients: A cross-cultural assessment study*. Rapid communications session conducted at the First International Conference on Interpersonal Psychotherapy, Pittsburgh, PA.
6) Angus, L., & Gillies, L. A. (1994). Counseling the borderline client: an interpersonal approach. *Canadian Journal of Counselling/Revue Canadienne de Counselling, 28*, 69–82.
7) Aschoff, J. (1981). *Handbook of behavioral neurobiology: Vol. 4. Biological rhythms*. New York: Plenum Press.
8) Avery, D., Wildschiodtz, G., & Rafaelsen, O. J. (1982). REM latency and temperature in affective disorder before and after treatment. *Biological Psychiatry, 17*(4), 463–470.
9) Barden, N., Reul, J. M. H. M., & Holsboer, F. (1995). Do antidepressants stabilize mood through actions on the hypothalamic–pituitary–adrenocortical system? *Trends in Neurosciences, 18*(1), 6–11.
10) Basco, M. R., & Rush, A. J. (2005). *Cognitive-behavioral therapy for bipolar disorder* (2nd ed.). New York: Guilford Press.
11) Bauer, M. S., Callahan, A. M., Jampala, C., Petty, F., Sajatovic, M., Schaefer, V., et al. (1999). Clinical practice guidelines for bipolar disorder from the Department of Veterans Affairs. *Journal of Clinical Psychiatry, 60*, 9–21.
12) Bauer, M. S., & McBride, L. (1996). *Structured group psychotherapy for bipolar disorder: The Life Goals Program*. New York: Springer.
13) Bech, P., Bolwig, T. G., Kramp, P., & Rafaelsen, O. J. (1979). The Bech–Rafaelsen Mania Scale and the Hamilton Depression Scale. *Acta Psychiatrica Scandinavia, 59*, 420–430.
14) Beck, A. T. (1967). *Depression: Clinical, experimental, and theoretical aspects*. New York: Harper & Row.

15) Beck, A. T., Rush, A. J., Shaw, B. F., & Emery, G. (1979). *Cognitive therapy of depression*. New York: Guilford Press.
16) Beck, A. T., Steer, R. A., & Brown, G. K. (1996). *Beck Depression Inventory–II (BDI-II)*. San Antonio, TX: Psychological Corporation.
17) Beck, A. T., Ward, C. H., Mendelson, M., Mock, J., & Erbaugh, J. (1961). An inventory for measuring depression. *Archives of General Psychiatry, 4*, 561–571.
18) Bertelsen, A. B., Harvald, A. B., & Hauge, H. (1977). A Danish twin study of manic–depressive disorders. *British Journal of Psychiatry, 130*, 330–351.
19) Birmaher, B. (2004). *New hope for children with bipolar disorder*. New York: Three Rivers Press.
20) Bowden, C. L., Calabrese, J. R., Sachs, G., Yatham, L. N., Asghar, S. A., Hompland, M., et al. (2003). A placebo-controlled 18-month trial of lamotrigine and lithium maintenance treatment in recently manic or hypomanic patients with bipolar I disorder. *Archives of General Psychiatry, 60*, 392–400.
21) Brown, G. B., & Harris, T. (1979). *The social origins of depression*. London: Tavistock.
22) Brown, G. W., Birley, J. L. T., & Wing, J. K. (1972). Influence of family life on the course of schizophrenic disorders: A replication. *British Journal of Psychiatry, 121*, 241–258.
23) Calabrese, J. R., Bowden, C. L., Sachs, G. S., Ascher, J. A., Monaghan, E., & Rudd, G. D. (1999). A double-blind placebo-controlled study of lamotrigine monotherapy in outpatients with bipolar I depression. *Journal of Clinical Psychiatry, 60*, 79–88.
24) Calabrese, J. R., Bowden, C. L., Sachs, G., Yatham, L. N., Behnke, K., Mehtonen, O. P., et al. (2003). A placebo-controlled 18-month trial of lamotrigine and lithium maintenance treatment in recently depressed patients with bipolar I disorder. *Journal of Clinical Psychiatry, 64*, 1013–1024.
25) Cartwright, R. D. (1983). Rapid eye movement sleep characteristics during and after mood-disturbing events. *Archives of General Psychiatry, 40*, 197–201.
26) Cassano, G. B., Banti, S., Mauri, M., Dell'Osso, L., Miniati, M., Maser, J. D., et al. (1999b). Internal consistency and discriminant validity of the Structured Clinical Interview for Panic–Agoraphobic Spectrum (SCI-PAS). *International Journal of Methods in Psychiatric Research, 8*, 138–145.
27) Cassano, G. B., Dell'Osso, L., Frank, E., Miniati, M., Fagiolini, A., Shear, K., et al. (1999a). The bipolar spectrum: A clinical reality in search of diagnostic criteria and an assessment methodology. *Journal of Affective Disorders, 54*, 319–328.
28) Cassano, G. B., Frank, E., Miniati, M., Rucci, P., Fagiolini, A., Pini, S., et al. (2002). Conceptual underpinnings and empirical support for mood spectrum. *Psychiatric Clinics of North America, 25*, 699–712.
29) Cassano, G. B., Michelini, S., Shear, M. K., Coli, E., Maser, J. D., & Frank, E. (1997). The panic–agoraphobic spectrum: A descriptive approach to the assessment and treatment of subtle symptoms. *American Journal of Psychiatry, 154*(Special Suppl.), 27–38.
30) Cassidy, F., Ritchie, J. C., & Carroll, B. J. (1998). Plasma dexamethasone concentration and cortisol response during manic episodes. *Biological Psychiatry, 43*(10), 747–754.
31) Cerbone, M. J., Mayo, J. A., Cuthbertson, B. A., & O'Connell, R. A. (1992). Group therapy as an adjunct to medication in the management of affective disorder. *Group, 16*, 174–187.
32) Cervantes, P., Gelber, S., Kin, F. N., Nair, N. P., & Schwartz, G. (2001). Circadian secretion of cortisol in bipolar disorder. *Journal of Psychiatry and Neuroscience, 26*(5), 411–416.
33) Clarkin, J. F., Carpenter, D., Hull, J., Wilner, P., & Glick, I. (1998). Effects of psychoeducational intervention for married patients with bipolar disorder and their spouses. *Psychiatric Services, 49*, 531–533.
34) Clarkin, J. F., Glick, I. D., Haas, G. L., Spencer, J. H., Lewis, A. B., Peyser, J., et al. (1990). A randomized clinical trial of inpatient family intervention: V. Results for affective disorders. *Journal of Affective Disorders, 18*, 17–28.
35) Clarkin, J. F., Haas, G. L., & Glick, I. D. (Eds.). (1988). *Affective disorders and the family: Assessment and treatment*. New York: Guilford Pres.
36) Colom, F., Vieta, E., Martinez-Aran, A., Reinares, M., Goikolea, J. M., Benabarre, A., et al. (2003).

A randomized trial on the efficacy of group psychoeducation in the prophylaxis of recurrences in bipolar patients whose disease is in remission. *Archives of General Psychiatry, 60*(4), 402–407.

37) Coryell, W., Scheftner, W., Keller, M., Endicott, J., Mase, J., & Klerman, G. L. (1993). The enduring psychosocial consequences of mania and depression. *American Journal of Psychiatry, 150,* 720–727.

38) Craighead, W. E., Miklowitz, D. J., Vajk, F. C., & Frank, E. (1998). Psychosocial treatments for bipolar disorder. In P. E. Nathan, & J. M. Gorman (Eds.), *A guide to treatments that work* (pp. 240–248). New York: Oxford University Press.

39) Crits-Cristoph, P., Frank, E., Chambless, D. C., Brody, C., & Karp, J. (1995). Training in empirically validated treatments: What are clinical psychology students learning? *Professional Psychology: Research and Practice, 26*(5), 514–522.

40) Cutler, N. R., & Post, R. M. (1982). Life course of illness in untreated manic–depressive patients. *Comprehensive Psychiatry, 23,* 101–115.

41) Davenport, Y. B., Ebert, M. H., Adland, M. L., & Goodwin, F. K. (1977). Couples group therapy as an adjunct to lithium maintenance of the manic patient. *American Journal of Orthopsychiatry, 47,* 495–502.

42) Ehlers, C. L., Frank, E., & Kupfer, D. J. (1988). Social zeitgebers and biological rythms. A unified approach to understanding the etiology of depression. *Archives of General Psychiatry, 45*(10), 948–952.

43) Ehlers, C. L., Kupfer, D. J., Frank, E., & Monk, T. H.(1993). Biological rhythms and depression: The role of zeitgebers and zeitstorers. *Depression, 1,* 285–293.

44) Ehlers, C. L., Wall, T. L., Wyss, S. P., & Chaplin, R. I. (1988). A peer separation model of depression in rats. In G. F. Koob, C. L. Ehlers, & D. J. Kupfer (Eds.), *Animal models of depression* (pp. 99–110). Boston: Birhauser.

45) Ellicott, A., Hammen, C., Gitlin, M., Brown, G., & Jamison, K. (1990). Life events and the course of bipolar disorder. *American Journal of Psychiatry, 147,* 1194–1198.

46) Fagiolini, A., Dell'Osso, L., Pini, S., Armani, A., Bouanani, S., Rucci, P., et al. (1999). Validity and reliability of a new instrument for assessing mood symptomatology: The structured clinical interview for mood spectrum (SCI-MOODS). *International Journal of Methods in Psychiatric Research, 8,* 71–82.

47) Fagiolini, A., Kupfer, D. J., Houck, P., Novick, D. M., & Frank, E. (2003). Obesity as a correlate of outcome in patients with bipolar I disorder. *American Journal of Psychiatry, 160,* 112–117.

48) Falloon, I. R. H., Boyd, J. L., McGill, C. W., Williamson, W., Razoni, J., Moss, H. B., et al. (1985). Family management in the prevention of morbidity of schizophrenia. *Archives of General Psychiatry, 42,* 887–896.

49) Fieve, R. (1975). The lithium clinic: A new model for the delivery of psychiatric services. *American Journal of Psychiatry, 132*(10), 1018–1022.

50) First, M. B., Spitzer, R. L., Gibbon, M., & Williams, J. B. W. (2002). *Structured Clinical Interview for DSM-IV-TR Axis I Disorders, Research Version, Patient Edition (SCID-I/P).* New York: Biometrics Research, New York State Psychiatric Institute.

51) Frances, A. J., Kahn, D. A., Carpenter, D., Docherty, J. P., & Donovan, S. L. (1998). The expert consensus guidelines for treating depression in bipolar disorder. *Journal of Clinical Psychiatry, 59*(Suppl. 4), 73–79.

52) Frank, E., Cyranowski, J. M., Rucci, P., Shear, M. K., Fagiolini, A., Thase, M. E., et al. (2002). Clinical significance of lifetime panic spectrum symptoms in the treatment of patients with bipolar I disorder. *Archives of General Psychiatry, 59,* 905–912.

53) Gelenberg, A. J., Kane, J. M., Keller, M. B., Labori, P., Rosenbaum, J. F., Cole, K., & Lavelle, J. (1989). Comparison of standard and low serum levels of lithium for maintenance treatment of bipolar disorder. *New England Journal of Medicine, 321,* 1489–1493.

54) Gershon, E. S., Hamovit, J., Guroff, J. J., Dibble, E., Leckman, J. F., Sceery, W., et al. (1982). A family study of schizoaffective, bipolar I, bipolar II, unipolar, and normal control probands. *Archives of General Psychiatry, 39,* 1157–1167.

55) Gershon, S., & Yuwiler, A. A. (1960). A specific pharmacological approach to the treatment of mania. *Journal of Neuropsychiatry, 1,* 229–241.
56) Gillin, J. C., Buchsbaum, M., Wu, J., Clark, C., & Bunney, W. (2001). Sleep deprivation as a model experimental antidepressant treatment: Findings from functional brain imaging. *Depression and Anxiety, 14*(1), 37–49.
57) Gitlin, M. J., Swendsen, J., Heller, T. L., & Hammen, C. (1995). Relapse and impairment in bipolar disorder. *American Journal of Psychiatry, 152,* 1635–1640.
58) Glick, I. D., Clarkin, J. F., Haas, G. L., Spencer, J. H., & Chen, C. L. (1991). A randomized clinical trial of inpatient family intervention: VI. Mediating variables and outcome. *Family Process, 30,* 85–99.
59) Goetze, U., & Toelle, R. (1987). Circadian rhythm of free urinary cortisol, temperature and heart rate in endogenous depressives and under antidepressant therapy. *Neuropsychobiology, 18*(4), 175–184.
60) Golden, R. N., Heine, A. D., Ekstrom, R. D., Bebchuk, J. M., Leatherman, M. E., & Garbutt, J. C. (2002). A longitudinal study of serotonergic function in depression. *Neuropsychopharmacology, 26*(5), 653–659.
61) Goodwin, F. K., & Jamison, K. R. (1990). *Manic–depressive illness.* New York: Oxford University Press.
62) Goodwin, G. M. (2003). Evidence-based guidelines for treating bipolar disorder: Recommendations from the British Association for Psychopharmacology. *Journal of Psychopharmacology, 17,* 149–173.
63) Gordon, N. P., Cleary, P. D., Parlan, C. E., & Czeisler, C. A. (1986). The prevalence and health impact of shiftwork. *American Journal of Public Health, 76,* 1225–1228.
64) Graves, J. S. (1993). Living with mania: A study of outpatient group psychotherapy for bipolar patients. *American Journal of Psychotherapy, 47,* 113–126.
65) Haas, G. L., Glick, I. D., Clarkin, J. F., Spencer, J. H., Lewis, A. B., Peyser, J., et al. (1988). Inpatient family intervention: A randomized clinical trial: II. Results at hospital discharge. *Archives of General Psychiatry, 45,* 217–224.
66) Halbreich, U., & Montgomery, S. A. (Eds.). (2000). *Pharmacotherapy for mood, anxiety, and cognitive disorders.* Washington, DC: American Psychiatric Press.
67) Hamilton, M. (1960). A rating scale for depression. *Journal of Neurology, Neurosurgery and Psychiatry, 23,* 56–62.
68) Hardman, J. G., Limbird, L. E., & Goodman Gilman, A. (Eds.). (2001). *Goodman and Gilman's pharmacological basis of therapeutics* (10th ed.). New York: McGraw-Hill.
69) Harrow, M., Goldberg, J. F., Grossman, L. S., & Meltzer, H. Y. (1990). Outcome in manic disorders: A naturalistic follow-up study. *Archives of General Psychiatry, 47,* 665–671.
70) Heckers, S., Stone, D., Walsh, J., Shick, J., Koul, P., & Benes, F. M. (2002). Differential hippocampal expression of glutamic acid decarboxylase 65 and 67 messenger RNA in bipolar disorder and schizophrenia. *Archives of General Psychiatry, 59,* 521–529.
71) Himmelhoch, J. M., Thase M. E., Mallinger, A. G., & Houck, P. R. (1991). Tranylcypromine versus imipramine in anergic bipolar depression. *American Journal of Psychiatry, 148,* 910–916.
72) Hlastala, S. A., & Frank, E. (2000). Biology versus environment: Stressors in the pathophysiology of bipolar disorder. In J. Soares & S. Gershon (Eds.), *Bipolar disorders: Basic mechanisms and therapeutic implications* (pp. 353–372). New York: Dekker.
73) Hlastala, S. A., Frank, E., Kowalski, J., Sherrill, J. T., Tu, X. M., Anderson, B., & Kupfer, D. J. (2000). Stressful life events, bipolar disorder, and the "Kindling Model." *Journal of Abnormal Psychology, 109,* 777–786.
74) Hlastala, S. A., Frank, E., Mallinger, A. G., Thase, M. E., Ritenour, A. M., & Kupfer, D. J. (1997). Bipolar depression: An underestimated treatment challenge. *Depression, 5,* 73–83.
75) Hofer, M. A. (1984). Relationships as regulators: A psychobiologic perspective on bereavement. *Psychosomatic Medicine, 46,* 183–197.
76) Hogarty, E. G., Anderson, C. M., Reiss, D. J., Kornblith, S. J., Greenwald, D. P., Javna, C. D., & Madonia, J. J. (1986). Family psychoeducation, social skills training, and maintenance che-

motherapy in the aftercare treatment of schizophrenia: I. One-year effects of a controlled study on relapse and expressed emotion. *Archives of General Psychiatry, 43,* 633–642.

77) Holsboer, F. (1995). Neuroendocrinology of mood disorders. In F. E. Bloom, & D. J. Kupfer (Eds.), *Psychopharmacology: The fourth generation of progress: An official publication of the American College of Neuropsychopharmacology* (pp. 957–970). New York: Raven Press.

78) Holsboer, F. (2000). Current theories on the pathophysiology of mood disorders. In U. Halbreich & S. A. Montgomery (Eds.), *Pharmacotherapy for mood, anxiety, and cognitive disorders* (pp. 13–36). Washington, DC: American Psychiatric Press.

79) Honig, A., Hofman, A., Rozendaal, N., & Dingemanns, P. (1997). Psychoeducation in bipolar disorder: Effect on expressed emotion. *Psychiatry Research, 72,* 17–22.

80) Jacobs, L. I. (1982). Cognitive therapy of postmanic and postdepressive dysphoria in bipolar illness. *American Journal of Psychotherapy, 36,* 450–458.

81) Jacobson, N. S., Dobson, K. S., Truax, P. A., Addis, M. E., Koerner, K., Gollan, J. K., et al. (1996). A component analysis of cognitive-behavioral treatment for depression. *Journal of Consulting and Clinical Psychology, 64,* 295–304.

82) James, S. P., Weh, T. A., Sack, D. A., Parry, B. L., & Rosenthal, N. E. (1985). Treatment of seasonal affective disorder with light in the evening. *British Journal of Psychiatry, 147,* 424–428.

83) Janowsky, D. S., & Overstreet, D. H. (1995) The role of acetylcholine mechanisms in mood disorders. In F. E. Bloom & D. J. Kupfer (Eds.), *Psychopharmacology: The fourth generation of progress: An official publication of the American College of Neuropsychopharmacology* (pp. 945–956). New York: Raven Press.

84) Jauhar, P., & Weller, M. P. L. (1982). Psychiatric morbidity and time zone changes: A study of patients from Heathrow Airport. *British Journal of Psychiatry, 140,* 231–235.

85) Judd, L. L., Akiskal, H. S., Schettler, P. J., Endicott, J., Maser, J., Solomon, D. A., et al. (2002). The long-term natural history of the weekly symptomatic status of bipolar I disorder. *Archives of General Psychiatry, 59,* 530–537.

86) Ketter, T., Tohen, M., Vieta, E., Calabrese, J., Andersen, S., Detke, H. C., et al. (2003, May). Open-label maintenance treatment for bipolar depression using olanzapine or olanzapine/fluoxetine combination. Poster session presented at the 43rd annual meeting of the New Clinical Drug Evaluation Unit, Boca Raton, FL.

87) Klein, K. E., & Wegmann, H. M. (1974). *The resynchronization of human circadian rhythms after transmeridian flights as a result of flight direction and mode of activity.* Tokyo: Igaku Shoin.

88) Klerman, G. L., Weissman, M. M., Rounsaville, B. J., & Chevron, E. S. (Eds.). (1984). *Interpersonal psychotherapy of depression.* New York: Basic Books.

89) Knutsson, A., Akerstedt, T., Jonsson, B. G., & Orth-Gomer, K. (1986). Increased risk of ischemic heart disease in shift workers. *Lancet, 2,* 89–92.

90) Kripke, D. F., & Robinson, D. (1985). Ten years with a lithium group. *McLean Hospital Journal, 10,* 1–11.

91) Kupfer, D. J. (1978). Application of EEG sleep for the differential diagnosis and treatment of affective disorders. *Pharmacopsychiatry, Neurology, and Psychopharmacology, 11,* 17–26.

92) Kupfer, D. J., Frank, E., Grochocinski, V. J., Cluss, P. A., Houck, P. R., & Stapf, D. A. (2002). Demographic and clinical characteristics of individuals in a bipolar disorder case registry. *Journal of Clinical Psychiatry, 63,* 120–125.

93) Kupfer, D. J., Frank, E., Grochocinski, V. J., Luther, J. F., Houck, P. R., Swartz, H. A., & Mallinger, A. G. (2000). Stabilization in the treatment of mania, depression and mixed states. *Acta Neuropsychiatrica, 12,* 110–114.

94) Kupfer, D. J., Reynolds, C., Weiss, B. L., & Foster, F. G. (1974). Lithium carbonate and sleep in affective disorders: Further considerations. *Archives of General Psychiatry, 30,* 79–84.

95) Kusumaker, V., Yatham, L. N., Haslam, D. R. S., Parikh, S. V., Matte, R., Sharma, V., et al. (1997). The foundations of effective management of bipolar disorder. *Canadian Journal of Psychiatry, 42*(Suppl. 2), 69S–73S.

96) Lam, D. H., Jones, S. H., Hayward, P., & Bright, J. A. (1999). *Cognitive therapy for bipolar disorder.* Chichester: Wiley.

97) Lam, D. H., Watkins, E. R., Hayward, P., Bright, J., Wright, K., Kerr, N., et al. (2002). A randomized controlled study of cognitive therapy for relapse prevention for bipolar affective disorder: Outcome of the first year. *Archives of General Psychiatry, 60*(2), 145–152.
98) Leatherman, M. E., Ekstrom, R. D., Corrigan, M., Carson, S. W., Mason, G., & Golden, R. N. (1993). Central serotonergic changes following antidepressant treatment: A neuroendocrine assessment. *Psychopharmacology Bulletin, 29*(2), 149–154.
99) Lewy, A. J. (1995). Circadian phase sleep and mood disorders. In F. E. Bloom & D. J. Kupfer (Eds.), *Psychopharmacology: The fourth generation of progress: An official publication of the American College of Neuropsychopharmacology* (pp. 1879–1894). New York: Raven Press.
100) Lewy, A. J., Sack, R. L., & Singer, C. M. (1985). Treating phase typed chronobiological sleep and mood disorders using appropriately timed bright artificial light. *Psychopharmacology Bulletin, 21*, 368–372.
101) Maes, M., & Meltzer, H. Y. (1995). The serotonin hypothesis of major depression. In F. E. Bloom & D. J. Kupfer (Eds.), *Psychopharmacology: The fourth generation of progress: An official publication of the American College of Neuropsychopharmacology* (pp. 933–944). New York: Raven Press.
102) Maj, M., Pirozzi, R., & Kemali, D. (1989). Long-term outcome of lithium prophylaxis in patients initially classified as complete responders. *Psychopharmacology, 98*, 535–538.
103) Malkoff-Schwartz, S., Frank, E., Anderson, B., Sherrill, J. T., Siegel, L., Patterson, D., & Kupfer, D. J. (1998). Stressful life events and social rhythm disruption in the onset of manic and depressive bipolar episodes: A preliminary investigation. *Archives of General Psychiatry, 55*, 702–707.
104) Manji, H. K., Drevets, W. C., & Charney, D. S. (2001). The cellular neurobiology of depression. *Nature Medicine, 7*, 541–547.
105) Manji, H. K., & Lenox, R. H. (1999). Protein kinase C signaling in the brain: Molecular transduction of mood stabilization in the treatment of manic–depressive illness. *Biological Psychiatry, 46*(10), 1328–1351.
106) Markar, H. R., & Mander, A. J. (1989). Efficacy of lithium prophylaxis in clinical practice. *British Journal of Psychiatry, 155*, 496–500.
107) Markowitz, J. C., Skodol, A. E., & Blieberg, K. (2006). Interpersonal psychotherapy for borderline disorder: Possible mechanisms of change. *Journal of Clinical Psychiatry*.
108) Mauri, M., Borri, C., Baldassari, S., Benvenuti, A., Cassano, G. B., Rucci, P., et al. (2000). Acceptability and psychometric properties of the Structured Clinical Interview for Anorexic-Bulimic Spectrum (SCI-ABS). *International Journal of Methods in Psychiatric Research, 9*, 68–78.
109) Mendelson, W. B., James, S. P., Rosenthal, N. E., Sack, D. A., Wehr, T. A., Garnett, D., & Weingartne, H. (1986). The experience of insomnia. In C. Shagass, R. C. Josiassen, W. H. Bridger, K. J. Weiss, D. Stoff, & G. M. Simpson (Eds.), *Biological Psychiatry 1985: Proceedings of the 4th World Congress of Biological Psychiatry* (pp. 1005–1006). New York: Elsevier.
110) Mendelwicz, J., Linkowski, P., Kerkhofs, M., Desmedt, D., Goldstein, J., Copinschi, G., & Van Cauter, E. (1985). Diurnal hypersecretion of growth hormone in depression. *Journal of Clinical Endocrinology and Metabolism, 60*, 505–512.
111) Miklowitz, D. J., & Goldstein, M. J. (1990). Behavioral family treatment for patients with bipolar affective disorder [Special issue]. Recent developments in the behavioral treatment of chronic psychiatric illness. *Behavior Modification, 14*, 457–489.
112) Miklowitz, D. J., & Goldstein, M. J. (1997). *Bipolar disorder: A family-focused treatment approach.* New York: Guilford Press.
113) Miklowitz, D. J., Goldstein, M. J., Neuchterlein, K. H., Snyder, K. S., & Mintz, J. (1988). Family factors and the course of bipolar affective disorder. *Archives of General Psychiatry, 45*, 225–231.
114) Miklowitz, D. J., Richards, J. A., George, E. L., Frank, E., Suddath, R. L., Powell, K. B., & Sacher, J. A. (2003). Integrated family and individual therapy for bipolar disorder: Results of a treatment development study. *Journal of Clinical Psychiatry, 64*, 182–191.
115) Miklowitz, D. J., Simoneau, T. L., George, E. L., Richards, J. A., Kalbag, A., Sachs-Ericsson, N., & Suddath, R. (2000). Family-focused treatment of bipolar disorder: 1-year effects of a psycho-

educational program in conjunction with pharmacotherapy. *Biological Psychiatry, 48*(6), 582–592.
116) Modell, S., Ising, M., Holsboer, F., & Lauer, C. (2002). The Munich vulnerability study on affective disorders: Stability of polysomnographic findings over time. *Biological Psychiatry, 52*(5), 430.
117) Monk, T. H. (1988). Coping with the stress of shiftwork. *Work Stress, 2,* 169–172.
118) Monk, T. H., Flaherty, J. F., Frank, E., Hoskinson, K., & Kupfer, D. J. (1990). The social rhythm metric: An instrument to quantify the daily rhythms of life. *Journal of Nervous and Mental Disorders, 178,* 120–126.
119) Monk, T. H., Frank, E., Potts, J. M., & Kupfer, D. J. (2002). A simple way to measure daily lifestyle regularity. *Journal of Sleep Research, 11*(3), 183–190.
120) Monk, T. H., Kupfer, D. J., Frank, E., & Ritenour, A. M. (1991). The social rhythm metric (SRM): Measuring daily social rhythms over 12 weeks. *Psychiatry Research, 36,* 195–207.
121) Monk, T. H., Reynolds, C. F., III, Machen, M. A., & Kupfer, D. J. (1992). Daily social rhythms in the elderly and their relation to objectively recorded sleep. *Sleep, 15,* 322–329.
122) Montgomery, A. (1979). A new depression scale designed to be sensitive to change. *British Journal of Psychiatry, 134,* 382–389.
123) Newman, C. F., Leahy, R. L., Beck, A. T., Reilly-Harrington, N. A., & Gyulai, L. (2001). *Bipolar disorder: A cognitive therapy approach.* Washington, DC: American Psychological Association.
124) Nofzinger, E. A., & Keshavan, M. (1995). Sleep disturbances associated with neuropsychiatric disease. In F. E. Bloom & D. J. Kupfer (Eds.), *Psychopharmacology: The fourth generation of progress: An official publication of the American College of Neuropsychopharmacology* (pp. 1945–1960). New York: Raven Press.
125) O'Connell, R. A., Mayo, J. A., Flatow, L., Cuthbertson, B., & O'Brien, B. E. (1991). Outcome of bipolar disorder on long-term treatment with lithium. *British Journal of Psychiatry, 159,* 132–129.
126) Otto, M. W., Reilly-Harrington, N. A., & Sachs, G. S. (2003). Psychoeducational and cognitive-behavioral strategies in the management of bipolar disorder. *Journal of Affective Disorders, 73,* 171–181.
127) Palmer, A. G., Williams, H., & Adams, M. (1995). CBT in group format for bipolar affective disorder. *Behavioural and Cognitive Psychotherapy, 23,* 153–168.
128) Paykel, E. S., & Tanner, J. (1976). Live events, depressive relapse and maintenance treatment. *Psychological Medicine, 6,* 481–485.
129) Peet, M., & Harvey, N. S. (1991). Lithium maintenance: 1. A standard education programme for patients. *British Journal of Psychiatry, 158,* 197–200.
130) Perry, A., Tarrier, N., Morriss, R., McCarthy, E., & Limb, K. (1999). Randomized controlled trial of efficacy of teaching patients with bipolar disorder to identify early symptoms of relapse and obtain treatment. *British Medical Journal, 318,* 149–153.
131) Plotsky, P. M., Owens, M. J., & Nemeroff, C. B. (1995). Neuropeptide alterations in mood disorders. In F. E. Bloom & D. J. Kupfer (Eds.), *Psychopharmacology: The fourth generation of progress: An official publication of the American College of Neuropsychopharmacology* (pp. 971–982). New York: Raven Press.
132) Post, R. M., Jimerson, D. C., Ballenger, J. C., Lake, C. R., Uhde, T. W., & Goodwin, F. K. (1984). Cerebrospinal fluid norepinephrine and its metabolites in manic–depressive illness. In R. M. Post & J. C. Ballenger (Eds.), *Neurobiology of mood disorders: Vol 1. Frontiers of clinical neuroscience* (pp. 539–553). Baltimore: Williams & Wilkins.
133) Potter, W. Z., & Prien, R. F. (1989). *Report on the NIMH Workshop on the Treatment of Bipolar Disorder.* Unpublished manuscript, available from R. F. Prien, National Institute of Mental Health, Parklawn Building, 5600 Fishers Lane, Rockville, MD 20857.
134) Priebe, S., Wildgrube, C., & Muller-Oerlinghausen, B. (1989). Lithium prophylaxis and expressed emotion. *British Journal of Psychiatry, 154,* 396–399.
135) Rea, M. M., Tompson, M., Miklowitz, D. J., Goldstein, M. J., Hwang, S., & Mintz, J. (2003). Family-focused treatment vs. individual treatment for bipolar disorder: Results of a randomized clinical trial. *Journal of Consulting and Clinical Psychology, 71*(3), 482–92.

136) Regestein, Q. R., & Monk, T. H. (1991). Is the poor sleep of shift workers a disorder? *American Journal of Psychiatry, 148*, 1487–1493.
137) Riemann, D., Voderholzer, U., & Berger, M. (2002). Sleep and sleep–wake manipulations in bipolar depression. *Neuropsychobiology, 45*(Suppl. 1), 7–12.
138) Risch, S. C., Janowsky, D. S., Parker, D., Kalin, N. H., Aloi, J., Cohen, R. M., et al. (1984). Neuroendocrine abnormalities in affective disorders: Possible cholinergic mechanisms. In R. M. Post & J. C. Ballenger (Eds.), *Neurobiology of mood disorders: Vol 1. Frontiers of clinical neuroscience* (pp. 664–672). Baltimore: Williams & Wilkins.
139) Rush, A. J., Carmody, T., & Reimitz, P. E. (2000). The Inventory of Depressive Symptomatology (IDS): Clinician (IDS-C) and self-report (IDS-SR) ratings of depressive symptoms. *International Journal of Methods in Psychiatric Research, 9*, 45–59.
140) Rush, A. J., Giles, D. E., Schlesser, M. A., Fulton, C. L., Weissenburger, J. E., & Burns, C. T. (1986). The Inventory for Depressive Symptomatology (IDS): Preliminary findings. *Psychiatry Research, 18*, 65–87.
141) Rush, A. J., Giles, D. E., Schlesser, M. A., Orsulak, P. J., Parker, C. R., Jr., Weissenburger, J. E., et al. (1996). The dexamethasone suppression test in patients with mood disorders. *Journal of Clinical Psychiatry, 57*(10), 470–484.
142) Rush, A. J., Trivedi, M. H., Ibrahim, H. M., Carmody, T. J., Arnow, B., Klein, C. N., et al. (2003). The 16-item Quick Inventory of Depressive Symptomatology (QIDS), Clinician Rating (QIDS-C), and Self-Report (QIDS, SR): a psychometric evaluation in patients with chronic major depression. *Biological Psychiatry, 54*(5), 573–583.
143) Rutenfranz, J., Colquhoun, W. P., Knauth, P., & Ghata, J. N. (1977). Biomedical and psychosocial aspects of shift work: A review. *Scandinavian Journal of Work, Environment and Health, 3*, 165–182.
144) Rybakowski, J. K., & Twardowska, K. (1999). The dexamethasone/corticotropin-releasing hormone test in depression in bipolar and unipolar affective illness. *Journal of Psychiatric Research, 33*(5), 363–370.
145) Sack, D. A., Rosenthal, N. E., Parry, B. L, & Wehr, T. A. (1987). Biological rhythms in psychiatry. In H. Y. Meltzer (Ed.), *Psychopharmacology: The third generation of progress* (pp. 669–685). New York: Raven Press.
146) Schatzberg, A. F., & Schildkraut, J. J. (1995). Recent studies on norepinephrine systems in mood disorders. In F. E. Bloom & D. J. Kupfer (Eds.), *Psychopharmacology: The fourth generation of progress: An official publication of the American College of Neuropsychopharmacology* (pp. 911–920). New York: Raven Press.
147) Schou, M., Juel-Nielsen, N., Stromgren, E., & Voldby, H. (1954). The treatment of manic psychoses by the administration of lithium salts. *Journal of Neurology, Neurosurgery, and Psychiatry, 17*, 250–260.
148) Scott, J., Garland, A., & Moorhead, S. (2001). A pilot study of cognitive therapy in bipolar disorders. *Psychological Medicine, 31*(3), 459–67.
149) Sharma, V., Mazmanian, D. S., Persad, E., & Kueneman, K. M. (1997). Treatment of bipolar depression: A survey of Canadian psychiatrists. *Canadian Journal of Psychiatry, 42*, 298–302.
150) Shear, M. K., Cassano, G. B., Frank, E., Rucci, P., Rotondo, A., & Fagiolini, A. (2002). The panic-agoraphobic spectrum: Development, description, and clinical significance. *Psychiatric Clinics of North America, 25*, 739–756.
151) Shear, M. K., Greeno, C., Kang, J., Ludewig, D., Frank, E., Swartz, H. A., & Hanekamp, M. (2000). Diagnosis of non-psychotic patients in community clinics. *American Journal of Psychiatry, 157*, 581–587.
152) Sheehan, D. V., Lecrubier, Y., Sheehan, K. H., Amorim, P., Janavs, J., Weiller, E., et al. (1998). The Mini-International Neuropsychiatric Interview (M.I.N.I.): The development and validation of a structured diagnostic psychiatric interview for DSM-IV and ICD-10. *Journal of Clinical Psychiatry, 59*(Suppl. 20), 22–33.
153) Siever, L. J., Guttmacher, L. B., & Murphy, D. L. (1984). Serotonergic receptors: Evaluation of their possible role in the affective disorders. In R. M. Post & J. C. Ballenger (Eds.), *Neurobiology of*

mood disorders: Vol. 1. Frontiers of clinical neuroscience (pp. 587–600). Baltimore: Williams & Wilkins.

154) Simon, G. E., Ludman, E. J., Unutzer, J., & Bauer, M. S. (2002). Design and implementation of a randomized trial evaluating systematic care for bipolar disorder. *Bipolar Disorders, 4*(4), 226–236.

155) Simon, G. E., Ludman, E. J., Unutzer, J., Bauer, M. S., Operskalski, B., & Rutter, C. (2005). Randomized trial of a population-based care program for people with bipolar disorder. *Psychological Medicine, 35,* 13–24.

156) Soldatos, C. R., & Bergiannaki, J. D. (2000). Sleep in depression and the effects of antidepressants on sleep. In U. Halbreich & S. A. Montgomery (Eds.), *Pharmacotherapy for mood, anxiety, and cognitive disorders* (pp. 255–272). Washington, DC: American Psychiatric Press.

157) Spencer, J. H., Glick, I. D., Haas, G. L., Clarkin, J. F., Lewis, A. B., Peyser, J., et al. (1988). A randomized clinical trial of inpatient family intervention: III. Effects at 6-month and 18-month follow-ups. *American Journal of Psychiatry, 145,* 1115–1121.

158) Suppes, T., Dennehy, A. C., Swan, C. L., Bowden, J. R., Calabrese, J. R., Hirschfeld, R. M. A., et al. (2002). Report of the Texas Consensus Conference Panel on medication treatment for bipolar disorder 2000. *Journal of Clinical Psychiatry, 63,* 288–299.

159) Suppes, T., Swann, A. C., Dennehy, E. B., Habermacher, E. D., Mason, M., Crismon, M. L., et al. (2001). Texas Medication Algorithm Project: Development and feasibility testing of a treatment algorithm for patients with bipolar disorder. *Journal of Clinical Psychiatry, 62*(6), 439–447.

160) Swartz, H. A., & Frank, E. (2001). Psychotherapy for bipolar depression: A phase-specific strategy? *Bipolar Disorders, 3,* 11–22.

161) Swartz, H. A., Frank, E., Shear, M. K., Thase, M. E., Fleming, M. A. D., & Scott, A. M. (2004). A pilot study of brief interpersonal psychotherapy for depression among women. *Psychiatric Services, 55,* 448–450.

162) Swartz, H. A., Pilkonis, P. A., Frank, E., Mallinger, A. G., Cherry, C. R., & Kupfer, D. J. (2000, January). *Bipolar disorder and comorbid borderline personality disorder: Treatment course and pharmacotherapy.* Poster session at the *Bipolar Disorder: From Pre-clinical to Clinical, Facing the New Millenium* meeting, Phoenix, AZ.

163) Swartz, H. A., Pilkonis, P. A., Frank, E., Proietti, J. M., & Scott, J. (2005). Acute treatment outcomes in patients with bipolar I disorder and co-morbid borderline personality disorder receiving medication and psychotherapy. *Bipolar Disorders, 7,* 192–197.

164) Szuba, M. P., Yager, A., Guze, B. H., Allen, E. M., & Baxter, Jr., L. R. (1992). Disruption of social circadian rhythms in major depression: A preliminary report. *Psychiatry Research, 42,* 221–230.

165) Tepas, D. I., & Monk, T. H. (1987). Work schedules. In G. Salvendy (Ed.), *Handbook of human factors* (pp. 819–843). New York: Wiley.

166) Thase, M. E., Frank, E., & Kupfer, D. J. (1985). Biological processes in major depression. In E. E. Beckham & W. L. Leber (Eds.), *Handbook of depression: Treatment, assessment, and research* (pp. 816–913). Homewood, IL: Dorsey Press.

167) Thase, M. E., Frank, E., Mallinger, A. G., Hamer, T., & Kupfer, D. J. (1992). Treatment of imipramine-resistant recurrent depression: III. Efficacy of monoamine oxidase inhibitors. *Journal of Clinical Psychiatry, 53*(1), 5–11.

168) Thase, M. E., Mallinger, A. G., McKnight, D., & Himmelhoch, J. M. (1992). Treatment of imipramine-resistant recurrent depression: IV. A double-blind crossover study of tranylcypromine for anergic bipolar depression. *American Journal of Psychiatry, 149*(2), 195–198.

169) Tohen, M., Bowden, C., Calabrese, J., Sachs, G., Jacobs, T., Baker, R., & Evans, A. (2003, May). *Olanzapine versus placebo for relapse prevention in bipolar disorder.* Paper presented at the 156th annual meeting of the American Psychiatric Association, San Francisco.

170) Tohen, M., Marneros, A., Bowden, C., Calabrese, J., Koukopoulis, A., Belmaker, H., et al. (2002, September). *Olanzapine vs. lithium in relapse prevention in bipolar disorder: A randomized double-blind controlled 12-month clinical trial.* Paper presented at the Third European Stanley Foundation Conference on Bipolar Disorder, Freiburg, Germany.

171) Tohen, M., Waternaux, C. M., & Tsuang, M. T. (1990). Outcome in mania: A 4-year prospective follow-up of 75 patients utilizing survival analysis. *Archives of General Psychiatry, 47,* 1106–1111.
172) Van Gent, E. M., Vida, S. L., & Zwart, F. M. (1988). Group therapy in addition to lithium therapy in patients with bipolar disorder. *Acta Psychiatrica Belgica, 88,* 405–418.
173) Van Gent, E. M., & Zwart, F. M. (1991). Psychoeducation of partners of bipolar-manic patients. *Journal of Affective Disorders, 21,* 15–18.
174) Van Gent, E. M., & Zwart, F. M. (1994). A long follow-up after group therapy in conjunction with lithium prophylaxis. *Nordic Journal of Psychiatry, 48,* 9–12.
175) Vaughn, C. E., & Leff, J. P. (1976). The influence of family and social factors on the course of psychiatric illness: A comparison of schizophrenia and depressed neurotic patients. *British Journal of Psychiatry, 129,* 125–137.
176) Volkmar, F. R., Bacon, S., Shakir, S. A., & Pfefferbaum, A. (1981). Group therapy in the management of manic-depressive illness. *American Journal of Psychotherapy, 35,* 226–334.
177) Wehr, T. A., & Goodwin, F. K. (1983). Biological rhythms in manic–depressive illness. In T. A. Wehr, & F. K. Goodwin (Eds.), *Circadian rhythms in psychiatry, psychobiology and psychopathology* (pp. 129–184). Pacific Grove, CA: Boxwood Press.
178) Wehr, T. A., Sack, D. A., & Rosenthal, N. E. (1987). Sleep reduction as a final common pathway in the genesis of mania. *American Journal of Psychiatry, 144,* 210–214.
179) Weissman, M. M., Markowitz, J., & Klerman, G. L. (2000). *Comprehensive guide to interpersonal psychotherapy.* New York: Basic Books.
180) Wever, R. A. (1984). Man in temporal isolation: Basic principles of the circadian system. In S. Folkard & T. H. Monk (Eds.), *Hours of work: Temporal factors in work-scheduling* (pp. 15–28). New York: Wiley.
181) Wever, R. A. (1988). Order and disorder in human circadian rhythmicity: Possible relations to mental disorders. In D. J. Kupfer, T. H. Monk, & J. D. Barchas (Eds.), *Biological rhythms and mental disorders* (pp. 253–346). New York: Guilford Press.
182) Wilner, P. (1995). Dopaminergic mechanisms in depression and mania. In F. E. Bloom & D. J. Kupfer (Eds.), *Psychopharmacology: The fourth generation of progress: An official publication of the American College of Neuropsychopharmacology* (pp. 921–932). New York: Raven Press.
183) Wirz-Justice, A., & Van den Hoofdakker, R. H. (1999). Sleep deprivation in depression: What do we know, where do we go? *Biological Psychiatry, 46*(4), 445–453.
184) Wulsin, L., Bachop, M., & Hoffman, D. (1988). Group therapy in manic-depressive illness. *American Journal of Psychotherapy, 42,* 263–271.
185) Yatham, L. N., Kusumaker, V., Parikh, S. V., Haslam, D. R. S., Matte, R., Sharma, V., & Kennedy, S. (1997). Bipolar depression: Treatment options. *Canadian Journal of Psychiatry, 42*(Suppl. 2), 87S–91S.
186) Yatham, L. N., Liddle, P. F., Shiah, I., Lam, R. W., Ngan, E., Scarrow, G., et al. (2002) PET study of [^{18}F]6-fluoro-L-dopa uptake in neuroleptic- and mood-stabilizer-naive first-episode nonpsychotic mania: Effects of treatment with divalproex sodium. *American Journal of Psychiatry, 159*(5), 768–774.
187) Young, R. C., Biggs, J. T., Ziegler, V. E., & Meyer, D. A. (1978). A rating scale for mania: Reliability, validity, and sensitivity. *British Journal of Psychiatry, 133,* 429–435.
188) Zaretsky, A. E., Segal, Z. V., & Gemar, M. (1999). Cognitive therapy for bipolar depression: A pilot study. *Canadian Journal of Psychiatry, 44,* 491–494.

監訳者あとがき

　本書は、Ellen Frank 著「Treating Bipolar Disorder：A clinician's guide to interpersonal and social rhythm therapy」（The Guilford Press, New York, 2005）の全訳である。著者Frank氏は、睡眠学・精神医学的臨床研究で最先端を行く米国ピッツバーグ（Pittsburgh）大学精神医学部門に長らく所属し、氏自身もこれまで数多くの実証研究に臨床心理士、心理学研究者として参画してきた。Frank氏はまた、対人関係療法（Interpersonal Therapy; IPT）の専門家としても著名である。氏の人となりについては、水島広子氏の著書巻末でも紹介されている（水島広子著：対人関係療法でなおす双極性障害、創元社、2010）。その Frank氏が、どのようにして対人関係療法に関心を持ち、そこから従来の行動療法的技法とを補完（相補）的に組み合わせて双極性障害に特化した対人関係社会リズム療法（Interpersonal Social Rhythm Therapy; IPSRT）を開発していったのかは、本書のなかで説明されている通りである。原著書全体を通じて、双極性障害の治療者としての氏の並々ならぬ熱意を感じたのは訳者たちだけではないだろう。

　双極性障害の心理（精神）療法的介入であるIPSRTでは、日常ルーティン（≒日課）の安定化を治療標的として、ソーシャルリズム・メトリック（Social Rhythm Metric）と呼ばれる自記式の簡易生活日誌を用いて患者の生活リズムの（不）安定性を行動療法的に評価する。すなわち、起床時刻や他人との最初の接触、一日の活動の開始、食事、就寝時刻などの一日の流れを規定する重要なルーティンの安定化を、治療者と患者の共同治療作業として取り組むことになる。ここでは個人のルーティンの影響を量的に評価するのみならず、誰とどのような状況で行ったのか、という質的側面も問うていることが重要である。そこから、対人関係問題領域が選択されて治療セッション中の主題として焦点づけさ

れる。このように、服薬アドヒアランスのみならず患者の対人関係面もケアすることが双極性障害の、特に病間期の心理療法として決定的に重要であることを著者は主張する。

　本書でも説明されているように、Frankらが当時のピッツバーグ大学の同僚たちとともにIPSRTの端緒となる理論的着想を得たのは、今からもう30年近くも前になる（Ehlers et al., 1988, 文献42）。そこでは、うつ病の発症メカニズムの統合的理解に向けて、社会ツァイトゲーバー理論（social zeitgeber theory）がはじめて概念化された。脆弱な（vulnerable）者において、個人の日常ルーティンを破綻させるライフイベントの影響（インパクト）が、気分障害エピソード発症につながる。言うまでもなく、この着想は1980年代に研究が大いに発展してきた躁うつ病（双極性障害）の時間生物学的研究と、精神疾患の発症メカニズムにおけるライフイベント研究の影響を色濃く受けたものである。新たな心理療法の着想が、生物学的研究の進捗を肌で感じられる雰囲気のなかで生まれるのは、いつの時代も同じである。

　実のところ、本書で説明されている治療理論や実践は、本邦の伝統的精神医療からみると、必ずしも特別なものではない。躁うつ病（双極性障害）の本態が、生の24時間リズムの崩壊や変調にあることは、精神医学者の千谷七郎氏の学派や森山公夫氏らによって、それぞれの依拠する理論的立場や臨床経験からいち早く提唱されてきた。躁うつ病の病間期の精神療法の意義や重要性についても、矢崎妙子、宮本忠雄の両氏らが繰り返し強調してきた臨床的視座である。逆に言えば、こうした独自の躁うつ病の臨床研究や実践の重厚な蓄積ゆえに、本邦ではIPSRTを受容できる土壌はすでに熟成しているといえよう。本書は、こうした先達者たちの業績に敬意を捧げつつ、21世紀前半の双極性障害の時代に依拠するに値する臨床テキストのひとつと考えて翻訳された。監訳者の知る限り、公刊された外国語版としては、イタリア語版に続いて二作目である。

他方で、概念的にみるとIPSRTの心理社会的治療方略は、社会ツァイトゲーバー理論に基づくリズムの安定化を扱うという点で、従来の時間生物学的な方法論を拡大しているように思われる。それはまた、睡眠医療における非薬物療法として知られる睡眠衛生教育における周知の治療方略（睡眠習慣や起床時刻のマネジメントなど）をも包摂している。むしろ睡眠覚醒リズムへの非薬物療法的介入こそ、IPSRTの最も大切な構成要素のひとつであることは本書でも説明されている。例えば、起床や朝食時間を安定化させることの効果は、朝方の光暴露が一貫して生じることや、規則的な摂食習慣が末梢の体内時計に与える影響の方が、良質な副次的効果としてむしろ本質的であろう。現行のIPSRTに――それは睡眠衛生教育それ自体にでもあるが――、欠けている実践的側面として、睡眠覚醒リズムの安定性や日常生活の構造化を促しながら、そのモジュールに光暴露や睡眠制御など厳密な意味での睡眠管理が組み入れられていないとする時間生物学者たちの指摘は享受せねばならない。生物・社会ツァイトゲーバー概念との相互的連関について、本書の出版を契機として臨床や研究面における学際的対話を今後期待したい。

　本書のもうひとつの特徴は、そこに提示された多くの臨床事例の描写の綿密さである。各事例は、この病気についてそれほど詳しくない者が読んでも十分にその経過が理解できる構成となっている。それらはまた、双極性障害に苦しむ患者や治療者を含めた周囲の者たちにとっても、双極性障害患者の回復とはどのようなものかを垣間見せてくれる。原著タイトルであった「双極性障害を治療する（Treating Bipolar Disorder）」とは、安易に、元通りの本人に戻る（治る）ことを保障することを意味してはいない。本書の事例のなかには、必ずしもハッピーエンドでなく、治療の終結とはいえない転帰を辿った記述も少なくはない。IPSRTにはむしろ、これまで通りの自分であろうとしがみつく、患者という病める主体の喪失を焦点化するラディカルな側面がある。この喪失をめぐる作業に取り組ませる上で、IPSRTにおいて独自に設定された第5の対

人関係問題領域の概念化については、従来のIPTの専門家たちの間でも意見がわかれるようである。本書が、この双極性障害における「健康な自己の喪失という悲哀」をめぐる議論を深めるきっかけになることを願う。

　IPSRTが米国で着想されたのが1990年、それから専門家向けの臨床ガイドとして原著が出版されたのは2005年である。原著が準備された時期は、ちょうどFrankらピッツバーグ大学精神科のグループが有名な双極性障害の多施設臨床研究（STEP-BD）に参画していた頃であろう。こうしたSTEP-BD研究をはじめ、ここ数年の間にも、双極性障害臨床に関する数多くの知見が蓄積されてきている。より最近の知見からみると、双極性障害うつ状態における抗うつ薬使用の位置づけなど、原著の発刊当時とは専門家のコンセンサスがいくらか変化している知見も少なからずみられる。また、本書で準拠されている米国精神医学会の診断基準（DSM-Ⅳ）も、2013年にDSM-5として改定され、双極性障害の操作的診断基準についても無視できない変化が生じている。加えて、変化したのは疾患概念だけではない。人々の対人関係やライフスタイルそのものも大きく変容している。本書の事例のなかに、携帯電話やインターネットなどのソーシャルメディアに関わる記述が限られているのも、ここ10年ほどの時代や社会の変容を伺わせるに十分である。昼夜の境目のない24時間社会と自他の境界不鮮明なヴァーチャル技術時代のなかで、対人関係が問題とされる領域そのものの変化（≒移行 transition）が社会リズムに与える影響も、これからは考慮する必要があるだろう。

　翻訳の経緯について少しふれておきたい。本書の翻訳計画は、まずは原著発刊後、程なくして原著の意義を認識した大賀と霜山によって着手された。その後、2007年秋に開催された日本睡眠学会学術集会での偶然の出会い（それは会場内の同じ発表ブースであったと記憶している）から、当時、社会人大学院生であった阿部が翻訳グループに加わることになった。下訳の分担は、序章および第1～5章までが大賀、6～8章が

霜山、9〜14章を阿部、巻末は3者の協同作業であった。しかしながら、その後、訳者たちそれぞれの日常業務や異動、留学、問題意識の変遷によって、この翻訳計画は一旦中断を余儀なくされた。双極性障害に関する社会的関心の高まりとともに、この計画が再開されたのは、ひとえに本書の企画段階からここまで熱意をもって出版までこぎつけて頂いた星和書店石澤雄司社長と編集部の近藤達哉氏らのおかげである。再開した当時、すでにフランスに研修留学していた阿部が、それまでの訳稿全体に改めて目を通して内容を補完していった。それから日本に帰国後、表現や用語を統一させていったのだが、監訳作業には予想通り手間取り、結果的に当初予定していたよりも大幅に刊行が遅れることとなった。訳語は、わかりやすさを第一に、日本の各専門領域の学会や専門家諸氏による紹介などですでに登場している用語をなるべく使用した。いくつか訳語が混在するものに関しては、本書の内容や雰囲気に最も近いコトバを監訳者が最終選択した。卓越した女性治療家かつ臨床研究者であるFrank氏の文体を日本語で伝えきれたのかどうか、読者諸氏の今後のご指導、ご鞭撻を願う次第である。

　巻末SRM-Ⅱとそのスコア算出法について、これらは当初、実証研究用に作成されて論文発表された尺度であった。そのため、原著者Frank氏とオリジナルSRMの主たる開発者Timothy Monk氏に、監訳者がメールで連絡をとって相談をした。尺度の翻訳、逆翻訳を行って内容について議論を重ね、原著者らの指摘に基づいて修正を加えたのち、両人から最終確認を得ることができた。その際Frank氏からは、著者略歴とともにパイロット版として双極Ⅱ型障害向けの改変版尺度（SRM-Ⅱ-5-BPⅡ）の資料を示されたため、参考として訳出して巻末に追加した。このように、IPSRTもSRM-Ⅱも、完成度の高い実証的に支持された心理社会的介入ツールでありながら、現在進行形でなおも工夫の余地があることが魅力といえる。最近の著者たちは、双極性障害の臨床病期（clinical staging）モデルを想定した上で、IPSRTを成人の双極Ⅱ型障

害患者への単独応用や、思春期・青年期の双極性障害に脆弱性のある者に対する心理社会的介入ツールとしての活用を検討しているようである。

　本書の訳者たちは専門の対人関係療法家ではなく、各々が固有の臨床経験と背景をもった臨床家である。一方では、感情の病理をめぐって苦労と思索を重ね、他方では眠りやリズムの治療的意義に興味を惹かれてきた。とりわけバイオ・サイコ・ソーシャルな治療を実践してきた者たちとして、本書の発刊までこぎつけることができたのは望外の喜びである。本書は計画から刊行に至るまで、その長期にわたる翻訳作業の各段階で、数多くの方々の支援や助力を頂いた。そのすべての方の名前をここに挙げることはできないが、なかでも特に訳稿の整理や訳者間の連絡で、宮原怜子、岡田香子、三上翔子の諸氏には大変お世話になった。また、訳者たちがかつて従事してきた諸治療施設のほか、とりわけ東京医科歯科大学精神科における同僚やスタッフのみなさんとは、双極性障害についての臨床思考を深める貴重な機会を共有することができた。SRMについて、滋賀医科大学精神科の角谷寛氏からは、尺度翻訳の段階で先に使用経験のある立場から貴重な助言を頂いた。その他にもお世話になった方々にも、この場を借りて心から御礼申し上げたい。

　振り返ると、諸事情により何度も翻訳作業が中断されながらも、本書で紹介されている事例や実際の患者さんたちと向き合おうとしてきた。本書を本邦に紹介することで、双極性障害の臨床がより豊かになって、当事者やその周囲の方々のこころの回復と、この病いにほどよい情熱と共感をもって取り組む治療者の成長につながるならば、本書の翻訳に関わった者たち一同にとって、この上ない喜びである。

2016年初夏　　訳者を代表して

阿部 又一郎

索　引

ABS-SR　103
ADA　275
BDI　100, 228
BMI　217
CC Plus　70
DBSA　221
DSM-Ⅳ　101, 104
ECT　7, 57, 170, 284
EE（Expressed Emotion）　33, 55
entrainment　34
FFT　58, 66, 67, 69
ICM　67, 68
IDS　100, 228
IFI　65
IPSRT　vii, xi, xv, xvii, 9, 11, 12, 16, 18〜23, 43, 45, 54, 58, 67〜70, 85, 287, 290
IPT　xi, xv, xvi, 22, 23, 97, 177, 237
Life Goals Program　62
MADRS　228
MAO阻害薬　48, 49
MINI-精神疾患簡易構造化面接法　99
MOODS-SR　101
NAMI　221
NDMDA　xi 〜 xiii
progress　225, 242
PTSD　103
QIDS　100, 228, 229
social cues　39

Social Rhythm Metric：SRM　134
SRM　ix, 21, 135, 235〜239, 294〜296, 325
STEP-BD　69, 70, 135
time cues　40
UMHA　221
www.mcmanweb.com　107
www.medication.com　107
www.medscape.com　107
www.my.webmd.com　107
www.spectrum-project.org　101, 103
YMRS　100, 229, 266
γ-アミノブチル酸（GABA）　27

【あ行】

赤ん坊（新生児）　41, 42
アセチルコリン　27
アドヒアランス　45, 55, 234
アルコール　216
アルコールおよび物質乱用・依存症　102
アンビバレント（両価的）　91, 149, 271, 283
医学・行動学的管理マネジメント　67
医学的・心理社会的治療　65
いがみ合った婚姻関係　42
維持期　79
維持治療　158

位相シフト　40
Ⅰ軸併存症　101
一日の生活を構造化　178
一番取り組んでいきやすそうな問題　131
一貫した肯定的・否定的パターン　126
一般併存症をモニタリングする方法　229
いつもの治療的スタンス　245, 246
違法薬物　216
医薬外薬品　216
苛立ち（易刺激性、いらいら）　124, 189, 190, 200, 251, 252, 253, 263
（医療介護）施設的な手段・支援を提供すること　217
色がより鮮明　114
インパクト（衝撃、影響）　118, 119
疑い深さ　114
うつ病（相）　118, 169, 182, 218
うつ病エピソード　19, 115
うつ病エピソードの早期徴候　178
うつ病症候学評価尺度（IDS）　100, 228
うつ病・双極性サポート団体（Depression and Bipolar Support Alliance）　86
うつ病の指標に対する過少反応と軽躁の指標に対する過剰反応　180
うつ病評価ツール　229
運動（エクササイズ）　217, 218
運動障害　235
エピソード　xvi, 11, 18, 19, 20, 96, 115, 118, 119
エビデンス　viii
嘔気　215
黄体後半期　167
大声で早口な話しぶり　124
オープン性　256

落ちついた姿勢　191
オランザピン　48, 53
オリエンテーション　145, 149

【か行】

外因性　114
概日（周期）システム　161, 218
概日（サーカディアン）リズム　vii, viii, xv, 10, 11, 29～31, 34, 39, 40～42, 182
概日ルーティン　161
外的な社会的因子　xv
外的な必要性　114
外的要請　110
回避性パーソナリティ障害　105
回復性の深い睡眠　217
学業上のキャリア　120, 121
学業上の不和　244
学業に最適な気分と能力を引き出せるスケジュール　203
覚醒リズムの同期性　30
確定診断に至るまでのプロセス　85
家系図　132（→ジェノグラム）
過去の重要な対人関係　129
過剰・過小刺激　178
過剰刺激　17, 164, 169, 203
過食　90
家族　119, 149
家族介入法　65, 66
家族焦点化療法　58, 66, 148, 238
家族心理教育　66, 196
家族セッション　196
「家族」との人間関係の本質　133

家族の疾病教育　18
家族の対応パターンを修正　66
家族の変化への期待　276
家族への教育　219
家族またはキーパーソン（重要な他者）からの報告　87
家族を巻き込む　193, 217, 219
家族療法的治療　148
かつて失った役割についてどの程度まで悲嘆できているようにみえるか　232
活動性　165, 170
活動と休息のバランスを維持　158
過眠　90
カルシウム・シグナルネットワーク　27
カルバマゼピン　47
簡易抑うつ症状尺度（QIDS）　100, 228, 229
環境因および他の心理学的、心理社会的要因　25
関係性の雛形　251
患者教育　112
患者自身の依存性　193
患者たちから多くを学ぶこと　290
患者と家族への疾病教育　90
患者とのつながり　77
患者に選択された対人関係の問題領域　243
患者の過去と現在の生活上における重要な人間関係を振り返って再検討すること　125
患者の過去に起因する手がかりを見逃す危険性　260
患者の健康感（ウエルネス）　162
患者の現在と過去の関係性の本質　130

患者の好訴性　254
患者の高慢なスタンス　254
患者の多岐にわたる訴訟　254
患者の知識　92
患者の治療を利用できる能力　70
患者の病識　237
患者の面目が失われないように相手を欺いたりうそをつかざるを得ないこと　246
患者の予後や治療アウトカム　224
患者への十分な共感と関心　177
患者を自殺から防ぐために患者の守秘義務をあえて破る自分の判断レベル　256
感情について教育　183
感情表出（EE）　33, 55
関心を示すこと　78
乾癬　106
完全寛解　151, 152
鑑別診断　92
管理マネジメント　64, 202, 211, 214〜216, 222, 255, 276, 283, 289
管理モニタリング　213, 217
キーパーソン（→重要な他者）　88
キーパーソンにも関わって補助してもらう必要　239
危機を焦点化すること　78
危険な状況リスト　65
危険な衝動性　190
気質　86, 244, 253
起床時刻　236
「起床時刻」と「就寝時刻」を尋ねるだけのSRM1、2項目版　239
起床時刻を変えること　239
起床時刻（患者が実際に朝ベッドから起き

あがる時間) 236
季節性うつ病 120
季節性感情障害 218
季節性パターン 115, 120, 217, 265
規則正しい仕事 277
規則正しい社会リズム xiv, xvi
規則正しいルーティン 10, 29
規則的な運動プログラム 218
規則的な活動 64
規則的な起床時間 240
規則的な社会リズム 79, 218
規則的な社会ルーティンにきちんと移行する患者 238
規則的な睡眠スケジュール 175
規則的なスケジュール 13, 17
規則的な日常ルーティン 11
規則的な有酸素運動 218
規則的なルーティン 82
期待 233, 251, 277
期待の非相互的な役割 251
気分障害エピソードの病歴 89
気分障害の家族歴 89
気分症状の管理マネジメント 181
気分の季節変動性 166
気分の不安定性 105, 251
気分評価スコア 170, 171, 173
気分変動性の少なさ 191
逆転移 271
キャリア上の役割の喪失 204
休止時間(downtime) 169
急速交代型 93
教育モジュール 82
境界性パーソナリティ障害 93, 97, 105
共感的立場を維持 144

鏡像研究 58, 59
協調的な関係を確立 150
協力的な治療アプローチをとれる複数の医師紹介リスト 257
拒食-過食(拒食症)スペクトラム 103
拒薬 53 (→怠薬 73)
距離が近く同一化すること 273
キンドリング 46
クラスターB群 104
グループ(集団)心理教育的 59, 60
訓練(トレーニング) 58, 109, 245, 283
ケア viii, 212, 219, 284
敬意 245
軽うつ状態 52
警戒すべき初期兆候 289
軽食を分割して摂取 215
軽躁状態 218, 220, 246, 266
軽躁状態と関連した喜び 220
軽躁という気分状態に嗜癖的 266
軽躁の初期兆候 267
軽躁の同定 88
軽躁や躁症状に関する病識が急速に失われる 228
継続期 79
継続治療 158
傾聴 78
月経周期 166
月経前および月経初日 165
決定分析 237
下痢 215
限界を明確に設定 168
健康な自己の喪失 xvi, 73, 76, 83, 109, 131, 143, 154, 181, 185, 187
「健康な自己の喪失」に対する悲哀 186

「健康」や「理想」像を再定義　187
現在性　248
現在のエピソードの結果　133, 154
現在の気分エピソードの原因　133
現在の困難さと未来の目標への執拗なまでの焦点化　248
現在の症状と最も密接に関連する問題　131
現実検討の乏しさや無分別さ　200
現実的な一連の目標　122
現実的な評価アセスメント　121
現実的に病気を考慮に入れた人生計画を立てること　232
現状維持が大きな治療成果　288
倦怠感　216
権利意識　191
抗うつ作用　51, 114
口渇　215
高感情表出的な態度　33（→感情表出（EE））
公共機関への苦情申し立て、投書キャンペーン　254
高血圧　106
甲状腺疾患　106
高照度光（療法）　218, 219
高照度人工光治療器の使用　218
向精神作用をもつ物質の摂取　216
抗精神病薬　212
構造化　173
構造化診断面接　85, 92
抗躁　51, 212
好訴的な態度　254
交替制勤務（シフトワーク）　41
行動活性化　179, 265, 268, 284

行動上の変化　87
行動療法的介入　63, 150
高慢さ（肩書き、権利意識）　253, 254
戸外活動　174
誤解を是正する作業　112
こき下ろし　205
誇大感　200
個別化された再発予防介入　62
個別にSRMを用いる　135
個別の（事例）定式化　64, 109（→事例定式化）
コミュニケーション　66, 220
雇用状況　115
孤立型タイプの対人関係欠如　222
婚姻上の役割をめぐる不和　155
混合状態　88, 115
コンプライアンス　45

【さ行】

罪悪感　183
最近の近しい人間関係　129
最後に15分程度の時間　113
最重要なルーティン　236
最初に選ばれる項目　236
最初の病歴聴取　149
罪責（感情）　184
再体験症状　103
再適応　197
再発の初期兆候　62, 65
再発予防　62
細胞間シグナル情報伝達経路　31
睡眠の喪失　114

先を見越した治療介入　208
サブタイプ（亜型）　98, 238
サポートシステム　16
三環系抗うつ薬　49
産褥期　3
産褥期精神病　2
ジェノグラム　132（→家系図）
支援グループ　221, 222
支援団体につなげる手伝い　217
時間合図　30, 40
時間感覚を完全に見失った（躁転の発端）　179
時間管理法　64
時間性　248
時間阻害因子　40
シグナル伝達系ネットワーク　27
刺激　169, 170
自己調整・制御する技能スキル　64
自己統制感　179
自己認識を変えること　199
自殺管理マネジメント　255
自殺念慮と自殺行動の管理マネジメント　255
時差ぼけ　35, 36, 41
支持的な社会的ネットワーク　287
「自主的に孤立する」タイプ　205
自主性（自分らしさ）　236
思春期におけるうつ病　89
自然な無秩序さ　1
自尊心　198, 222
自宅で課題　21（→ホームワーク）
実家のルーティン　203
実証的に支持された治療法　59
実証（エビデンス）に基づいた治療法　viii

湿疹　106
疾患管理マネジメント　92
疾病教育　82, 90, 92, 111, 116, 219
指導的　246
ジプレキサ　48（→オランザピン）
自分が優位な立場にたつこと　191
自分に期待されていることへの理解が極めて乏しいこと　244
自分を大事にケアできるよう支援すること　199
社会化　64
社会／家庭状況　41
社会恐怖症　105
社会経済的状況の指標　119
社会資源の利用　64
社会ツァイトゲーバー（social zeitgebers）　ix, xiv, xvi, 35, 38, 39, 43, 112, 134, 177
社会的・職業的機能　225, 226, 231, 234
社会的合図　39
社会的因子　xv
社会的孤立型　234
社会的刺激の増減　163
社会的、仕事上の役割の選択を再考　203
社会的・支持的なネットワーク　156
社会的スキルの低下　186
社会的接触　276
社会的相互作用（社会的交流）の頻度　163
社会的促進子　34
社会的・知的な過剰刺激　115, 164
社会的同調因子　164
社会的ネットワーク　201, 227
社会的役割　83, 110, 197, 200

社会リズム　xv, 110, 182, 284
社会リズム・トーク　82
社会リズム側面　116
社会リズムの安定化　37, 82, 134, 149, 162, 165, 208
社会リズムの安定性　162, 177
社会リズムの規則性　167, 177
社会リズムの破綻　42, 73, 110, 112, 145, 146, 179
社会リズムの破綻のようにみえるもの　178
社会リズムの本質　134
社会ルーティン　22, 37, 76, 134, 146, 149, 177, 237
集学的ケア・プラス　69
就業や住居の地域　119
終期　110
終結　283
重症化する振せん　235
就寝時刻（患者が消灯して眠りにつこうとする時間）　236
縦断的　85, 89
集中臨床管理マネジメント　67
重篤で人格を損なうほどの躁病　158
「自由」で「自主的」なライフスタイルによる代償　237
柔軟性　247, 275
柔軟性の乏しい生体時計　36
十分な規則性　xvii
十分な睡眠　10, 17
十分な病識のない患者　220
週向けに作成された社会リズム安定化スケジュール　163
集約的ケースマネージャー　223

重要な他者　133, 205（→キーパーソン）
重要なライフイベント　115
宿題（ホームワーク）　235, 241
障害の影響を受けた患者や患者の人生に強い関心を示す　223
賞賛　246
症状・機能的変化のモニタリング　225
症状が完全に再燃した時期　159
症状管理マネジメント（計画）　64, 150, 159
症状変化を絶えずモニタリング　226
症状モニタリングの焦点化　64
症状連続性　88
情緒的覚醒度　42
情緒的に支援　127
焦点化　248
焦点化された病歴聴取　76
焦点化すべき現在の対人関係問題領域　231
焦点型　283
将来的安定化目標チャート　163, 323
将来的な職業的到達　120
ジニー（の事例）　187, 188, 189, 213
初期　110
初期症状　114
初期徴候　226
職業上の優越感　192
食事制限　217
食事パターンを維持するための方策　175
食生活の変化　215
処方計画の変更　213
処方担当医　150, 153
処方担当医との入念な協力連携　260
ジル（の事例）　1～13, 29, 112, 114, 119,

索引 349

126, 127, 128, 131, 146, 147, 176, 291
事例定式化（ケース・フォーミュレーション）109〜111, 114, 131, 133, 134, 144, 246, 250
心血管疾患　106
人生という二分化　186
人生に及ぼしたインパクト　120
真性の（内的）概日リズム　218
人生を構造化　197
人生を再構築　197
身体医学的併存症　105
身体的・心理的ウェルビーイング（well-being）　106
身体的苦痛の訴えについて問診　216
身体的ツァイトゲーバー　30
身体の概日周期システム　236
診断的評価アセスメント　90
心的外傷後ストレス障害（PTSD）　103
信念についての輪郭　92
心理教育　10, 13, 58, 62, 64, 82, 85, 117
心理教育的アプローチ　55
心理教育的介入　62, 66
心理社会的アプローチ　57
心理社会的因子　32
心理社会的介入　11
心理社会的困難さ　55
心理社会的ストレス因子　30
心理社会的治療　vii, 10, 25, 55
心理社会的問題　xiii
心理社会的リハビリテーション　57
心理的または社会リズムへの影響　126
推移（進展）　174, 233, 242
睡眠　41
睡眠-覚醒スケジュールを安定化　267

睡眠衛生教育　67, 161
睡眠覚醒サイクル　173
睡眠が固定化　183
睡眠構造　102
睡眠促進作用　47
睡眠の回復　212
睡眠の欠如　169, 170
睡眠の減少　113, 114
睡眠の障害　226
睡眠の増減　163
睡眠のタイミング　163
睡眠剥奪　166
睡眠不足　116, 117, 118, 166
スケジューリング　xvi
スティーブ（の事例）　123〜125, 207, 208, 288, 289
スティグマ（偏見）　xii, 64, 90, 254
ストレス因子を同定　65
ストレス対処法　64
ストレスフルなライフイベント　vii, viii, 43, 73
スペクトラム　51, 88
スペクトラム・プロジェクト（the Spectrum Project）ウェブサイト　101
スポーツトレーナーのたとえ話　238
生化学的不均衡（chemical imbalance）　26, 28
生活上のルーティンの規則性　22
生活の構造化　10, 117
生活「変化」　81
制限　186
誠実さと相互の尊敬に基づいた強い治療関係　247

脆弱因子　37
正常気分　52, 171, 203, 208, 224, 253
正常な悲哀　182
正常の睡眠覚醒サイクル　219
精神科救急（ER）　213
精神・身体医学的併存疾患　106
生体時計の柔軟性　34
生体リズムの「病的」同調状態　36
生命に危険性のある疾患　287
生理学的ツァイトゲーバー　39
生理周期と関連した気分変動　166
セーフティネット　246
摂食障害　103
セルフモニタリング（自己監視）　64, 65
前駆期の特徴的パターン　62
前駆症状（兆候）　64
潜在的な過剰刺激　163
選択　220
選択された問題領域　110
選択的セロトニン再取り込み阻害薬（SSRI）　27, 49, 215
全般的機能　66
躁うつ病　3, 10
躁うつ病の負因　89
早期兆候　267
増強療法　56
双極Ⅰ型障害　19, 20, 86, 166
双極Ⅰ型障害の治療管理　150
双極Ⅱ型障害　19, 20, 86, 150, 218
双極性うつ病エピソード　50
双極性気質　189
双極性障害治療ガイドライン　53
双極性障害のあるサブタイプ（亜型）　238
双極性障害のエピソードとの関連性　145

双極性障害の家族歴　96
双極性障害の患者に対する治療ケアの主要な鍵　223
双極性障害の多施設系統的治療促進プログラムSTEP-BD　69
双極性障害の治療における心理療法家と薬物療法家との間の緊密な連携協力の意義　264
双極性障害を患っているという事実をより受容できるようになること　232
相互交流による患者の居心地良さの向上　234
相互的に期待に応えられる治療関係　251
相互的に非常に強い情動的な絆　127
葬式躁病　182
喪失　64
喪失と獲得　197
喪失についての悲しみを表出できること　232
躁的エピソード発症　212
躁的行動　124
躁的興奮状態　165
躁転時の患者の記憶　112
躁病　178, 220
躁病・軽躁エピソード　118
躁病／うつ病エピソードの相対的バランスと各エピソードの始まる相対的速度　168
躁病エピソード　19, 118, 164
躁病の原因　114
躁病のときの自分の常軌を逸した行動　288
躁または軽躁状態　218
ソーシャルリズム・メトリック（SRM）

索引 351

ix, 12, 21, 76, 82, 109, 134, 161
ソーシャルリズム・メトリック（SRM）-5
　項目版　294, 295
ソーシャルリズム・メトリック（SRM）-17
　項目版　296, 309
底なしのエネルギー　15
その他の外部観察者　88
尊厳ある深い満足感のある人生　19
損失コスト　119, 123

【た行】

大うつ病エピソード　19
ダイエット　217, 218, 238, 261
対峙（直面）的　246
体重増加　103, 214, 217, 235
体重調整プログラム　151
対人関係インベントリー　12, 76, 109, 110,
　113, 125～129, 132, 133, 146, 183, 243
対人関係インベントリーの面接ガイド
　129
対人関係・社会的役割機能の改善　149
対人関係社会リズム療法（IPSRT）　vii, xi,
　9, 29, 43, 45, 67
対人関係上の苦痛　112
対人関係上の刺激量を増大　140
対人関係上のストレス因子（ストレッ
　サー）　175
対人関係上の生活管理　11
対人関係上のつながり　77
対人関係上の不和　189
対人関係上の問題　76, 117
対人関係上の役割をめぐる不和　181, 220

対人関係ストレス　143
対人関係的側面　149
対人関係の一時的な破綻　130
対人関係の数と質　38
対人関係の欠如　76, 109, 131, 181, 206,
　233, 234, 273, 276
対人関係の質　76
対人関係の相互作用　168
対人関係問題領域　xvi, 79, 83, 109, 110,
　149, 154, 208, 231
対人関係パターン　193
対人関係問題　83, 110, 117, 145
対人関係問題における治療介入　181
対人関係や社会的役割上のストレス　42
対人関係領域におけるセッション外での治
　療作業　235
対人関係療法（IPT）　xi, 22, 38, 54, 56, 62,
　97, 109, 177, 237
対人サイクル　192
大西洋横断飛行　40
代替療法　216
態度（attitude）　66
体内時計をセット（調節）　xv, 12, 13
タイミング　30, 37, 142
タイムキーパー（timekeepers）　xiv
タイムギバー（timegivers、時間供与因
　子）　xiv, 30
タイムキュー　30, 40（→時間合図）
絶えず変動的な症候　244
互いの期待　233
多剤併用療法　53, 235
脱水症状　103
タッド（の事例）　14～19, 111, 115, 128,
　129, 291

脱同期化した状態　36
脱同調　41
妥当性が示された構造化診断面接法　99
他人を理想化　205
怠薬　73
怠薬による本当の弊害と躁病・軽躁エピソードの弊害　267
段階的課題設定法　64
単極性うつ病　97
炭酸リチウム　26～28, 46
断絶　130
断眠療法　114
秩序だった生活　1
知的・対人関係上の過剰刺激　30
チャート表　231
注意欠如／多動性障害（ADHD）　93, 96, 104, 132
チューインガム　215
長期的目標　122
調合ハーブや漢方薬　216
直近の（病気）エピソード　112, 114, 143, 226
直近の目標　163
治療アドヒアランス　29, 45, 55, 64, 65, 70, 83, 214, 235
治療介入パッケージ　84
治療介入法の本質　133
治療関係の本質　245
治療計画　110, 149, 215
治療者－患者間でのやり取りの相互的本質　250
治療者のオープンで支持的なスタンス　250
治療者（側）の期待　234, 244

治療者の思慮深く思いやりのある欺き　247
治療終期　80
治療終結後に患者との連絡を維持すること　290
治療上の適合性　98
治療推移マーカー　232
治療チーム　16, 17, 18
治療中期　79
「治療抵抗性」患者　259
治療的スタンス　245, 247
治療的な焦点化　248
治療同意　145, 146, 149
治療導入（オリエンテーション）　145, 149
治療同盟　83
治療の終結　80, 209
治療の焦点化　155
治療目標における真の推移　242
治療モジュール　81, 82
治療予後に楽観的であること　223
治療を受けていくことに両価的感情　149, 158
治療を困難にしている潜在的要因を評価　259
治療を終結せざるをえない者　287
ツァイトゲーバー（zeitgeber, 同調因子）　30, 34, 39, 40, 164
ツァイトストゥラー（zeitstörer, 同調阻害因子）　xvi, 40, 41, 42, 134
抵抗を正常化（ノーマライズ）する　237
定式化（フォーミュレーション）　110, 111
敵意　190
敵意に満ちた家庭環境　33
適正な量の睡眠　168

適正なバランス　165, 166
適切な限界を設定　194
徹夜　114
デルタ波　217
電気けいれん療法　7, 57, 170, 284（→ECT）
同一化　271, 273, 274
動機（モチベーション）　158
統合失調感情障害　96, 97
同調　41
道徳的　192
糖尿病　106
同僚たちとの関係の喪失と関連した悲哀　204
同僚や上司らと何らかの衝突　119
突然に切れてしまった重要な人間関係　130
トピラマート　47, 262
「乏しい（不十分な）」治療アウトカム　259, 275
トラウマ　249
度を越した計画　124
頓挫（脱線）　168
頓服　212

【な行】

匂いがより強く感じられる　114
肉体的ストレスと過度の社会的相互作用　165
Ⅱ軸（障害）　104
Ⅱ軸併存症　104
日常生活のパターン化　30

日常生活ルーティン　112
日常ルーティン　22, 38
日常ルーティン（日課）を確立　64
日常ルーティン上の変化　30
日常ルーティンの安定化　161
日常ルーティンの規則性　68, 168
日常ルーティンの変化　158
日単位、週単位で「得点（スコア）」を増やす　249
入院患者の家族治療介入法　65
入眠困難　212
認知機能の低下　238
認知　38
認知行動療法　62, 63, 64
認知行動療法に対する社会化　64
認知面の機能低下　238
認知リフレーミング（再構成）　64
認知療法　xvi, 56
ネガティブ（否定的）な（ライフ）イベント　33
年表作成　117（→病歴年表）
望ましくない役割の変化　200
ノンアドヒアランス　73, 143, 147, 215

【は行】

バイオ・サイコ・ソーシャルモデル　iv, vii
配偶者　65
配偶者介入法　66
恥　64, 198, 208, 261
橋渡しを「焼失」　207
働かないことの肯定的な側面　204
発症促進因子　30

話し合った　244
パニック・スペクトラム　101, 102
パニック障害　101, 102
パニック症状　101
母親との間で非常に強く支持的な関係　128
母親との役割をめぐる不和　273
ハミルトンうつ病評価尺度（HAM-D）　100, 228
早足のウォーキング　218
パラノイア徴候　114
バルプロ酸　26, 46, 47, 48, 51, 151, 152, 261
反芻　147, 148, 249
反芻と抑うつ感情を増悪　248
判断力の低下　200, 220
反復性の単極性うつ病　97
反目　190
悲哀　109, 131, 181
悲哀のひとつの形式　186
悲哀反応　182
悲哀や役割の変化　178
非医師系の臨床家の役割　260
比較対照臨床研究　58, 59
光治療　219（→高照度光療法）
非機能的思考　64
非現実的な否定的認知　38
非合理的な肯定的思考　32
非合理的な否定的思考　32
非自発的入院　213, 268, 269, 270
非遵守　147（→ノンアドヒアランス）
非常に限定された社会的接触　234
非相互的な期待　157
悲嘆する治療作業　13

悲嘆する喪の作業　17, 18
否定感情を表出　33
非定型抗精神病薬　48, 51
非定型症状　90
否定的思考の修正　63
否定的自動思考　64
否定的スタンス　216
否定的な家庭環境　33
非特異的支援　223, 224
否認　45, 53, 83, 147
肥満　106
秘密保持　112, 254, 255
病間期の精神病症状　96
病気が対人関係にどのようなインパクトを与えたのか　130
病気が自らに課す制限　186
病気に対する季節性要素　218
病気について家族メンバーや友人らと話し合うことを許可　255
病気によって決定づけられたレベル　187
病気に罹患した現実に直面　199
病気の否認　237
病気を管理マネジメントする能力　177
病気を否認　18
病気を否認したい欲求　187
病気を患った代償やコスト　237
表現の探求　183
病識の欠如　77, 228
標準化（ノーマライズ）　147
標準時刻帯　175
病態によって違った治療的スタンス　245
表面的な関係性　127
病歴聴取　82, 109, 112, 113, 117, 122
病歴年表　11, 115, 116, 146, 237, 254, 266,

287, 289
頻尿　215
不安感　216
不安定性モデル　29
不安定な社会リズム　115
夫婦（カップル）セラピー　148
夫婦関係上の不和　195
夫婦関係の本質　126
夫婦間の役割をめぐる期待　157
付加的（な治療）介入法　211, 224
不完全な役割の変化　250
不規則性　135
複雑な薬物投与計画　235
副作用（の管理モニタリング）　214, 215, 217
福祉支援つきの中間施設　16
服薬アドヒアランス　66, 77, 103, 235
服薬アドヒアランスへの認知的アプローチ　63
服薬中断　266
服薬の完全な拒絶　53
服薬のタイミング　173
服薬ノンアドヒアランス（非遵守性）　143, 214
服薬モニタリング　235
服薬を自己中断　266
普段の規則的なルーティン　4
不適応的な信念の修正　64
船酔い止め用のリストバンド　215
不満足な仕事からの役割の変化　266
冬場　218
プライド　18
フラストレーション　276, 277
フルタイムの通学と学業成就という役割の

変化　279
不和　233
不和になっている相手側を巻き込むこと　220
不和の当事者たちがどの程度うまくやっていこうとしてみえるか　233
不和を解決する方略　221
分別ある無理のない減量プログラム　218
米国エキスパート・コンセンサス・ガイドライン　57
米国の全国うつ病・躁うつ病協会　xi
併存症
　Ⅰ軸上の併存症　101
　Ⅱ軸上の併存症　104
　身体医学的併存症　105
別居状況に変化　169
ベック-ラファエルソン躁病評価尺度　100
ベックうつ病評価尺度（BDI）　100, 228, 229
ペットボトル　215
別の形の未解決の悲哀　186
防御因子　37
ホームワーク　21（→宿題）
他の薬剤や物質使用の管理モニタリング　217
他の役割が損なわれていること　198
誇りをもてるひとつの人生　19
施された治療を患者が活用する能力を信頼すること　223
ボランティア活動　222
ホルモン環境の変化　11

【ま行】

マックマンのうつ病・躁うつ週間ニュース　107
遷延性・消耗性のうつ病　158
慢性軽うつ状態　52
「慢性的な不満足」タイプ　205
未解決の悲哀　76, 183
未解決のままの悲哀反応　183
自らの役割を断念する必要もなく相手側の期待に応えられる場合　251
未来性　248
無気力型（anergic type）のうつ病　179
むら気　85
無料のスポーツトレーニング　238
面接アウトライン　129
目標指向型治療の価値　283
モジュールの順序配列　82
モニタリング　xvi, 225, 226, 228, 229, 231〜236, 239
モノアミン系作動システム　27
モノアミン酸化酵素阻害薬（MAO阻害薬）　48
喪の作業　143
モンゴメリー・アスベルグうつ病評価スケール（MADRS）　228
問題解決型　66, 290
問題解決法　64
問題領域（の同定）　12, 133
問題（領域）を再定式化　154, 155

【や行】

薬剤治療教育　151
薬物計画に対するアドヒアランス向上　235
薬物処方医　150
薬物治療アドヒアランス　45, 234
薬物療法　150
薬物療法専門医との良好な治療連携　256
薬物療法担当医と定期的に連絡　257
薬物療法的な症状管理マネジメント　150
役割の変化　76, 83, 109, 129, 131, 169, 181, 186, 197, 199, 202, 261, 266
役割の変化と関連した修正　197
役割を担わないことの恩恵　203
役割をめぐる不和　76, 109, 131, 137, 157, 220, 233, 242, 243, 251, 271
役割をめぐる変化　157
ヤング躁病評価尺度（YMRS）　100, 229, 266
有害な薬物相互作用　216
抑うつと軽躁症状について注意深く系統的に振り返って検討　227
抑うつと躁／軽躁の症状レベル　226
抑うつと躁症状をモニタリングするいくつかの方法　229
予後の悪さ　217
予防的　51, 52, 73, 162
より先の目標　163

【ら行】

ライフ・ゴール・プログラム　62

ライフイベント　40
ライフスタイル　xvii, 113, 115, 117, 141, 147, 197
ライフストレス　34, 42
ラップアラウンド式（重畳型）サービス　223
ラモトリギン　47, 105, 214
乱用物質　216
リーダー的役割　222
リカバリー（回復）日　168
リカバリー睡眠（週末の寝だめ）　154（→回復性の深い睡眠）
リスク因子　142
リスペリドン　48
リズム調節不全因子　31
リズム同調性　37
リズム（の）安定性（化）　162, 163, 165, 177, 287
リズムの破綻　viii, 110, 113, 117
リズムの不安定性　162
リズム破綻の引き金　165
リセット　40
リソース（人的資源）　129
リチウム　26～28, 46, 47, 48, 50, 215
リチウム中毒症　103
リッカート尺度タイプの気分モニタリング・チャート　235
利用可能なさまざまな社会的サービスへとつなげる必要　223
両親の押し付けがましさ（侵襲性）　194
旅行計画　177
臨機応変に対応　275
臨床状態の定期的モニタリング　225
臨床能力（コンペタンス）　70

ルーティン（日課）　xv, xvii, 12, 14, 43, 117, 140, 142, 175, 291
ルーティンの欠如　117, 135
ルーティンの破綻　114, 117
ルーティンを１つまたは２つだけ安定化させる　236
レスキュー（救助、応急）　67, 153, 211, 212, 217
ロイス（の事例）　283, 284, 285
浪費　200

《著者紹介》

エレン・フランク博士（Ellen Frank, Ph.D.）

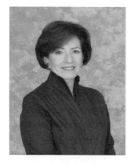

ピッツバーグ大学医学部精神科名誉教授であり、西部精神医学研究所・クリニックうつ病・躁うつ予防プログラムの前研究局長。

エレン・フランク教授は、ヴァッサー大学卒業後、カーネギー・メロン大学にて英語学修士、ピッツバーグ大学にて心理学博士号を取得した気分障害とその治療法の専門家である。米国食品医薬品局（FDA）精神薬理薬諮問委員会の議長および米国精神保健諮問審議会の前評議員を務めた。また、米国精神医学会（APA）DSM-5タスクフォースの気分障害作業グループにも尽力し、米国精神医学会名誉フェロー。1999年には全米医学アカデミー（前・米国医学研究所）に選出された。

フランク教授は、これまで精神医学・心理学系の学術専門誌に400本以上の査読済み論文を発表している。彼女と同僚たちは、30年以上にわたって気分障害の治療介入および治療反応性の背景にある病態生理についての研究に従事してきた。そうした研究は、睡眠と概日リズムが治療反応性の媒介因子、調整変数として強調されている点で知られる。1990年代の反復性の単極性うつ病の維持治療についてのフランク教授らの研究では、睡眠脳波と24時間コルチゾール値が測定され、治療反応性を予測する変数として評価された。こうした知見は現在、この専門領域における古典的研究とされている。他方で、フランク教授と同僚たちは、対人関係療法（IPT）の臨床応用に向けて維持的IPT、短期的IPTなど一連の修正技法についても検証してきた。彼女たちは、それに続けて、双極性障害の治療法として対人関係社会リズム療法（IPSRT）を考案した。IPSRTは元来、双極性障害の個人向けの補助的治療法としてデザインされた。いまやIPSRTは、双極性障害や単極性うつ病の双方を対象とした個人向け治療法のみならず集団心理療法としても適用できる。

IPSRTは、社会ルーティンの影響に関する特有の仮説に基づいている。社会ルーティンの影響は、双極性障害における概日リズムの機能や気分を測定するソーシャルリズム・メトリック（SRM）によって評価される。フランク教授らは、社会ツァイトゲーバー仮説（social zeitgeber hypothesis）と合致したIPSRTの治療効果を示した。加えて、その予防効果は、治療参加者が自らの社会ルーティンの規則性を増す程度と有意に相関することを明らかにした。IPSRTの効果は、成人のみならず若年者における双極性障害を対象としたいくつかの臨床研究でも実証されている。IPSRTによる治療介入は、社会リズムの規則化が中心となることから、フランク教授はデヴィッド・クッファー（David Kupfer）医師らと共同して現在、IPSRTが双極I型障害患者の医学健康リスクを減少させる効果を示すべく臨床研究を実施している。その他にも、コーネル大学情報科学部門の同僚たちとSRMをもとにした社会ルーティンの規則性に関するスマートフォンアプリの共同開発研究などに関与している。

《訳者紹介》

阿部 又一郎（あべ ゆういちろう）

医学博士、精神科専門医。
千葉大学医学部卒業。都立広尾病院神経科、正慶会栗田病院、国立精神・神経医療研究センター精神保健研究所精神生理研究部を経て渡仏（フランス政府給費生）。東京医科歯科大学大学院医歯学総合研究科博士課程修了。現在、東京医科歯科大学精神行動医科学分野 助教。
主な著書：「時間治療の基礎と実践」（分担執筆、丸善、2007）、「レジリアンス―現代精神医学の新しいパラダイム」（分担執筆、金原出版、2009）、「フランス精神分析における境界性の問題」（共訳、星和書店、2015）「ケアの社会」（共訳、風間書房、2016）。

大賀 健太郎（おおが けんたろう）

医学博士、精神科専門医。
上智大学文学部哲学科でクラウス・リーゼンフーバー教授のもとでハイデッガー哲学を学ぶ。日本大学医学部勤務を経て 2015年から東雲メンタルヘルス研究室室長。日本大学医学部兼任講師。医療法人山口病院精神科医師。
主な著書：「成人のADHD 臨床ガイドブック」（ロバートJ.レズニック著、監訳、東京書籍、2003年）

霜山 孝子（しもやま たかこ）

文学修士、臨床心理士。
日本大学文理学部心理学科卒業。日本大学大学院文学研究科心理学専攻修士課程修了。現在、駿河台大学 心理学部教授。
主な著書：「成人のADHD　臨床ガイドブック」（共同監訳、東京書籍　2003年）「新医療と看護のための心理学」（分担執筆、福村出版、2009年）、「心理臨床学事典」（分担執筆、丸善、2011年）

双極性障害の対人関係社会リズム療法

2016年5月20日　初版第1刷発行

著　　者	エレン・フランク
監 訳 者	阿部又一郎
訳　　者	大賀健太郎、霜山孝子、阿部又一郎
発 行 者	石澤雄司
発 行 所	㈱星和書店

〒168-0074　東京都杉並区上高井戸1-2-5
電話　03（3329）0031（営業部）／03（3329）0033（編集部）
FAX　03（5374）7186（営業部）／03（5374）7185（編集部）
http://www.seiwa-pb.co.jp

Ⓒ 2016　星和書店　　Printed in Japan　　ISBN978-4-7911-0932-6

・本書に掲載する著作物の複製権・翻訳権・上映権・譲渡権・公衆送信権（送信可能化権を含む）は（株）星和書店が保有します。

・JCOPY 〈(社)出版者著作権管理機構 委託出版物〉
本書の無断複写は著作権法上での例外を除き禁じられています。複写される場合は、そのつど事前に（社）出版者著作権管理機構（電話 03-3513-6969、FAX 03-3513-6979、e-mail：info@jcopy.or.jp）の許諾を得てください。

WFSBP（生物学的精神医学会世界連合）版
双極性障害の生物学的治療ガイドライン：躁病急性期の治療

［著］H.Grunze, E.Vieta, G.M.Goodwin 他
［訳］山田和男（東京女子医科大学 東医療センター 精神科 教授）
B5判　80頁　1,600円

双極性障害躁病急性期の治療は、近年、非定型抗精神病薬に関するエビデンスも増加してきた。躁病治療の基本をおさえEBMを実践するうえで、日常臨床に欠かせない一冊。WFSBPのガイドライン。

WFSBP（生物学的精神医学会世界連合）版
双極性障害の生物学的治療ガイドライン：双極性うつ病急性期の治療

［著］H.Grunze, E.Vieta, G.M.Goodwin 他
［訳］山田和男（東京女子医科大学 東医療センター 精神科 教授）
B5判　72頁　1,600円

生物学的精神医学会世界連合（WFSBP）が、科学的エビデンスに基づいて治療法に推奨グレードを付け、体系的に解説した実用的なガイドライン。双極性うつ病を正しく診断し、より適切な治療を行うために欠かせない書。

発行：星和書店　http://www.seiwa-pb.co.jp　価格は本体（税別）です

うつのための マインドフルネス実践
慢性的な不幸感からの解放

［著］マーク・ウィリアムズ、ジョン・ティーズデール、
ジンデル・シーガル、ジョン・カバットジン
［訳］越川房子、黒澤麻美
A5判　384頁　CD付き　3,700円

マインドフルネスはうつや慢性的な不幸感と戦う人々にとって革命的な治療アプローチである。本書は、エクササイズと瞑想を効果的に学べるよう構成されたマインドフルネス実践書。ガイドCD付属。

バイポーラー（双極性障害） ワークブック
気分の変動をコントロールする方法

［著］モニカ・ラミレツ・バスコ
［監訳］野村総一郎　［訳］佐藤美奈子、荒井まゆみ
A5判　352頁　2,800円

本書は、双極性障害による気分の変動を抑制する対処法を、認知療法的な手法を用いて、分かりやすく説明している。治療者にとっても、またご本人が使う自習書としても極めて役立つ書。

発行：星和書店　http://www.seiwa-pb.co.jp　価格は本体（税別）です

双極性障がい(躁うつ病)と共に生きる
病と上手につき合い幸せで楽しい人生をおくるコツ

[著] 加藤伸輔
四六判　208頁　1,500円

繰り返す「うつ」はうつ病でなく双極性障がいかもしれない。双極性障がいと診断されるまで13年を要した著者が実体験をもとに、その症状や治療、障がいと上手につき合っていくコツなどを伝える。

「うつ」がいつまでも続くのは、なぜ？
双極Ⅱ型障害と軽微双極性障害を学ぶ

[著] ジム・フェルプス　　[監訳] 荒井秀樹
[訳] 本多 篤、岩渕 愛、岩渕デボラ
四六判　468頁　2,400円

本書は、長引く抑うつ状態に苦しんでいる人に対して、気分障害をスペクトラムでとらえ、双極Ⅱ型障害や軽微双極性障害を念頭において、診断や治療を見直し、病気を克服するための対処方法を示す。

発行：星和書店　http://www.seiwa-pb.co.jp　価格は本体(税別)です